# 中国儿童手腕部骨龄评测标准 CHN 法与参考图谱

主　编　邵伟东　金春华　潘　慧　班　博

副主编　朱惠娟　田　军　张泽坤　丁建平

中国协和医科大学出版社

**图书在版编目（CIP）数据**

中国儿童手腕部骨龄评测标准CHN法与参考图谱／邵伟东等主编．—北京：中国协和医科大学出版社，2018.9（2025.4重印）.

ISBN 978－7－5679－1066－9

Ⅰ.①中…　Ⅱ.①邵…　Ⅲ.①儿童－手－腕骨－骨骼测量－标准－中国－图谱　Ⅳ.①Q984－65

中国版本图书馆CIP数据核字（2018）第089475号

**中国儿童手腕部骨龄评测标准CHN法与参考图谱**

**主　　编：**邵伟东　金春华　潘　慧　班　博
**策划编辑：**戴申倩
**责任编辑：**高淑英

**出版发行：中国协和医科大学出版社**
（北京东单三条九号　邮编100730　电话65260431）
**网　　址：**www.pumcp.com
**经　　销：**新华书店总店北京发行所
**印　　刷：**北京联兴盛业印刷股份有限公司

**开　　本：**889×1194　1/16开
**印　　张：**12.75
**字　　数：**210千字
**版　　次：**2018年9月第1版
**印　　次：**2025年4月第3次印刷
**定　　价：**168.00元

ISBN 978－7－5679－1066－9

# 中国儿童手腕部骨龄评测标准 CHN 法与参考图谱

**主　编**　邵伟东　金春华　潘　慧　班　博
**副主编**　朱惠娟　田　军　张泽坤　丁建平
**编委会成员**（以姓氏笔画为序）

丁建平　杭州师范大学附属医院医学影像科
万乃君　北京积水潭医院儿科
王　珞　北京协和医院内科
王林杰　北京协和医院内分泌科
王晓燕　首都儿科研究所附属儿童医院保健科
王新利　北京大学第三医院儿科
左　敏　河北医科大学法医学院
田　军　山东省医学影像学研究所
白　刚　山东大学附属生殖医院
朱惠娟　北京协和医院内分泌科
刘　杰　杭州师范大学附属医院医学影像科
齐　倩　河北医科大学法医学院
许　可　北京协和医院内分泌科
孙国庆　温岭市体育局
阳洪波　北京协和医院内分泌科
杜函泽　北京协和医院内分泌科
杨士增　（中国人手腕骨发育标准 CHN 法主要完成人）
张　梅　山东省济宁医学院附属医院内分泌科
张泽坤　河北医科大学第三医院影像科
张爱军　沈阳市儿童医院放射科
陈　适　北京协和医院内分泌科
陈晓青　河北医科大学第三医院儿科
邵伟东　石家庄展望未来科技有限公司
欧建华　湖南省体育科学研究所（中国人手腕骨发育标准 CHN 法主要完成人）
金春华　首都儿科研究所附属儿童医院保健科
郑　立　山东省医学影像学研究所
柳　静　首都医科大学附属北京儿童医院中医科
班　博　山东省济宁医学院附属医院内分泌科
夏红弟　石家庄展望未来科技有限公司
钱　立　深圳市人民医院(暨南大学第二临床医学院)放射科
高　杨　石家庄展望未来科技有限公司
高海涛　首都儿科研究所附属儿童医院保健科
黄世廷　山东省医学影像学研究所
潘　慧　北京协和医院内分泌科
潘文刚　台州雏鹰健康管理有限公司

# 前言一

骨龄不同于生活年龄（日历年龄），它是用年龄表示的骨骼发育成熟程度，是生理上的成熟程度，是评价儿童青少年发育程度的重要指标。如果不能准确、定量地评价儿童个体骨龄，就无法确切地了解儿童发育提前或延迟的程度，无法了解偏离正常发育轨迹的程度和趋势，也就很难正确分析具体是哪些因素影响了儿童的生长发育，就像驾驶一辆没有里程表和速度表的汽车在乡村公路行驶，一切都只能靠经验。

儿童骨龄评测技术诞生于 20 世纪 30 年代，随着对骨发育、成熟过程、影像学特征、解剖学结构和骨间相互关系、骨发育成熟度的生理学意义等方面认识的不断深入，以及数据处理方法的进步、计算机的应用和计算机能力的不断提高，骨龄评测技术经历了从计数腕部骨化中心出现的个数到标准图谱、算数平均各骨骨龄（G–P 图谱的精确算法）、人为平均加权的成熟度几何平均法（TW2 法）。使得骨龄评测越来越准确，使用价值越来越高。60 年代开始，在骨龄评测技术发展的同时更呈现出民族化、地区化和时代化的趋势。相关研究成果更适用于评测本地区、本民族当代的青少年儿童，为临床筛查、诊治、监测和评估疗效以及特殊人才的选拔和刑侦、司法等提供了更科学的实用工具。

本书向大家介绍的是技术更为先进、评测更简单的基于差方分析自动赋权的成熟度几何平均法（CHN 法）和以 80 年代末中国大中城市汉族普通健康儿童为样本《中国人手腕骨发育标准 CHN 法》，该标准的样本不仅具有很好的代表性和时代特点，而且数据处理方法更加科学、先进，不仅提高了评测的准确性、一致性，减少了随机误差，还比 TW 法和 G–P 图谱法更简单、高效，从 1992 年发表后已经广泛应用于体育、艺术类选材和刑侦、司法领域及儿童保健门诊、儿少卫生研究和儿科临床。经过大量的实践工作检验，被法医人类学、儿少卫生学、体育选材工作者和临床医学专家认为是目前评价中国儿童青少年骨龄的最准确的方法之一。因其技术上的创新、空前的代表性、实用性和广泛的适用性，于 1998 年获得了国家科技进步奖。

主编邵伟东不仅是“CHN 骨龄标准计算方法”的发明人，还是《中国人手腕骨发育标准 CHN 法》的主要完成人之一，而且长期从事 CHN 法的普及推广和跟踪监测儿童生长发育工作，其主持开发的“中国人骨发育（骨龄）评定应用软件”已经有六代产品，高校、科研、刑侦、司法、医疗、体育等用户累计超过 500 个单位。

编委杨士增、欧建华也是《中国人手腕骨发育标准 CHN 法》的主要完成人，夏红弟、高杨是相关数据分析软件和“中国人骨发育（骨龄）评定应用软件”的主要开发人员。

深圳市人民医院的钱立主任是我国从事骨龄司法鉴定数量最多的专家之一，已在核心期刊发表多篇相关论文。

编委还包括其他长期使用该标准的法医、体育选材工作者和放射科、儿保科、儿科、内分泌科等专业对使用该标准深有体会的一线专家。

首都儿科研究所附属医院、北京协和医院、首都医科大学附属北京儿童医院、山东省医学影像研究所、河北医科大学第三医院、河北医科大学法医学院、深圳市人民医院、山东大学附属生殖医院等编委所在单位均多次派人系统地学习掌握该标准，并长期在临床实践和科研工作中使用该标准。我们共同的体会是，该标准评测结果精准、使用简便，尤其是熟练掌握后再结合使用相应的评测软件，不仅评测效率和准确性大大高于 TW 系列方法和 G–P 图谱法，而且可以立即得到骨龄、预测身高、预测初潮、骨发育成熟度评价、身高评价、BMI 评价等数值结果和相关评价图表。

我们共同的体会是，使用该标准评测看似繁琐、耗时，实则简单快捷，熟练掌握后，只要骨龄片拍摄的体位规范、条件适中、影像清晰，大都可以不假思考地迅速评测出精确到 0.1 岁的骨龄和相关预测、评价结果。因此，我们把多年来讲解、学习、理解、掌握、使用该标准的经验和体会总结出来，以便使用者能更快、更好地掌握该标准，为所从事的工作增添利器。

本书首先介绍了骨龄评测技术涉及的基本知识、骨龄评测技术的发展和现状以及相关名词、术语等。同时客观地介绍了不同骨龄评测技术、方法、标准评测当代我国儿童青少年骨龄时存在的问题，以及根据我们的理解整理的《中国人手腕骨发育标准 CHN 法》各个成熟指征详解和图谱。最后为适应不同需求我们挑选出了我国当代儿童青少年手腕骨发育 X 线参考图谱。

由于水平和资源所限，不足之处在所难免，我们诚恳接受读者的批评指正和合理建议。并真诚希望大家参与到我们的工作当中，在再版的时候弥补相关不足并增添更多的实用内容。

中国儿童手腕部骨龄评测标准 CHN 法与参考图谱编委会

执笔：潘慧

2018 年 5 月

# 前言二

生长发育是儿童组织器官形态不断发生变化，功能不断完善和成熟的过程。生长发育经历出生到青春期直至成人，是量变到质变的复杂过程。受遗传、营养、环境、疾病、社会等因素影响，儿童生长发育具有连续性、阶段性的一般规律变化，同时也有个体化的特殊性。

对 7 岁以下儿童体重、身高（长）、坐高、头围、胸围、上臂围、皮褶厚度，还有前囟、乳牙及恒牙萌出时间等生长发育规律，儿科及儿童保健医生已经非常熟悉；对心理智力及行为反应能力，绝大多数儿童保健及儿科医生也都能够比较熟练地运用（如动作发育、语言能力、智力检测等）各种具有特征性和代表性的量表和评估工具，评价儿童心理发育成熟情况，在评估中发现问题能够给予正确指导和及时干预，对儿童健康发展起到积极的促进作用。

然而，随着时代的发展，人们自我保健和大健康意识不断增强，不论是家长还是儿科医生对学龄儿童和青少年儿童体格、心理发育关注度不断提升，因身材矮小、青春期早发育、性早熟等生长发育问题就诊迅速增加；儿童保健工作也不再仅限于 7 岁以下儿童疾病的预防和治疗，有条件的妇幼保健和医疗机构相继开设或着手开设生长发育门诊，开始向儿科全科范畴拓展。从学龄儿童状态向青春期发育状态过渡这一阶段，儿童青少年不仅身体外表形态发生明显变化，心理变化也相当复杂。儿童生殖系统发育和心理发育逐渐成熟的青春期，发育进程受神经内分泌系统影响，既有地域、种族、性别差异，也有明显个体差异；在相同生活环境中（即使很相似）青春期启动时间也存在个体差异；儿童保健医生和儿科医生发现单纯用测评体重、身高等常规方法已不能满足生长发育处于第二高峰这个特殊阶段和整个青少年儿童时期的保健评估需求。在如何辨别正常、变异的青春期发育还是异常青春期发育问题上，儿童保健及普通儿科医生均面临压力。单纯用体重、身高的评价方法不能解决青春期早发育或晚发育、性早熟、发育迟缓、甲状腺功能低下、生长激素缺乏等疾病的早期识别问题。虽然性器官的发育如女童乳房、男童睾丸、阴毛等性征发育是评判发育的外观标志性指标，但其规律性、确切性、可靠性偏低，对早期评价生长发育趋势性作用是有限的。

骨龄是评价儿童体格发育的一个可靠指标。出生后人的骨骼发育基本相似，正常儿童随年龄增长骨骼发育表现出有规律性的解剖学变化特征。手、腕骨 X 线片获取简便，该部位集中了多个长骨、短骨，具备如大小、形态、结构以及骨骼间的相互关系等诸多骨骼发育变化特征，可以呈现其不同阶段的变化规律，是评价骨骼发育成熟程度的理想部位，因此为各国医学界最常利用。

骨龄是利用 X 线片显示的骨骼发育特征，以“岁”为单位表达的骨骼发育成熟程度，因此骨龄也称生理年龄。英国著名的人类学家 Tanner 认为骨龄代表儿童发育年龄和生理成熟度，可以用骨龄作为“一把尺子”衡量或测量个体的生长发育水平和成熟程度。

骨龄作为一个独立的生长指标，不受个体高度、维度的影响，增长速度不随年龄和生长速度的变化而变化。但儿童身高和骨龄之间有着极其密切的相互关系，与各年龄阶段的身高和成年后身高具有高度的相关性，动态观察骨龄对评价个体生长趋势具有预见性。

以往儿科教科书中对骨龄评测技术和应用的详细描述不多，大多介绍的是用计数骨化中心的简易方法判断儿童骨龄，其误差较大，临床应用价值不高甚至产生误判。其他骨龄评估方法如 G–P 图谱、TW 骨龄评分法等多在专业书籍中介绍，其评分的描述和记分方法复杂，没有培训不易掌握；骨龄评价方法多数需经专门训练，取得经验后才可以对骨龄进行准确的评价。另外，G–P 图谱取自美国白人数据，TW 骨龄评分方法为英国白人数据，因地区、种族差异，如果直接引用这些方法评价我国儿童生长发育不仅误差较大，而且容易误判变化趋势。同时因放射防护、印刷技术、版权等问题也不同程度地影响了骨龄评测技术的普及和应用。在我国 20 世纪 50 ~ 60 年代虽然研究骨龄资料比较多，但大多研究结果是地区性的，而且受各方面条件制约没有在临床得到广泛应用。近些年来，儿童的营养状况和卫生环境、医疗保健水平都取得了长足发展，许多研究证实，50 ~ 60 年代的评测标准已经不适用于当代儿童。

20 世纪 80 年代末中国国家体育运动委员会在取得了中国具有代表性的人群骨龄研究数据后，采用评分方法对骨龄进行评价，形成中国人手腕骨发育标准评估方法即 CHN 法，这一成果已经获得国家科技进步奖，参与研发者已经将其与计算机技术结合开发出方便临床应用的评估软件。该软件在首都儿科研究所保健科应用近十几年，我们积累了一定的临床经验，通过测定骨龄了解儿童的生理年龄，预测儿童生长发育潜能以及性成熟的趋势，有助于内分泌疾病如垂体发育不良、垂体肿瘤、性早熟、甲状腺疾病、肾上腺皮质病变、卵巢发育不全等病症的诊断与鉴别诊断，观察骨龄发育进程有利于临床医生及早发现青春前期以及青春期某些发育异常，而且，骨龄对指导治疗用药也具有一定参考意义。

目前，骨龄在儿童保健及儿科尚未普及应用，儿童保健以及儿科医生对骨龄评价儿童生长发育的作用不是很了解，多数医生对骨龄的判读方法还不熟悉。鉴于医生在门诊没有充足时间，也不具备条件采用评分法对就诊儿童骨龄进行详细评价，儿科、儿童保健以及内分泌相关专业的临床医生在诊疗过程中迫切需要即时了解儿童骨龄情况，希望能够有一本与生长发育曲线类似的、清晰的骨龄参照图谱。为满足医生实际需求，使医生快速评价骨龄，并通过评价骨龄预见儿童生长发育趋势，结合临床症状选择合适的医学检查项目；在北京协和医院潘慧教授的倡议指导下，首都儿科研究所保健科金春华与 CHN 骨龄标准主要制定者之一，“CHN 骨龄标准计算方法”的发明人，“中国人骨发育（骨龄）评定应用软件”的研制者邵伟东，山东省医学影像学研究所放射科田军教授，4 人共同策划，利用 CHN 骨龄评分标准，采取提供样片对骨龄进行初步评审，提交后由 4 人分别用评分方法独立挑选取样片，若评分一致的样片采纳、保留；对评分不一致者要共同讨论确定，有争议的样片剔除。为了使样片更加符合临床年龄分组习惯我们预期选取新生儿，3 月龄、6 月龄、9 月龄、1 岁、1 岁半、2 岁、2 岁半，以此类推每半年间隔选样，最后形成 0～18 岁骨龄参考图谱。但实际选片中，获取整月龄样片十分困难，为真实表现骨龄特点，我们选取骨龄样片并非完全对应整月龄或整年龄的骨龄样片，所以大家看到的图谱并不是一个完全等距离年龄的样片，这样一个贴近临床选样也许更方便我们临床进行比对使用。

我们整理和编写骨龄参考图谱，目的是让基层儿科及儿童保健医师了解骨龄发育特点，普及骨龄知识，为其临床提供方便快捷的参考工具。值得说明的是图谱仅仅为临床医生在门诊时间内能够较快的、客观评估儿童发育状态，对内分泌紊乱如性早熟等患儿，在初步评价后还应该用 CHN 骨龄评分方法对其进行详细评估，以期减少误差，并动态观察儿童的骨龄变化速度，进一步准确评估儿童生长发育趋势。

结束语：因为高质量的骨龄图谱对印刷技术要求极高，从筹备到交付印刷 3 年多的时间里，为给大家呈现一本骨龄分期准确、特点突出且印刷质量高的图谱，参与策划包括出版社的采编和印刷技师都付出极艰辛的努力和劳动，对此我们要表达最诚挚的谢意！还有对样片提供单位北京协和医院内分泌科、北京首儿李桥儿童医院、山东省医学影像学研究所、温岭市体育局、山东省济宁医学院附属医院、深圳市人民医院、河北医科大学第三医院、山东大学附属生殖医院等单位，在此表示衷心的感谢！在骨龄图谱编写的过程中，还得到编委会各位专家的支持和帮助，对他们提出的宝贵意见和建议我们也借此机会表示衷心的感谢！最后希望图谱的面世给儿科、儿童保健医师以及相关从业人员带来方便。

金春华

2018 年 6 月

# 前言三

我于 1980 年考入兰州大学数学力学系计算数学专业，1984 年毕业分配至河北省科学院应用数学研究所从事应用数学研究和计算机软件开发工作。

1985 年秋，刚刚进修回来，因工作不多有幸承接了河北省体育科学研究所用 TW2 法原理制定中国人手腕骨发育标准的数据处理工作（样本为河北省地级市市辖区非农业户籍健康儿童）。就此进入了一个陌生但非常有趣的领域。出乎意料，我们的成果“手腕骨发育 X 线图谱计分法 – 骨骼年龄评定标准”同时获得了河北省和国家体委科技进步三等奖。借此，我又有幸承担了国家体委“中国儿童青少年骨龄标准的研究”课题的数据处理工作。

课题组不仅有李果珍、孙鼎元两位影像界德高望重的学术权威做顾问，还有 9 家科研单位的 60 多名科研骨干。频繁的学术交流和不断深入的讨论，使我对骨龄评测原理和意义有了不断深入的认识，进而对 TW2 法的权重分配方法产生了疑问：Tanner 教授等认为通过计算样本各骨成熟分差的平方和极小化求得的各骨成熟分是最合理的成熟分，这样的评分系统总体随机误差最小，评分系统最稳定。由于几何平均比算数平均能减少因各骨发育不均衡引起的评测结果波动，因此，我们认可 TW2 的数据处理原则，但我们能否通过调整各个参照骨的权重使样本各骨成熟分差的平方和进一步减小，进一步提高评测系统的稳定性？各个参照骨的权重又该如何调整？在课题组同事们的鼓励下，我用全部样本各骨成熟分差的平方和占总成熟分差的平方和的比率，占比大的赋予小的权重，占比小的赋予大的权重；结果显示各骨骨发育成熟指征总体上时间间隔相对均匀、年龄分布范围小（正常变异小）的骨骼获得了较大的权重，而成熟指征分布相对不均匀，分布的年龄区间范围较大的骨骼获得了较小的权重。这样的结果使得评分系统更加稳定，各年龄组样本的成熟分分布范围变小，评价系统的稳定性和评测结果的特异性更加突出；据此还去除了权重小，稳定性较差的 6 块骨骼，极大地简化了评测方法。在为此进行的专家论证会上，这一改进得到了李果珍教授充分肯定，称该结果证明了她的临床经验、她的临床经验也证明了该方法可行。我们统计的全部样本的各骨各成熟指征的年龄分布也证明了权重分配的合理性和去除部分参照骨的合理性。因此，该算法和结果得到了与会专家的一致好评。事后很久我才拜读了李果珍教授等人于 1964 年发表的“中国人骨发育的研究Ⅰ．上肢骨发育的初步研究”和 1979 年发表的“中国人骨

发育的研究 Ⅱ．骨龄百分计数法”，李果珍教授等学者的发现领先了我们几十年。

幸运再次降临，该方法于 1992 年用于全国运动员选材和竞赛资格审查后不仅竞赛秩序得到了较好的遵守，而且我国运动员竞技体育项目取得的成绩更是突飞猛进。我们的科研成果《中国人手腕骨发育标准 CHN 法》也于 1998 年荣获国家科技进步三等奖。

1988 年专家论证会期间，李果珍教授就鼓励我研究骨龄自动评价系统。之后我们也得到了河北省应用数学研究所、河北省科学院、河北省体育科研所、河北省体育局、河北省科委的支持。但终因个人能力、条件、经费所限，未能取得明显进展。自 2004 年起，我的主要精力于开始转向《中国人手腕骨发育标准 CHN 法》的推广和应用研究。

转向不久，我就有幸认识了首都儿科研究所金春华主任、李辉研究员和北京协和医院潘慧教授。受这些专家的影响，我不仅做骨龄评测技术的推广工作，根据应用需求设计了根据手腕部 1～20 块骨骼评测骨龄 CHN2 骨龄算法（可推断年龄范围和相关概率）以及“展望未来——中国人骨发育（骨龄）评定应用软件”的选材版、标准版（筛查版）、临床专家版和法医版，并于 2005 年获得国家版权局的认可，取得了软件著作权。

同时，我们还开始了儿童生长发育的跟踪监测和相关影响因素的观察。很快我们发现，预测我国儿童身高时如用美国的 B–P 法，提前发育的预测结果偏高，延迟发育的预测结果偏低。在部分年龄段儿童用英国 TW2 法预测身高时，提前发育的预测结果偏高，初潮后的预测结果偏低。

通过对制定 CHN 法的样本按骨龄分组统计身高，结合我国历次国民体质监测的身高数据，我于 2007 年设计出了基于《中国人手腕骨发育标准 CHN 法》的儿童终身高预测方法。经过初步回访验证的预测身高算法和根据 CHN 法样本制定的身高、BMI 评价功能，也已经于 2011 年融入“展望未来——中国人骨发育（骨龄）评定应用软件”。截至今天，我们已经建立来自全国各地的儿童生长发育跟踪档案 2212 人，累计评测 5501 人次（每次都亲自对比所有骨龄片认真评测，同时仔细查阅各项检查报告，询问从妊娠前至评测日的健康状况和采取的相关措施），有近 500 人接近或达到成年，已经回访到了 200 多人的终身高。

感谢首都儿科研究所金春华主任、北京协和医院潘慧教授、天津医科大学总医院刘戈力教授、天津南开医院项蓉主任、河北医科大学第三医院陈晓青主任、首都医科大学附属北京儿童医院柳静主任和刘慧丽主任在此期间给予的专业指导和无私帮助。

感谢吴莹医生（上海市长宁区妇幼保健院主任医师）2006 年带我分别拜见了上海交通大学医学院附属瑞金医院王德芬教授和上海儿童医学中心的沈永年教授。两位老专家不仅向我详细介绍了骨龄评测技术的临床意义和应用情况，还特别希望能有高质量的中国儿童骨龄图谱以减少临床医生使用美国 G–P 图谱或质量不高的图谱评测我国当代儿童骨龄容易出现的误判。2009 年我又拜访了首都医科大学附属北京儿童医院的朱逞教授，2015 年有幸认识首都医科大学附属北京儿童医院的倪桂臣教授，她们也鼓励我尽早将中国人手腕骨发育标准 CHN 法的相关知识整理成书，以利于推广普及。借此机会，我对这些专家表达深深的敬意，对他们给予的鼓励表示衷心感谢！

2015 年，承蒙金春华主任和潘慧教授的信任，我们一起开始筹划编写这本介绍骨龄评测知识和 CHN 法评测技术与图谱的工作。同样因骨龄评测技术于 2009 年与田军主任结缘，分别来自儿童保健、内分泌、医学影像、应用数学与计算机软件的专业技术人员，因共同的责任感决心共同为读者奉献一本小册子，希望大家能通过这本小册子对骨龄评测技术和临床应用有个基本的了解，并通过这本小册子掌握中国人手腕骨发育标准 CHN 法，为我国儿童健康成长、家庭幸福、国家昌盛贡献出更多自己的力量。

最后，特别感谢编委会的每一位成员为本书的编写提供资料，认真修改、校对，积极献言献策。

邵伟东

2018 年 6 月

# 目 录

# 第一章　骨龄相关基础知识

## 1．什么是骨龄

通过 X 线影像平片观察骨骼的解剖学变化，并以年龄“岁或月”为单位，标示出骨骼发育成熟程度的儿童生长发育评价技术。

我国著名放射学专家吴恩惠教授认为，骨龄是出生后绝大多数正常儿童随年龄增长而出现的、有规律的、骨骼 X 线解剖变化标志；由于个体间营养、发育的不同，以及地区、种族、性别不同，骨龄可表现出与时间年龄的不一致。

英国著名的儿童内分泌学家 Tanner（James Mourilyan Tanner, 1920-2010）把骨龄看作是发育年龄和生理成熟的标志，他认为骨发育是一个连续过程，这个过程的不同阶段就是一把尺度，把这个尺度应用在整个生长期中评价骨骼发育成熟程度就是骨龄。

前者说明生长发育不同阶段骨骼在 X 线片的影像上会出现一些特定的解剖学标志，这些标志出现的时间存在性别、种族、地区和个体的差异。

后者说明可以通过这些标志和出现的时间规律，去度量和评测儿童生长发育达到了什么程度。

长期从事骨龄评测技术研究和应用的专业技术人员普遍人为骨龄评测技术具有以下特点：

a．骨龄可准确、客观的反映骨骼发育成熟程度；

b．评测结果的准确性不仅和认识程度、经验有关，还与采用的骨龄评测标准密切相关；

c．采用不同的骨龄评测方法和标准，得出的结果和精度不同；

d．评测每一个个体的骨龄值，所用方法和标准要适用于该个体所属人群。

## 2．为什么要测骨龄

从 X 线检测技术发明以来，人们对骨发育评测技术和应用进行了近百年的不断探索和总结，不仅评测技术不断完善，对骨龄评测技术的应用也获得了丰富的经验。从理论和实践两个方面发现：

a．与身高（身长）、体重、头围、胸围、体重、第二性征等生长发育指标相比，骨龄（骨发育成熟程度）不受身高（身长）、体重、头围、胸围、第二性征等个体差异的影响；

b．可以连续评测从出生到骨骺完全闭合的生长发育最主要阶段；

c．影响骨骼发育速度因素很多，骨骼发育速度是营养、代谢、内分泌、遗传、环境、慢性疾病等综合作用的结果。骨骼发育速度相对其他发育指标更稳定，可以作为生理成熟程度的基准线，用于判断身高、体重、BMI（体重指数）、营养、代谢、内分泌、第二性征等与生理成熟程度是否协调一致；

d．身体的高度是由骨骼长度决定的，可以根据身高与骨龄的关系预测儿童成年身高和判断身高生长是否异常。

骨龄大于年龄为发育提前（早长），骨龄小于年龄为发育延迟（晚长），确切地骨龄评测可以准确、定量地了解儿童发育提前或延迟程度。

依据骨龄偏离年龄的程度和预测身高偏离遗传身高的程度对临床诊断和评估治疗效果有非常重要的参考价值。

### 3. 骨龄评测方法和骨龄评测标准

如果拍摄方法、参照骨的选择、成熟指征的定义和判定标准等有任何细微的差别，都表示骨龄评测方法不同。同样的评测方法如果指征换算骨龄的标准不同得到的结果也不相同。如 TW2、TW3 法、叶氏 TW2 法，虽然骨龄片拍摄部位、方法相同，每个成熟指征的成熟分都是取自 TW2 法，但总成熟分对应的骨龄并不相同，因此，这些方法实际上是不同的评测标准，分别用这些方法评测同一张骨龄片得到的结果并不相同。所以，准确的评测个体骨龄，必须首先仔细了解所依据的骨龄评测方法是否先进和制定标准的样本所代表的人群与评测对象是否一致。

评测方法通常包括：

a. 骨龄片的拍摄方法：规定了拍摄部位、体位、中心点、焦片距（X 线球管焦点到胶片的距离）；

b. 参照骨的选择：确定需要评判哪些骨化中心；

c. 成熟指征的评定：定义并描述每个参照骨的各个成熟指征和评定规则及判定标准；

d. 样本各成熟指征的统计、数据处理方法。

评测标准通常包括：

a. 评测方法；

b. 样本人群；

c. 基于样本包括各个参照骨每个成熟指征对应的骨龄或成熟分的计算或计分标准，以及总成熟分对应骨龄换算表。

### 4. 为什么通常只评测弱势手

理论上全身各个部位的骨骼均可用于骨龄评测，但不同部位的典型成熟指征数量、可辨别的难易程度以及这些特征在发育过程中的分布规律等是考虑评测部位的基本要素。

手、腕部不仅是骨骼发育最活跃的部位之一，最能代表骨骼发育程度与生长潜力，而且弱势手受生活习惯、运动偏好的影响最小，同时用手腕部评测骨龄还有以下优点：

a. 骨块众多，互补性强；

b. 手部易于摆放，便于拍摄标准化的 X 线片；

c. 骨骼较细、薄，X 线摄影所需的辐射量小；

d. 拍摄时可远离脏器，更安全。

注意：如发现儿童肢体发育不对称，或弱势手有伤残，应加拍另一侧或其他部位。

### 5. 常见的手腕骨骨龄评测方法和评测标准

常见的骨龄评测方法主要有计数法、图谱法、计分法三大类。

计数法：根据手腕部出现的骨化中心块数计算骨龄。该方法源自美国 20 世纪 30 年代白人，是 X 线影像技术发明之后对儿童骨骼发育最早的认识。李果珍教授于 1964 年发表的研究报告认为该方法评测我国 60 年代儿童误差可达 3 ~ 4 岁［李果珍等. 中国人骨发育的研究 Ⅰ. 上肢骨发育的初步研究. 中华放射学，1964，9（2）：141］。

图谱法：直接和标准骨龄片对比，以整体最相似的骨龄片标注的骨龄作为被测儿童的骨龄，或者取两张最相似的骨龄片标注的骨龄平均值作为被测儿童的骨龄。

注：标准片是从大样本中选择的各骨发育均衡，发育程度处于年龄组内的中等水平，体位标准、质量优良的骨龄片作为标准片，以该样本的年龄作为该标准片的骨龄。

计分法：先判定参照骨成熟指征，再将成熟指征组合换算出骨龄的方法称为计分法。

评测过程有纯人工比对方式确定骨发育成熟指征，采用人工计算，再查表得出骨龄。

另外有人工方法和计算机辅助方法结合，通常是电脑中有成熟指征的标准图谱和有可查阅的评测要点提供评测帮助，查表和计算由计算机完成。通常借助计算机辅助可提高评测的准确性、一致性，计算效率提升显著。

几种骨龄评估常用方法：

（1）美国 G-P 图谱，作者为美国斯坦福大学的 William Walter Greulich 和 S.Idell Pyle。

*Skeletal Age of Individual Bones*

| | | | |
|---|---|---|---|
| Distal End of Radius | 10 yr. 2 mo. | Proximal Phalanx I | 10 yr. 0 mo. |
| Distal End of Ulna | 10 yr. 2 mo. | Proximal Phalanx II | 10 yr. 0 mo. |
| | | Proximal Phalanx III | 10 yr. 0 mo. |
| Capitate | 10 yr. 0 mo. | Proximal Phalanx IV | 10 yr. 0 mo. |
| Hamate | 10 yr. 0 mo. | Proximal Phalanx V | 10 yr. 0 mo. |
| Triquetral | 10 yr. 0 mo. | | |
| Lunate | 10 yr. 3 mo. | Middle Phalanx II | 9 yr. 6 mo. |
| Scaphoid | 10 yr. 0 mo. | Middle Phalanx III | 9 yr. 6 mo. |
| Trapezium | 10 yr. 0 mo. | Middle Phalanx IV | 9 yr. 6 mo. |
| Trapezoid | 10 yr. 0 mo. | Middle Phalanx V | 9 yr. 5 mo. |
| Metacarpal I | 10 yr. 0 mo. | Distal Phalanx I | 10 yr. 0 mo. |
| Metacarpal II | 10 yr. 0 mo. | Distal Phalanx II | 10 yr. 0 mo. |
| Metacarpal III | 10 yr. 0 mo. | Distal Phalanx III | 10 yr. 0 mo. |
| Metacarpal IV | 10 yr. 0 mo. | Distal Phalanx IV | 10 yr. 0 mo. |
| Metacarpal V | 10 yr. 0 mo. | Distal Phalanx V | 10 yr. 0 mo. |
| | | Pisiform | 10 yr. 0 mo |
| | | Adductor Sesamoid of Thumb | * |
| | | Flexor Sesamoid of Thumb | * |

* These centers are still cartilaginous at this stage of development.

A part of the outline of the volar margin of the capitate surface of the scaphoid can now be seen as a rather heavy white line. A slight indentation has appeared in the distal surface of the trapezium in the area of its future articulation with the first metacarpal. Its scaphoid surface has begun to flatten. A similar but less marked flattening is visible in the surface of the trapezoid which is adjacent to the scaphoid. Ossification has begun in the pisiform, the irregularly circular outline of which can be seen indistinctly through the triquetral.

The epiphysis of the first metacarpal has a slight indentation on its future articular surface. The radial tip of this epiphysis has not yet reached the corresponding margin of its shaft.

The more proximal part of the articular surface of the distal phalanx of the thumb is now slightly concave. The proximal phalanges of the second, third, fourth, and fifth fingers are not yet as wide as their shafts. The epiphyses of the middle phalanges have thickened central portions, angular proximal surfaces, and relatively flattened distal margins. The epiphyses of the distal phalanges of the second to fifth fingers are all wider than their shafts.

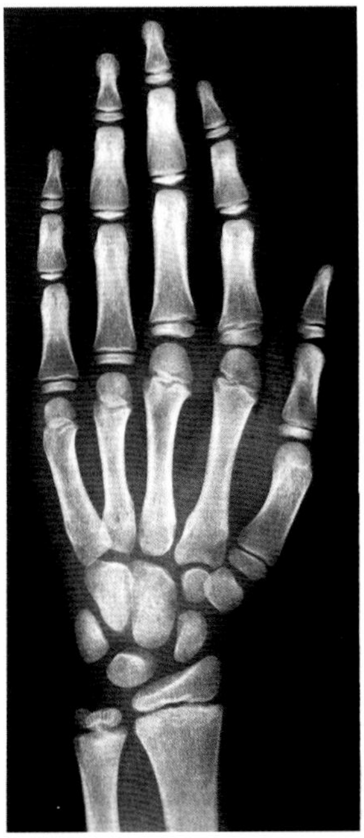

图 1　美国 G-P 图谱（1959 年第 2 版）

（RADIOGRAPHIC ATLAS OF SKELETAL DEVELOPMENT OF THE HAND AND WRIST. Stanford University Press Second Edition，1959: 98-99.）

依据 1931-1946 年交叉追踪的美国克利夫兰地区欧洲裔白人家庭健康儿童样本 7000 多张手腕部 X 线片制定。详细制定了手腕部各个骨化中心有无、大小、关节面发育变化、融合程度等成熟指征；并据此依据发育程度排列，以指征出现的众数年龄作为指征出现年龄，以各年龄组中发育程度处于中位数的 X 线片作为标准图谱。《手腕部骨骼发育 X 线图谱》第 1 版于 1955 年出版，经增加样本修订后 1959 年出版了第 2 版。

该方法每张图谱间距 1 岁左右（1 岁内间隔 3 个月，1 ~ 3 岁间隔 6 个月），每张图谱（右侧的 X 光片）中均标注了各骨的骨龄（左侧部分）。若直接比对标准图谱为简易算法，若分别评判每块骨（29 块）的骨龄，再计算各骨平均骨龄的方法为精确算法。被欧美国家儿科医生广泛使用。

特点：使用标准图谱评测简便，但平均随机误差达 10 个月左右，因为发育异常儿童各骨成熟程度常常不一致，容易产生更大的误差；使用精确评测法评测结果更准确，平均随机误差 4 个月左右。

G-P 图谱不足：除了种族差异，图谱法还存在结果较粗略，随机误差大，易受评测人主观偏好影响，不同评测者之间结果差异较大。精确法太繁琐。

注意：用该方法评测我国当代儿童，骨龄在女童 12 岁前，男童 13.5 岁前偏小 0 ~ 1 岁，其他阶段结果偏大 0 ~ 0.5 岁。

G-P 骨龄在用 B-P 法（一种根据 G-P 骨龄区分发育类型的预测身高方法）预测身高时定义了 3 种发育类型

为提高预测身高的准确性，用 G-P 骨龄和 B-P 法预测身高时，作者将正常发育的儿童定义了 3 种发育类型：

a. 提前发育（骨龄提前一岁或以上）；

b. 中间型（骨龄提前或延迟不足 1 岁）；

c. 延迟型（骨龄延迟 1 岁或以上）。

特别注意，此定义针对的是正常发育的儿童，为提高预测身高的准确性进行的分组。既不能理解为骨龄偏离年龄 1 岁或 1 岁以上就是发育不正常，也不能理解为骨龄偏离年龄不足 1 岁就是发育正常。判断发育正常与否，均需要结合预测身高、遗传身高、临床表现和必要的医学检查后综合判断。

（2）顾氏图谱法（顾光宁、吴晓钟等“中国人手与腕部之骨化”）

十四、11 岁骨龄标准

(一)骨骼发育情况

1. 桡骨骺大小与干骺端宽径相等，尺骨骺已接近干骺端的宽径。

2. 各腕骨相互间已初具关节面，与掌骨间亦都出现关节面。舟骨尺侧凹陷，已具舟状外形。各腕骨间空隙仍宽，但较前缩小。

3. 第 2 掌骨近侧端关节面呈明显凹陷切迹，各掌骨骺与干骺端等宽。

4. 除第 1、2 排第 2、3、4、5 指骨骺仍略小于干骺端的宽径外，其他各指骨骺皆与干骺端等宽。

(二)骨化中心出现情况

11 岁各骨化中心出现情况(%)

| 骨骼名称 | 左 | 右 |
|---|---|---|
| 头状骨 | 100 | 100 |
| 钩状骨 | 100 | 100 |
| 桡骨骺 | 100 | 100 |
| 三角骨 | 100 | 100 |
| 月状骨 | 100 | 100 |
| 大多角骨 | 100 | 100 |
| 小多角骨 | 100 | 100 |
| 舟状骨 | 100 | 100 |
| 尺骨骺 | 90.5 | 90.5 |
| 豌豆骨 | 7.1 | 7.1 |

(三)标准骨龄图

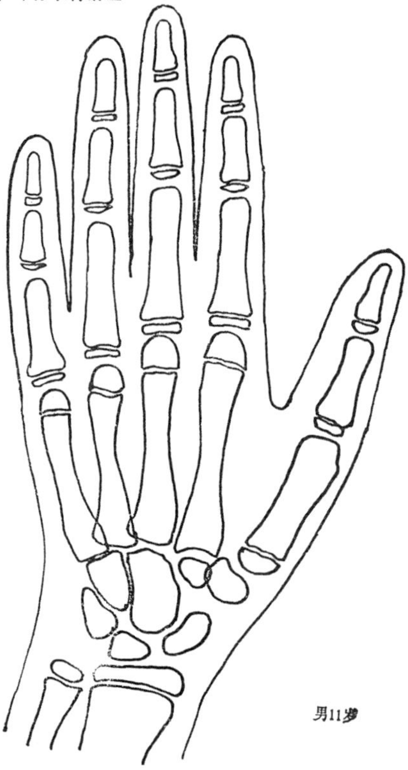


图 2　顾氏图谱

（顾光宁，吴晓钟．中国人标准骨龄及应用．上海：上海医科大学出版社，1993：43-44.）

1960 年在上海城区的幼儿园、学校采集 1890 名健康儿童（0 ~ 18 岁）男女双手手腕部骨骼 X 线影像；根据发育程度取各个年龄组处于中位数的样本片为标准图谱。同时统计了骨化中心出现和融合状况在样本中的分布。1962 年发表，1993 年重新修订出版。该图谱右侧为标准骨龄片的线条化示意图，左侧为对部分骨骼发育程度的文字描述，和在该年龄左、右手中部分骨骼出现继发骨化中心或已经愈合的骨化中心所占百分比。

特点：使用简便，是我国较早的系统研究手腕部骨龄的代表性成果。

不足：样本数量少且集中在一个地区，图谱间隔 1 岁；样本年代较早。

注意：评测当代城市儿童骨龄，结果偏大 0 ~ 2 岁。

（3）百分计数法（李果珍、张德苓、高润泉等手腕部骨骼年龄“百分计数法”）

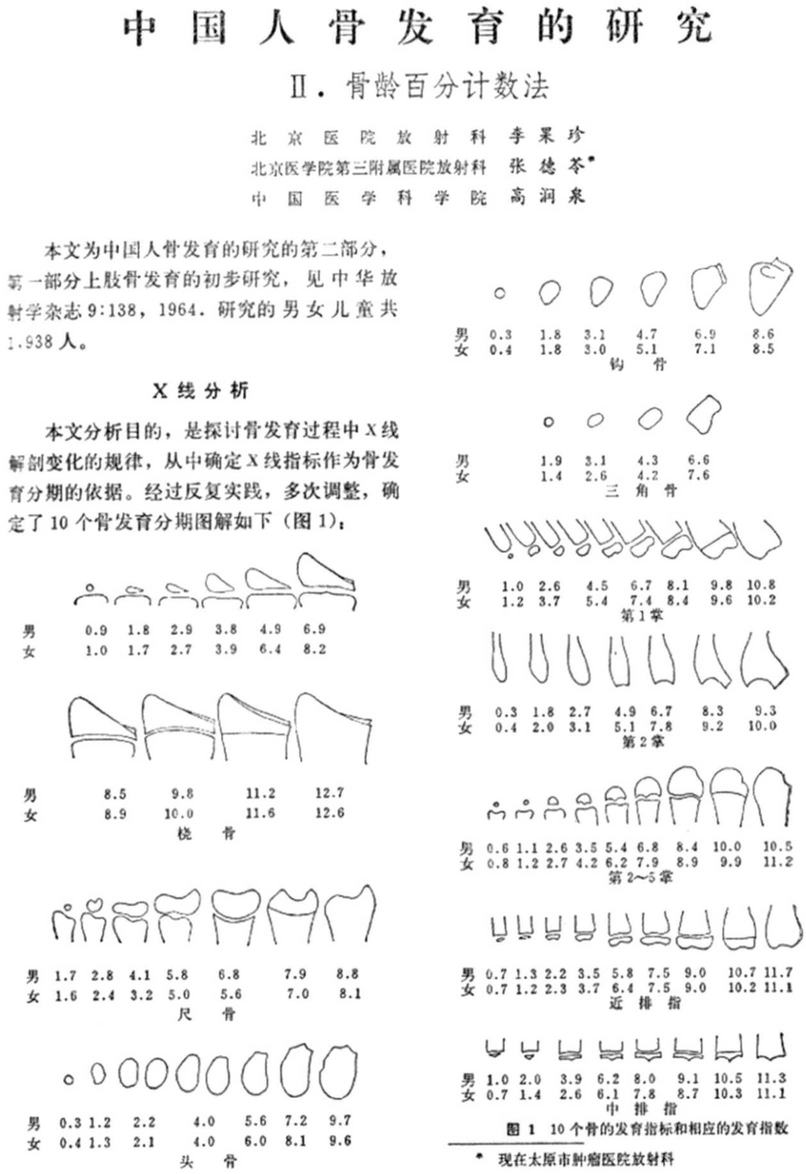
中国人骨发育的研究

Ⅱ．骨龄百分计数法

北京医院放射科　李果珍
北京医学院第三附属医院放射科　张德苓*
中国医学科学院　高润泉

本文为中国人骨发育的研究的第二部分，第一部分上肢骨发育的初步研究，见中华放射学杂志 9:138，1964．研究的男女儿童共 1,938 人。

X 线分析

本文分析目的，是探讨骨发育过程中 X 线解剖变化的规律，从中确定 X 线指标作为骨发育分期的依据。经过反复实践，多次调整，确定了 10 个骨发育分期图解如下（图 1）：



图 1　10 个骨的发育指标和相应的发育指数

* 现在太原市肿瘤医院放射科

图 3　百分计数法骨发育分期

［中华放射学杂志，1979，13（1）：19.］

于 1962 年在北京城区的幼儿园、学校采集 1938 名健康儿童手腕部骨骼 X 线影像（男 0 ~ 18 岁，女 0 ~ 16 岁）；统计了骨化中心出现和融合的年龄分布情况（1964 年发表上肢骨发育的初步研究）。在总结了手腕部各个参照骨或参照骨组合的发育成熟指征后，应用数理统计方法制定了不同分期（成熟指征）的发育指数，拟合了男 0 ~ 18 岁，女 0 ~ 16 岁生长发育曲线。将完全成熟设定为 100 分（1979 年发表了“骨龄百分计数法”）。是中国最早的骨龄计分法。

使用时先根据发育分期评价图判定分期后获知发育指数（该指数标注在分期示意图下方），再按性别将每个（组）发育分期的发育指数相加，用合计的发育指数查相应性别的“骨龄发育指数”表，就可以得到骨龄值。介于整岁之间的发育指数，可用等分法估算到 0.1 岁精度。

**表 1　男性各年龄的骨龄发育指数**

| 年龄 | 1 | 2 | 3 | 4 | 5 | 6 | 7 | 8 | 9 | 10 | 11 | 12 | 13 | 14 | 15 | 16 | 17 | 18 | 19 | 20 | 21 | 22 |
|---|---|---|---|---|---|---|---|---|---|---|---|---|---|---|---|---|---|---|---|---|---|---|
| 85% 下限 | 0.3 | 2.8 | 5.9 | 9.6 | 13.6 | 17.9 | 22.6 | 27.7 | 33.0 | 38.7 | 44.6 | 50.8 | 57.0 | 63.8 | 70.7 | 77.8 | 83.7 | 88.0 | 91.0 | 93.1 | 94.7 | 96.0 |
| 平均指数 | 1.0 | 4.6 | 8.9 | 13.6 | 18.7 | 24.0 | 29.5 | 35.4 | 41.5 | 47.8 | 54.2 | 61.0 | 67.7 | 74.5 | 81.8 | 88.3 | 92.7 | 95.2 | 96.9 | 97.8 | 98.6 | 99.0 |
| 85% 上限 | 2.0 | 7.4 | 13.2 | 19.1 | 25.4 | 31.7 | 38.0 | 44.6 | 51.2 | 58.0 | 64.6 | 71.5 | 78.2 | 85.2 | 92.0 | 96.0 | 98.1 | 99.2 | 100 | 100 | 100 | 100 |

**表 2　女性各年龄的骨龄发育指数**

| 年龄 | 1 | 2 | 3 | 4 | 5 | 6 | 7 | 8 | 9 | 10 | 11 | 12 | 13 | 14 | 15 | 16 | 17 | 18 | 19 | 20 |
|---|---|---|---|---|---|---|---|---|---|---|---|---|---|---|---|---|---|---|---|---|
| 85% 下限 | 1.0 | 3.5 | 6.7 | 10.6 | 15.3 | 20.7 | 26.4 | 32.9 | 39.9 | 47.5 | 55.2 | 63.8 | 72.5 | 82.0 | 90.0 | 94.3 | 96.7 | 98.0 | 98.8 | 99.2 |
| 平均指数 | 2.7 | 6.8 | 11.4 | 16.7 | 22.5 | 28.9 | 35.6 | 42.8 | 50.2 | 57.8 | 65.7 | 73.9 | 82.5 | 91.0 | 96.0 | 98.2 | 99.1 | 99.7 | 99.8 | 100 |
| 85% 上限 | 4.6 | 10.4 | 16.5 | 23.2 | 30.3 | 37.7 | 45.0 | 52.8 | 60.6 | 68.8 | 76.8 | 85.1 | 92.1 | 96.6 | 99.1 | 100 | 100 | 100 | 100 | 100 |

注：表 1、2 摘自李果珍，张德苓，高润泉，等. 中国人骨发育的研究. 中华放射学杂志，1979，13（1）：21.

特点：不仅使用简便，而且受主观因素影响小；由近及远评测桡骨、尺、头、钩、三角、掌一、掌 2 ~ 5、近排 2 ~ 5 指骨、中排 2 ~ 5 指骨，正常变异大的部分腕部骨化中心和部分指骨不作为主要参考；该评测方法评测结果的一致性和系统的稳定性都比较高。评测的精准度高于图谱法。是我国较早的系统研究手腕部骨龄评测技术的代表性成果，是临床经验和大样本数理统计相结合的成果。

不足：样本数量少且集中在一个地区；样本年代较早。

注意：评测当代城市儿童骨龄，结果偏大 0 ~ 2 岁。

（4）TW（伦敦大学 Tanner 和 Whitehouse）系列方法

TW1 法：依据 1948 ~ 1960 年英国一项追踪研究的手腕部 X 线影像（600 人次）确定了 20 块骨的成熟指征（较 G-P 精简）。依据 2000 例 50 年代英国伦敦普通家庭健康儿童手腕部 X 线样本，用分类特征方差和极小化（全部样本的每个样本中同时出现的成熟指征的成熟分的方差和求极小值），求出每块骨骼的每个成熟指征的成熟度得分。计算出每个样本的成熟度得分后，取各年龄组的成熟度得分第 50 百分位作为成熟度得分和骨龄的对照值。该方法发表于 1964 年。

TW2 法：纵向和混合纵向例数增加到了 500 例合计 5500 人次和 2200 例横向样本。将桡、尺骨只评测到开始融合，祛除了桡、尺骨最后一个分期（完全融合），分别制定了长骨骨龄（TW2-RUS）、腕骨骨龄（TW-C）和综合的 20 块骨龄（TW-20），同时增加了预测身高方法。该方法发表于 1979 年。

TW2 法权重分配方法如下：

a．长骨、短骨受不同因素影响，各赋予 50% 权重；

**表 3　TW 法各骨权重分配表［J.M.TANNER，R.H.WHITEHOUSE，N.CAMERON Assessment of Skeletal Maturity and Prediction of Adult Height（TW2 Method）P.5］**

**Values of Biological Weights assigned to Each Bone in Each of Three Maturity Scales**

| | TW2 20-bone | RUS | Carpal |
|---|---|---|---|
| Radius | 10.0 | 20.0 | |
| Ulna | 10.0 | 20.0 | |
| Metacarpal Ⅰ | 3.4 | 6.7 | |
| Ⅲ | 2.5 | 5.0 | |
| Ⅴ | 2.5 | 5.0 | |
| Proximal phalanges Ⅰ | 3.3 | 6.7 | |
| Ⅲ | 2.5 | 5.0 | |
| Ⅴ | 2.5 | 5.0 | |
| Middlephalanges Ⅲ | 2.5 | 5.0 | |
| Ⅴ | 2.5 | 5.0 | |
| Distalphalanges Ⅰ | 3.3 | 6.7 | |
| Ⅲ | 2.5 | 5.0 | |
| Ⅴ | 2.5 | 5.0 | |
| Capitate | 7.1 | | 14.3 |
| Hamate | 7.1 | | 14.3 |
| Triquetral | 7.1 | | 14.3 |
| Lunate | 7.1 | | 14.3 |
| Scaphoid | 7.1 | | 14.3 |
| Trapezium | 7.1 | | 14.3 |
| Trapezoid | 7.1 | | 14.3 |

b．豌豆骨出现较晚，形态变化不明显，典型特征少，计算时不做参考。因此，腕骨保留头状骨、钩骨、三角骨、月骨、舟骨、大多角骨、小多角骨，平均分配 50% 的权重，每块骨骼权重

为 7.1%；

c．长骨以根和列为单位平均分配权重，因掌、指骨众多，只取第一、三、五列与桡骨、尺骨平均分配 50% 权重，每列（根）权重为 10%；

d．第一列掌指骨共 3 块，第一掌骨权重 3.4%，第一近节指骨 3.3%，第一远节指骨 3.3%；

e．第三列掌指骨共 4 块，第三掌骨、第三近节指骨、第三中节指骨、第三远节指骨各 2.5%；

f．第五列掌指骨共 4 块，第五掌骨、第五近节指骨、第五中节指骨、第五远节指骨各 2.5%。

**表 4　TW2-RUS 男性骨发育评分系统**

**RUS（Radius，Ulna，Short Bones）Maturity Scores BOYS**

| RATINGS | A | B | C | D | E | F | G | H | I |
|---|---|---|---|---|---|---|---|---|---|
| BONES | | | | | | | | | |
| Radius | 0 | 16 | 21 | 30 | 39 | 59 | 87 | 138 | 213 |
| Ulna | 0 | 27 | 30 | 32 | 40 | 58 | 107 | 181 | |
| Metacarpal Ⅰ | 0 | 6 | 9 | 14 | 21 | 26 | 36 | 49 | 67 |
| Ⅲ | 0 | 4 | 5 | 9 | 12 | 19 | 31 | 43 | 52 |
| Ⅴ | 0 | 4 | 6 | 9 | 14 | 18 | 29 | 43 | 52 |
| Proximal Phalanges Ⅰ | 0 | 7 | 8 | 11 | 17 | 26 | 38 | 52 | 67 |
| Ⅲ | 0 | 4 | 4 | 9 | 15 | 23 | 31 | 40 | 53 |
| Ⅴ | 0 | 4 | 5 | 9 | 15 | 21 | 30 | 39 | 51 |
| Middle Phalanges Ⅲ | 0 | 4 | 6 | 9 | 15 | 22 | 32 | 43 | 52 |
| Ⅴ | 0 | 6 | 7 | 9 | 15 | 23 | 32 | 42 | 49 |
| Distal Phalanges Ⅰ | 0 | 5 | 6 | 11 | 17 | 26 | 38 | 46 | 66 |
| Ⅲ | 0 | 4 | 6 | 8 | 13 | 18 | 28 | 34 | 49 |
| Ⅴ | 0 | 5 | 6 | 9 | 13 | 18 | 27 | 34 | 48 |

**表 5　TW2-RUS 女性骨发育评分系统**

**RUS（Radius，Ulna，Short Bones）Maturity Scores GIRLS**

| RATINGS | A | B | C | D | E | F | G | H | I |
|---|---|---|---|---|---|---|---|---|---|
| BONES | | | | | | | | | |
| Radius | 0 | 23 | 30 | 44 | 56 | 78 | 114 | 160 | 218 |
| Ulna | 0 | 30 | 33 | 37 | 45 | 74 | 118 | 173 | |
| Metacarpal Ⅰ | 0 | 8 | 12 | 18 | 24 | 31 | 43 | 53 | 67 |
| Ⅲ | 0 | 5 | 8 | 12 | 16 | 23 | 37 | 47 | 53 |
| Ⅴ | 0 | 6 | 9 | 12 | 17 | 23 | 35 | 48 | 52 |

续 表

| RATINGS | A | B | C | D | E | F | G | H | I |
|---|---|---|---|---|---|---|---|---|---|
| Proaximal Phalanges Ⅰ | 0 | 9 | 11 | 14 | 20 | 31 | 44 | 56 | 67 |
| Ⅲ | 0 | 5 | 7 | 12 | 19 | 27 | 37 | 44 | 54 |
| Ⅴ | 0 | 6 | 7 | 12 | 18 | 26 | 35 | 42 | 51 |
| Middle Phalanges Ⅲ | 0 | 6 | 8 | 12 | 18 | 27 | 36 | 45 | 52 |
| Ⅴ | 0 | 7 | 8 | 12 | 18 | 28 | 35 | 43 | 49 |
| Distal Phalanges Ⅰ | 0 | 7 | 9 | 15 | 22 | 33 | 48 | 51 | 68 |
| Ⅲ | 0 | 7 | 8 | 11 | 15 | 22 | 33 | 37 | 49 |
| Ⅴ | 0 | 7 | 8 | 11 | 15 | 22 | 32 | 36 | 47 |

**表 6 TW2-C 男性骨发育评分系统**

**Carpal Bones Maturity Scores BOYS**

| RATINGS | A | B | C | D | E | F | G | H | I |
|---|---|---|---|---|---|---|---|---|---|
| Capitate | 0 | 100 | 104 | 106 | 113 | 133 | 160 | 214 | |
| Hamate | 0 | 73 | 75 | 79 | 100 | 128 | 159 | 181 | 194 |
| Triquetra l | 0 | 10 | 13 | 28 | 57 | 84 | 102 | 124 | |
| Lunate | 0 | 14 | 22 | 39 | 58 | 84 | 101 | 120 | |
| Scaphoid | 0 | 26 | 36 | 52 | 71 | 85 | 100 | 116 | |
| Trapezium | 0 | 23 | 31 | 46 | 66 | 83 | 95 | 108 | 117 |
| Trapezoid | 0 | 27 | 32 | 42 | 51 | 77 | 93 | 115 | |

**表 7 TW2-C 女性骨发育评分系统**

**Carpal Bones Maturity Scores GIRLS**

| RATINGS | A | B | C | D | E | F | G | H | I |
|---|---|---|---|---|---|---|---|---|---|
| Capitate | 0 | 84 | 88 | 91 | 99 | 121 | 149 | 203 | |
| Hamate | 0 | 72 | 74 | 78 | 102 | 131 | 161 | 183 | 194 |
| Triquetral | 0 | 11 | 16 | 31 | 56 | 80 | 104 | 126 | |
| Lunate | 0 | 16 | 24 | 40 | 59 | 84 | 106 | 122 | |
| Scaphoid | 0 | 24 | 35 | 51 | 71 | 88 | 104 | 118 | |
| Trapezium | 0 | 20 | 27 | 42 | 60 | 80 | 95 | 111 | 119 |
| Trapezoid | 0 | 21 | 30 | 43 | 53 | 77 | 97 | 118 | |

注：表 4 ~ 7 摘自 Assessment of Skeletal Maturity and Prediction of Adult Height（TW2 Method）Second Editiong. J.M.Tanner，R.H.Whitehouse，N.Cameron，1983，P7-8.

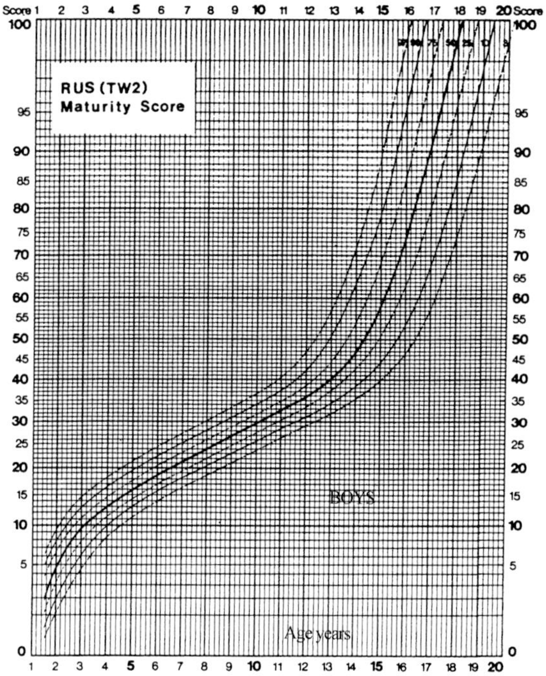


Fig.2. Standards for RUS skeletal maturity score: boys.

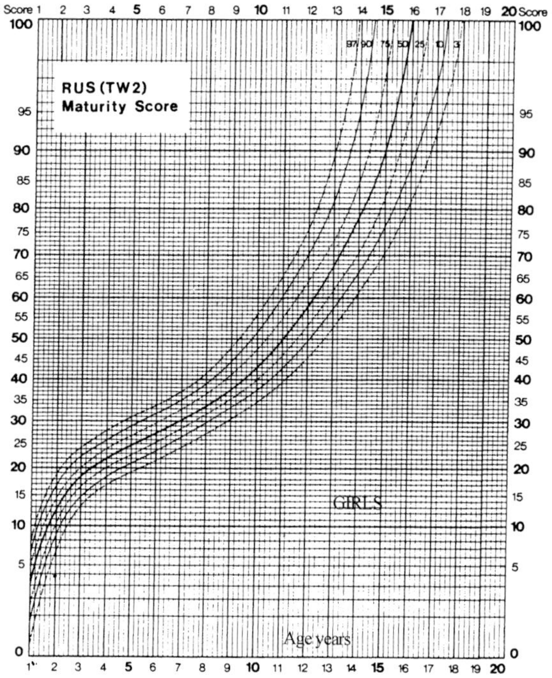


Fig.3. Standards for RUS skeletal maturity score: girls.

图 4 TW2-RUS 骨发育成熟度曲线

［Assessment of Skeletal Maturity and Prediction of Adult Height（TW2 Method）Second Edition. J.M.Tanner，R.H.Whitehouse，N.Cameron. ACADEMIC PRESS，1983：11.］

通过分类特征加权方差和极小化（最小二乘法）计算出各个成熟指征的成熟分标准值，再用该标准成熟分计算出每个样本的总成熟分。每个年龄组样本总成熟分的第 50 百分位数就是成熟分与骨龄的对照值（上图中的七条线分别是第 3、10、25、50、75、90、97 百分位）。

TW3 法：用 TW2 评测了 1969 ~ 1995 年比利时、西班牙、美国数千个儿童骨龄片，重新计算了各年龄组第 50 百分位，修订了成熟分和骨龄对照值。保留长骨骨龄和腕骨骨龄，取消了 20 块骨骨龄。该方法发表于 2000 年。

特点：受主观印象影响较小，是骨龄研究中最早的计分法代表作之一。TW2 法评测我国城市骨龄 12 岁前的女童和 13.5 岁前的男童，结果偏小 0 ~ 6 个月；其他阶段结果偏大 0 ~ 6 个月。TW3 法评测结果与 G-P 法评测结果相似。

不足：人为分配各个参照骨权重，使得正常变异较多的参照骨拥有较高的权重，导致评测系统不稳定，随机误差较大，骨成熟度曲线与儿童发育规律不一致。评测结果的一致性较差。TW3 法将长骨和腕骨骨龄分别计算，导致出现不同的骨龄值，如何利用长骨骨龄和腕骨骨龄的不同尚待进一步研究。

（5）叶氏 TW2 法

叶义言于 1987 年用英国 TW2 法评测标准评测长沙 2000 例儿童后，修正了成熟分与骨龄的对照值。

特点：使用的英国 TW2 得分标准，有 TW2 法的固有缺陷。

（6）“中华 -05”法

张绍岩等用大连、石家庄、上海、温州、广州五城市 2003～2005 年的 17401 例样本后得出结果。

**表 8　TW3-C RUS 方法骨发育等级得分表（男）**

**（中国儿童青少年手腕骨成熟度评价方法 TY/T——2006 中国标准出版社 2006 年 9 月第一版 P.4）**

| 骨发育等级 | 1 | 2 | 3 | 4 | 5 | 6 | 7 | 8 |
|---|---|---|---|---|---|---|---|---|
| 桡骨 | 16 | 21 | 30 | 39 | 59 | 87 | 138 | 213 |
| 尺骨 | 27 | 30 | 32 | 40 | 58 | 107 | 181 | － |
| 掌骨Ⅰ | 6 | 9 | 14 | 21 | 26 | 36 | 49 | 67 |
| 掌骨Ⅲ | 4 | 5 | 9 | 12 | 19 | 31 | 43 | 52 |
| 掌骨Ⅴ | 4 | 6 | 9 | 14 | 18 | 29 | 43 | 52 |
| 近节指骨Ⅰ | 7 | 8 | 11 | 17 | 26 | 38 | 52 | 67 |
| 近节指骨Ⅲ | 4 | 4 | 9 | 15 | 23 | 31 | 40 | 53 |
| 近节指骨Ⅴ | 4 | 5 | 9 | 15 | 21 | 30 | 39 | 51 |
| 中节指骨Ⅲ | 4 | 6 | 9 | 15 | 22 | 32 | 43 | 52 |
| 中节指骨Ⅴ | 6 | 7 | 9 | 15 | 23 | 32 | 42 | 49 |
| 远节指骨Ⅰ | 5 | 6 | 11 | 17 | 26 | 38 | 46 | 66 |
| 远节指骨Ⅲ | 4 | 6 | 8 | 13 | 18 | 28 | 34 | 49 |
| 远节指骨Ⅴ | 5 | 6 | 9 | 13 | 18 | 27 | 34 | 48 |

**表 9　TW3-C RUS 方法骨发育等级得分表（女）**

**（中国儿童青少年手腕骨成熟度评价方法 TY/T——2006 中国标准出版社 2006 年 9 月第一版 P.4～5）**

| 骨发育等级 | 1 | 2 | 3 | 4 | 5 | 6 | 7 | 8 |
|---|---|---|---|---|---|---|---|---|
| 桡骨 | 23 | 30 | 44 | 56 | 78 | 114 | 160 | 218 |
| 尺骨 | 30 | 33 | 37 | 45 | 74 | 118 | 173 | － |
| 掌骨Ⅰ | 8 | 12 | 18 | 24 | 31 | 43 | 53 | 67 |
| 掌骨Ⅲ | 5 | 8 | 12 | 16 | 23 | 37 | 47 | 53 |
| 掌骨Ⅴ | 6 | 9 | 12 | 17 | 23 | 35 | 48 | 52 |
| 近节指骨Ⅰ | 9 | 11 | 14 | 20 | 31 | 44 | 56 | 67 |
| 近节指骨Ⅲ | 5 | 7 | 12 | 19 | 27 | 37 | 44 | 54 |
| 近节指骨Ⅴ | 6 | 7 | 12 | 18 | 26 | 35 | 42 | 51 |
| 中节指骨Ⅲ | 6 | 8 | 12 | 18 | 27 | 36 | 45 | 52 |
| 中节指骨Ⅴ | 7 | 8 | 12 | 18 | 28 | 35 | 43 | 49 |

续　表

| 骨发育等级 | 1 | 2 | 3 | 4 | 5 | 6 | 7 | 8 |
|---|---|---|---|---|---|---|---|---|
| 远节指骨Ⅰ | 7 | 9 | 15 | 22 | 33 | 48 | 51 | 68 |
| 远节指骨Ⅲ | 7 | 8 | 11 | 15 | 22 | 33 | 37 | 49 |
| 远节指骨Ⅴ | 7 | 8 | 11 | 15 | 22 | 32 | 36 | 47 |

**表 10　TW3-C Carpal 方法发育等级得分表（男）**

| 骨发育等级 | 1 | 2 | 3 | 4 | 5 | 6 | 7 | 8 |
|---|---|---|---|---|---|---|---|---|
| 头状骨 | 100 | 104 | 106 | 113 | 133 | 160 | 214 | - |
| 钩骨 | 73 | 75 | 79 | 100 | 128 | 159 | 181 | 194 |
| 三角骨 | 10 | 13 | 28 | 57 | 84 | 102 | 124 | - |
| 月骨 | 14 | 22 | 39 | 58 | 84 | 101 | 120 | - |
| 舟骨 | 26 | 36 | 52 | 71 | 85 | 100 | 116 | - |
| 大多角骨 | 23 | 31 | 46 | 66 | 83 | 95 | 108 | 117 |
| 小多角骨 | 27 | 32 | 42 | 51 | 77 | 93 | 115 | - |

**表 11　TW3-C Carpal 方法发育等级得分表（女）**

| 骨发育等级 | 1 | 2 | 3 | 4 | 5 | 6 | 7 | 8 |
|---|---|---|---|---|---|---|---|---|
| 头状骨 | 84 | 88 | 91 | 99 | 121 | 149 | 203 | |
| 钩骨 | 72 | 74 | 78 | 102 | 131 | 161 | 183 | 194 |
| 三角骨 | 11 | 16 | 31 | 56 | 80 | 104 | 126 | |
| 月骨 | 16 | 24 | 40 | 59 | 84 | 106 | 122 | |
| 舟骨 | 24 | 35 | 51 | 71 | 88 | 104 | 118 | |
| 大多角骨 | 20 | 27 | 42 | 60 | 80 | 95 | 111 | 119 |
| 小多角骨 | 21 | 30 | 43 | 53 | 77 | 97 | 118 | |

特点：该方法包括 TW3-C RUS（表 8、表 9）、TW3-C Carpal（表 10、表 11）得分表和 RUS-CHN 得分表，对比后我们发现该 TW3-C RUS、TW3-C Carpal 得分表与英国 TW2-RUS（表 4、表 5）TW2-C（表 6、表 7）所有数据完全相同（不同的样本计算出的得分表应该是不同的结果）。“中华 -05”的作者推荐在卫生医学领域使用这些标准（中国人手腕骨龄标准——中华 05 及其应用　主编张绍岩. 科学出版社，2015，9：55）。

“中华 -05”的作者推荐在体育和司法领域使用的 RUS-CHN 则是在 TW2-RUS 基础上每块骨骼增加了 2 ~ 6 个共 47 个成熟指征，但仍然沿用的了 TW2-RUS 法的权重分配方案。

目前使用该标准的相关文献主要来自制定该标准的课题组成员，其中，标准制定人张绍岩等发表的文章［张绍岩．中国人手腕骨发育标准－中华 05. Ⅲ．中国儿童骨发育的长期趋势．中国运动医学杂志，2007，26（2）：152.］称用中华 -05 评测的 3 ~ 18 岁样本结果比 CHN 法评测结果男性偏小 0.3 ~ 1.1 岁，女性偏小 0.2 ~ 1.0 岁。

2011 年 2 月中国足协在其官方网站上公示了由张绍岩等评测的少年男子足球运动员骨龄测试结果。该结果显示除去新疆少数民族运动员后，全部 1160 人的平均年龄为 13.13 岁，平均骨龄为 13.10 岁；骨龄落后 1.5 岁以上的达 136 人，其中，落后 2 岁以上的达 60 人，落后 2.5 岁以上的 18 人，落后 3 岁以上的有 8 人，落后最多的达 3.6 岁。

另两篇声明由“中华 -05”主要完成人亲自读片，以子课题的名义发表的论文包括：

①上海子课题组沈勋章等发表的文章［沈勋章，徐成喜，蔡广．超声骨龄仪机读骨龄的精确性分析．中国学校卫生，2008，29（10）：880-881．项目来源：国家体育总局“中国人骨发育标准修订”所属分课题（项目编号 KB-04-04）］，研究显示，上海儿童 5 ~ 18 岁样本的 CHN 法平均骨龄：男性 5.0 ~ 6.5 岁延迟 0.2 ~ 0.9 岁，7.0 ~ 18.0 岁提前 0.2 ~ 1.6 岁，女性 5.0 ~ 6.0 岁延迟 0.2 ~ 0.6 岁，6.5 ~ 18.0 岁，提前 0.2 ~ 1.9 岁。

②大连子课题组赵德宝发表的论文（硕士论文：大连市与温州市 7 到 18 岁男女生骨发育的比较，2007 年 6 月大连理工大学赵德宝，导师孙新生、田爱华）显示：温州市 7 岁以上男、女各年龄组样本 CHN 骨龄标准差在 1.55 ~ 2.35 之间。各年龄组平均 CHN 骨龄均提前，其中温州男性提前 0.40 ~ 1.07 岁，女性提前 0.30 ~ 1.10 岁；大连男性提前 0.23 ~ 1.16 岁，女性提前 0.45 ~ 1.15 岁。

来自北京体育大学的一篇第三方研究报告（硕士论文：北京市中小学女生骨骼发育状况及青春突增期年龄特征的研究，2011 年 6 月由北京体育大学陈娜、导师徐刚教授完成）显示，用该方法评测 2010 年北京市海淀和上地区域的中小学女生骨龄总体偏小，发育提前 1 岁以上的占 6.31%，偏离不足 1 岁的占 60.11%，延迟 1 岁以上的占 33.58%。

特别提示：

①通常为了反映不同民族、地区、年代儿童骨骼发育成熟的特点，各骨发育分期成熟分都根据实际样本计算得出。但“中华 -05”直接使用了以 1948 ~ 1964 年英国伦敦白人样本计算的结果——TW2 法手腕骨发育分期得分表。

②由于男子足球是对抗性较强的运动项目，大多选择发育相对良好的儿童进行专业训练，通常运动员整体的平均骨龄大于实际年龄。

③上海市是我国最发达的地区之一，儿童普遍享有相对较好的卫生保健和生活条件，总体发育程度优于内地。该课题 2003 ~ 2004 年采集的样本，出现男 6.5 岁前，女 6.0 岁前所有年龄组儿童的 CHN 法（样本采集于 1987 ~ 1988 年）平均骨龄小于平均年龄的现象是不同寻常的。

④大连子课题公开数据显示温州市 7 岁以上各年龄组学生的 CHN 骨龄标准差达 1.55 ~ 2.35 岁之间，远远超过健康儿童的正常波动范围。

⑤北京也是我国最发达的地区之一，1990 年的“中国人手腕骨发育研究”显示北京学龄儿童各年龄组 CHN 法骨龄平均值均大于平均年龄。而北京体育大学陈娜的论文显示用“中华 -05”评

测得出了 2010 年的北京女生骨龄总体偏小的结论。

### 6. 终身高预测

（1）遗传身高：遗传身高也称为靶身高或伦理学身高，是指根据父母身高估测的儿童成年后身高。

中国儿童遗传身高计算公式（单位：厘米）：

| |
|---|
| 儿子身高 = 56.699 + 0.419 × 父亲身高 + 0.265 × 母亲身高 |
| 女儿身高 = 40.089 + 0.306 × 父亲身高 + 0.431 × 母亲身高 |

（2）预测身高：骨骼是人体的唯一刚性支撑。可根据骨龄和受测时的身高与年龄等要素，依据统计学计算公式，预测受测人成年后的终身高。

预测结果是指受测人今后在正常生长、发育的前提下最可能达到的成年身高。

骨龄评测标准的适用性、骨龄评测的误差、身高测量的误差等可直接影响预测身高的准确性。

（3）预测终身高的意义：预测的终身高超过遗传身高，说明身高发育良好；低于遗传身高说明身高生长受损。

如果身高增长速度超过骨龄增长速度，最终身高会超过预测值；反之，如果身高增长速度低于骨龄增长速度，最终身高会低于预测身高。

生长发育受诸多因素影响，存在一些不确定性，因此需要定期（推荐每 4 ~ 6 个月）复查骨龄、身高，重新预测终身高。

如果预测身高高于前次预测值，说明期间的措施有利于改善终身高；反之，如果预测身高低于前次预测值，说明损害终身高的问题在此期间没有得到遏制，或所做的以改善终身高为目的的努力没有取得预期效果。

这些变化是评估病情发展、身高受损的趋势和程度，以及评估干预、治疗措施效果的最直观的方法。

### 7. 常见的预测身高方法

a. TW2 法预测身高公式

女童 5 岁以上，男童 6 岁以上。按不同性别，不同年龄，不同信息量（初潮与否，有无年身高增长值，有无年骨龄增长值）编制的一系列多元回归模型。

由于跟踪观测的样本数量少［两个性别共 600 次，分布在各个年龄上的数据不多，样本又处于相对非正常生长状态（第二次世界大战后不久）］；预测误差相对较大。尤其是发育提前的儿童预测结果明显偏高。

b. 基于美国 G-P 法骨龄的 B-P 法预测模型

该方法将儿童发育类型划分为早发育型、中间型、延迟型，分别计算了不同骨龄身高达到终身高的比例。因此，在确定个体骨龄、年龄和测量拍片当天身高后，就可以依据骨龄与年龄的差确定受测人的发育类型和终身高。

由于该研究跟踪监测的样本较多，预测较准确。尤其是预测我国早发育儿童，比 TW2 法误差小，但结果仍普遍偏高。预测我国发育延迟的儿童结果普遍偏低。

c. 曲线法身高预测

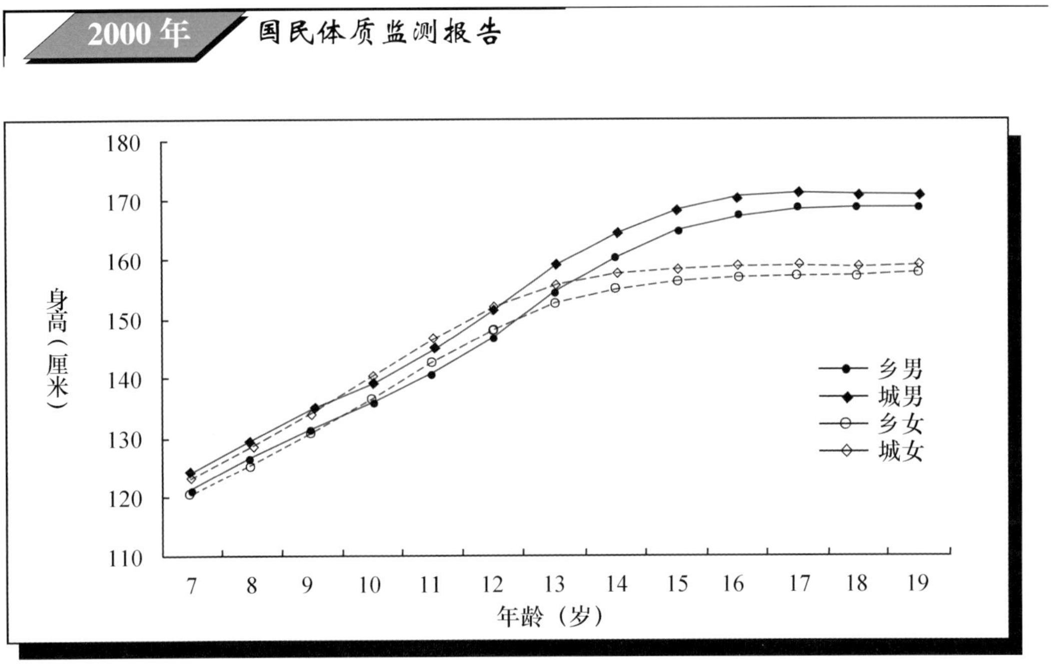


图 5　2000 年全国城市乡村男女身高均值变化趋势图
（国家体育总局群体司. 2000 年国民体质监测报告. 北京体育大学出版社，78）

目前公开的曲线法预测身高均是根据按年龄统计的身高生长曲线（或图表）计算受测人身高在同龄人中所处的百分位（各年龄组中的样本儿童包括了发育提前、适中、延迟的全部健康儿童），再以成年人相同百分位的身高作为预测的终身高。

如果制定身高生长曲线的样本和制定骨龄标准的样本不是同一样本，有种族、地区、采样时间或样本分组的时间窗口大小等任何一种差异，用骨龄替代年龄按身高生长曲线预测终身高，可能出现较大的系统误差。因此在用骨龄替代年龄进行预测前，先要了解制定该身高生长曲线的样本是否和制定骨龄评测标准的样本完全一致。通常身高生长曲线用于群体间儿童青少年生长发育的比较和发育异常的个体初步筛查。由于延迟发育和提前发育的儿童身高生长规律不同（正常提前发育的儿童大多有较长时间的突增高峰，而延迟发育的儿童大多会出现追赶性生长），用身高生长曲线预测个体的终身高误差可能会进一步增大，严重的会引起误诊误治。

截至目前，历次国民体质监测调查中均采用同样的年龄分组方法，2000 年国民体质监测报告对分组年龄做了如下说明：

年龄（周岁）：按测试时间计算。公式如下：

（1）测试当天已过生日者（含当天）：

年龄（周岁）= 测试年（2000）- 出生年

（2）测试当天未过生日者：

年龄（周岁）= 测试年（2000）- 出生年 -1

（摘自：2000 年国民体质监测报告．国家体育总局群体司编．北京体育大学出版社，2002：47.）

**表 12　2000 年全国城乡儿童青少年身高统计结果（男）**

| 类别 | 年龄（岁） | N | Mean | SD | $P_3$ | $P_{10}$ | $P_{25}$ | $P_{50}$ | $P_{75}$ | $P_{90}$ | $P_{97}$ |
|---|---|---|---|---|---|---|---|---|---|---|---|
| 城市 | 7 | 4446 | 124.3 | 5.86 | 113.4 | 116.7 | 120.2 | 124.2 | 128.0 | 131.8 | 135.7 |
| | 8 | 4546 | 129.8 | 5.95 | 118.9 | 122.1 | 125.6 | 129.8 | 133.7 | 137.4 | 141.3 |
| | 9 | 4571 | 134.5 | 6.33 | 123.0 | 126.8 | 130.3 | 134.3 | 138.6 | 142.5 | 146.6 |
| | 10 | 4587 | 139.9 | 6.57 | 128.0 | 131.7 | 135.5 | 139.6 | 144.1 | 148.4 | 152.4 |
| | 11 | 4524 | 145.2 | 7.22 | 131.8 | 136.3 | 140.2 | 145.0 | 149.8 | 154.5 | 159.4 |
| | 12 | 4523 | 151.3 | 8.60 | 136.3 | 140.8 | 145.3 | 151.0 | 157.1 | 162.8 | 168.3 |
| | 13 | 4546 | 159.4 | 8.75 | 142.3 | 147.8 | 153.3 | 159.9 | 165.8 | 170.2 | 174.7 |
| | 14 | 4546 | 164.8 | 7.74 | 149.0 | 154.5 | 160.0 | 165.3 | 170.1 | 174.2 | 178.4 |
| | 15 | 4561 | 168.6 | 6.72 | 155.8 | 160.2 | 164.3 | 168.6 | 173.0 | 177.1 | 181.4 |
| | 16 | 4551 | 170.7 | 6.28 | 159.0 | 162.8 | 166.5 | 170.6 | 174.8 | 178.5 | 182.8 |
| | 17 | 4507 | 171.5 | 6.11 | 160.4 | 163.8 | 167.5 | 171.5 | 175.5 | 179.1 | 183.4 |
| | 18 | 4549 | 171.4 | 6.23 | 159.9 | 163.5 | 167.4 | 171.2 | 175.5 | 179.4 | 183.3 |
| | 19 | 3302 | 171.3 | 5.97 | 160.1 | 163.5 | 167.2 | 171.3 | 175.3 | 179.0 | 182.0 |

**表 13　2000 年全国城乡儿童青少年身高统计结果（女）**

| 类别 | 年龄（岁） | N | Mean | SD | $P_3$ | $P_{10}$ | $P_{25}$ | $P_{50}$ | $P_{75}$ | $P_{90}$ | $P_{97}$ |
|---|---|---|---|---|---|---|---|---|---|---|---|
| 城市 | 7 | 4512 | 123.2 | 5.82 | 112.5 | 115.8 | 119.3 | 123.1 | 126.9 | 130.5 | 134.1 |
| | 8 | 4533 | 128.6 | 6.11 | 117.5 | 121.0 | 124.5 | 128.5 | 132.6 | 136.2 | 140.8 |
| | 9 | 4494 | 134.4 | 6.56 | 122.5 | 126.2 | 130.0 | 134.2 | 138.6 | 142.9 | 147.4 |
| | 10 | 4657 | 140.6 | 7.18 | 127.7 | 131.5 | 135.6 | 140.3 | 145.3 | 150.2 | 154.6 |
| | 11 | 4498 | 146.9 | 7.52 | 132.7 | 137.2 | 141.8 | 146.9 | 152.0 | 156.4 | 160.5 |
| | 12 | 4518 | 152.1 | 6.88 | 138.3 | 143.3 | 147.9 | 152.3 | 156.7 | 160.8 | 164.3 |
| | 13 | 4530 | 155.9 | 6.05 | 144.2 | 148.2 | 152.0 | 156.1 | 160.0 | 163.5 | 167.0 |

续 表

| 类别 | 年龄（岁） | N | Mean | SD | $P_3$ | $P_{10}$ | $P_{25}$ | $P_{50}$ | $P_{75}$ | $P_{90}$ | $P_{97}$ |
|---|---|---|---|---|---|---|---|---|---|---|---|
| | 14 | 4513 | 157.9 | 5.70 | 147.2 | 150.9 | 154.2 | 158.0 | 161.6 | 165.0 | 168.5 |
| | 15 | 4516 | 158.8 | 5.44 | 148.5 | 152.0 | 155.0 | 158.6 | 162.4 | 165.9 | 169.2 |
| | 16 | 4519 | 159.4 | 5.60 | 149.1 | 152.3 | 155.6 | 159.3 | 163.1 | 166.4 | 170.0 |
| | 17 | 4524 | 159.5 | 5.79 | 149.0 | 152.4 | 155.7 | 159.4 | 163.4 | 167.0 | 170.8 |
| | 18 | 4632 | 159.2 | 5.58 | 149.0 | 152.2 | 155.4 | 159.0 | 163.0 | 166.5 | 169.8 |
| | 19 | 3449 | 159.5 | 5.51 | 149.1 | 152.5 | 155.7 | 159.3 | 163.2 | 166.6 | 170.0 |

注：表 12、13 摘自国家体育总局群体司．2000 年国民体质监测报告．北京体育大学出版社，137-138.

以 2000 年国民体质监测数据为例，左侧纵向是采样年龄组代码，不是样本平均年龄。如 7 岁组对应的是满 7 周岁且不满 8 周岁的样本平均身高。由于样本数量较多，且随机采集，因此可以认为是 7 ~ 8 岁之间，平均年龄 7.5 岁的平均身高。

d．CHN 法身高预测

是基于制定 CHN 骨龄标准的 22160 例合格样本的性别、骨龄、身高和历次国民体质监测的身高数据制定的预测身高模型（核心技术未公开。可用“展望未来——中国人骨龄评定应用软件”自动计算）。

根据作者的长期跟踪观察，该方法是目前预测我国儿童身高最准确的方法。

## 8．预测初潮时间

2005 年学生体质监测数据显示，我国城市女童平均初潮年龄为 12.64 岁，95% 的可信区间为 10.00 ~ 15.97 岁。其主要原因之一是女童发育早晚不一。根据我们的观察，我国城市女童发生初潮时有 99% 左右 CHN 骨龄在 11.8 ~ 13.6 之间，表明初潮与发育程度的关系远高于与年龄的关系。

需要强调的是：

a．用骨龄预测初潮发生的时间是基于健康儿童和骨龄与年龄同步增长的前提下做出的时间窗口估计。如果骨龄加速，初潮时间就可能提前，反之初潮时间可能延后。

b．影响初潮的因素还包括营养状况、皮脂厚度、卵巢、子宫发育程度和内分泌多种性激素、肾上腺相关激素以及心理和环境等多种因素。

c．其他情况相同的情况下，初潮后身高生长潜力不变。

## 9．影响生长发育的主要因素

先天因素：种族、遗传。

后天因素：营养状况、地理环境、卫生环境、人文环境、生活习惯（作息、运动、膳食结构等）；通常营养均衡、充足，疾患少，适度运动、睡眠充足，有利于生长发育。

疾病影响儿童身高。常见病因有遗传性疾病、营养性疾病、代谢与内分泌疾病、慢性消耗性疾病、免疫性疾病和其他严重的疾病。

发育早晚、高矮、胖瘦仅仅是生长发育的外在表现，其内在原因可能不同程度的影响着儿童现在乃至将来的身心健康。因此，对每一个儿童，都要仔细分析原始诱因，及时做出正确诊断，并加以纠正或治疗。

### 10. 骨龄评测的临床意义

（1）定量确定受测个体发育成熟程度、偏离年龄（或群体）的程度，可以准确评测出受测人所处的发育阶段。对儿童生长发育相关疾病的筛查、诊治、矫形、甚至法医等专业都有非常重要的参考价值。

（2）判断身高、体重指数、第二性征、性发育成熟程度是否和骨发育成熟程度一致，智力、生理、生化水平是否与骨发育水平一致。

（3）不一致的方向常提示临床需要进一步检查的方向，不一致的程度则预示着疾患的严重程度。

（4）根据骨龄偏离年龄的变化趋势和其他检测指标偏离骨龄的变化趋势，有利于医生判断分析儿童正常发育、发育变异和疾病状态，动态观察骨龄是预期病情发展、评估干预效果的最好方法。

### 11. 儿童生长发育的变化趋势

黄帝内经记载“二七而天癸至，任脉通，太冲脉盛，月事以时下”，是说 2000 多年前我国女童虚岁 14 左右月经初潮。20 世纪 60 年代初期，我国大城市女性初潮年龄为 14.5 岁左右，1985 年学生体质监测结果显示，我国城市女生初潮的平均年龄为 13.5 岁。这些数据表明，60 年代至 80 年代中期的发育提前主要是恢复性的。1985 年北京城区女生初潮平均年龄为 12.6 岁，2005 年为 12.24 岁，提前了不到 0.4 岁。同期全国城市女生初潮年龄提前到了 12.64 岁，提前了 0.8 岁以上。城乡差别也从 1 岁左右缩小到 0.1 岁左右。

西方国家在工业革命后也出现了生长发育的长期加速现象，在二战期间儿童生长发育水平受到了严重影响，二战结束后出现了快速回复。尤其是北欧国家，20 世纪 60 年代之后，儿童生长发育的提前趋势基本停止。

依据 1930 ~ 1946 年美国欧洲裔白人家庭儿童制定的 G-P 图谱，从 20 世纪 60 年代后期已经适用于美国所有在美国出生的儿童。该标准自 1959 年出版第 2 版之后至今没有再更新。

这些变化说明，儿童的生长发育水平主要受基本营养状况、基本卫生环境和基本医疗保健的影响；我国 80 年代中期以后的儿童生长发育变化趋势，主要是欠发达地区对发达地区的追赶；发达地区儿童生长发育继续提前的趋势已经明显放缓。

# 第二章　中国人手腕骨发育标准 CHN 法

CHN
法
评测

## 一、CHN 法的研制背景和团队

由于使用英国 TW 法、美国 G-P 法和我国早期的骨龄评测方法与标准评测出的当代儿童骨龄中位数与年龄均值存在较大的偏差，而且预测身高误差也比较大，对同一儿童相隔一段时间的再次评测得出的骨龄变化值和变化速度也有较大的误差。这些问题不仅容易对儿童的实际发育程度导致误判，还容易对儿童发育速度、现身高、预测的成年身高及其变化趋势导致误判，进而影响选材的成功率和临床筛查、诊治相关疾病、评估病情发展趋势和评价干预、治疗效果的准确性。

为此，国家体委在 1987 年组织成立了有相关研究经验的科研人员组成的“中国人手腕骨发育标准研究”课题组，并请著名影像学专家李果珍教授（原北京医院放射科主任，骨龄百分计数法的制定者）和孙鼎元教授（原天津医院院长）为技术顾问。

主要研究单位包括天津体育学院解剖学教研室、国家体委科研所群体研究室、河北省体育科学研究所运动生理研究室、河北省科学院应用数学研究所计算方法研究室、湖南省体育科学研究所、哈尔滨市体育科学研究所、重庆市体育科学研究所、福建省体育科学研究所、陕西省体育科学研究所等共 60 多位科技工作者参加了该项目的设计、采样、读片、数据处理和数据分析及研究报告的撰写、讨论和修改工作。

## 二、CHN 法的基本原理、方法、代表性

### 1. 参照骨的选择

初始参照骨的选择和 TW2-20 法相同，以英国 TW2 法骨发育成熟度分期为基础，借鉴美国 G-P 法和我国骨龄百分计数法，对各参照骨发育成熟指征的描述进行简化、修订，但指征的判读标准仍然按照 TW2 法。

### 2. 参照骨权重分配原理

各骨各成熟指征成熟分的计算方法与 TW2-20 相同，但各参照骨权重用“差方和分析”的方法确定。

以分类特征方差和极小化——迭代算法确定各个骨化中心的权重（在全部样本中参照骨总差方和大的给予较小的权重，总体差方和小的给予较大的权重），以分类特征方差和极小化计算骨发育成熟度得分，以各年龄组骨发育成熟度得分的第 50 百分位作为成熟度得分与骨龄的对照值。用各年龄组成熟分第 50 百分位分段拟合的 2 次曲线计算出样本组间的成熟分和骨龄对照值。

### 3. CHN 法骨龄片拍摄方法

焦片距定位 85 厘米，其他与 TW2 法相同。

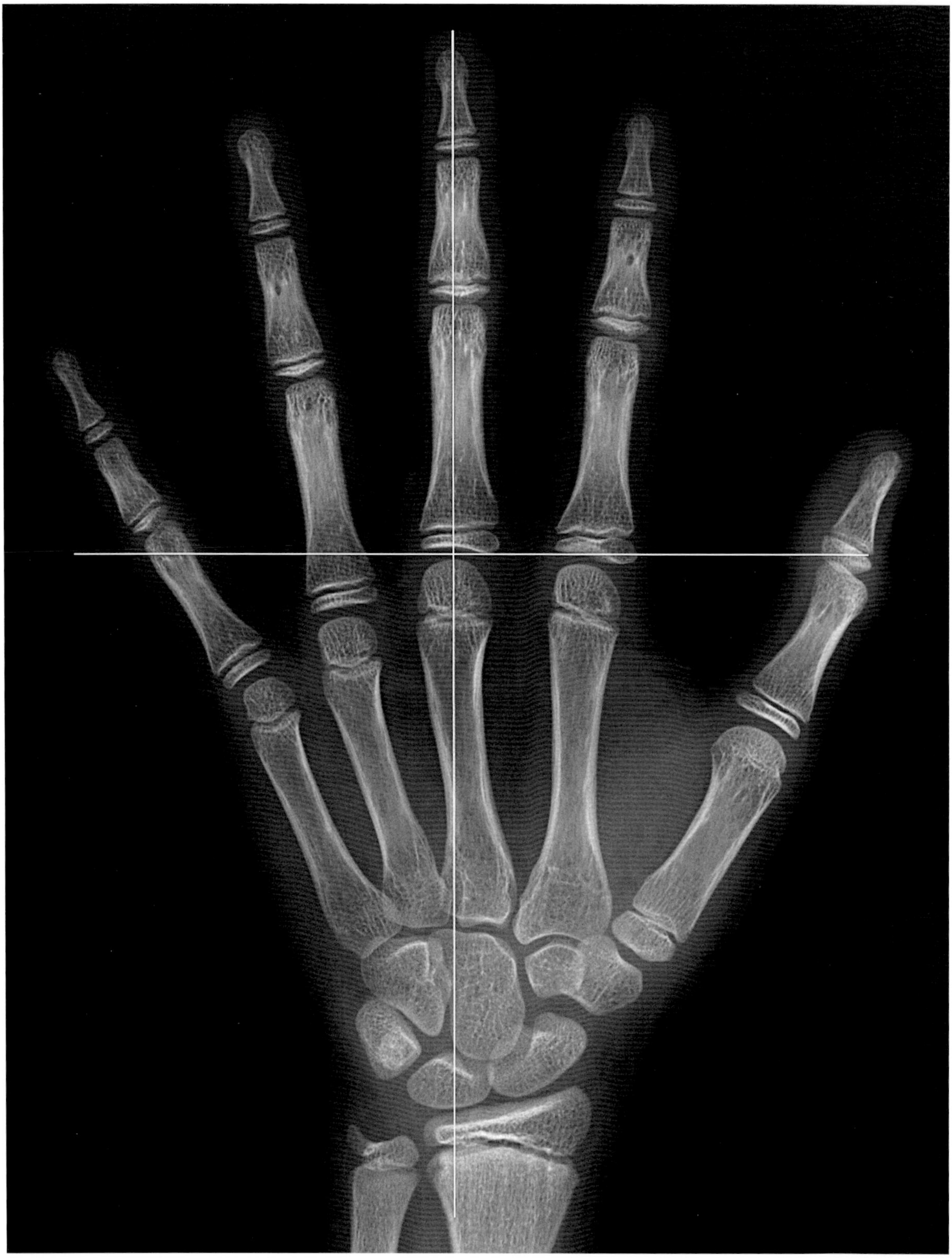

图 6　CHN 法骨龄片样张及投照中心点

• 拍摄部位：弱势手（左或右）的指、掌、腕骨全部，及桡、尺骨远侧端骨干 3 ~ 4cm 的正位 X 线片（后前位），如该手骨有伤、残，应拍摄另一只手。必要时应分别拍摄左、右手；

• 拍摄体位：取坐姿或站姿，中指轴与前臂轴成一条直线，上臂、前臂、手在同一平面（或立面）并保持水平（垂直）状态。掌面向暗盒（或成像板），五指略微分开，拇指和示指约呈 40° 角，平放并直接贴紧暗盒（或成像板）；

• 焦片距：85cm；

• 投照中心：X 线投照中心垂直正对第三掌、指骨关节间隙；

• 管电压：35 ~ 60 千伏，根据年龄和身高适度调节；

• 影像标注：拍摄时用铅字或数字标出拍摄日期、编号、性别、拍摄条件及代表左、右手的“左”或“右”字符；

• 射线过滤：除固有过滤外，球管至暗盒间不得添加任何滤线栅和其他过滤装置。

• 数字摄影：直接输出全灰度影像，不得随意调整窗宽、窗位，不做锐化。

• 防护：拍片时注意遮挡儿童的其他部位，尤其是甲状腺、性腺和胸、腹部。

• 安全性：每个儿童每年受到的环境辐射累积量，相当于拍摄 25 ~ 100 张骨龄片，每拍摄 1 次骨龄片受到的电磁辐射大约相当于 1 次胸部 X 线片的 1/50 或 1 次 CT 检查的 1/300。

### 4. CHN 法样本的代表性

（1）年龄范围：女 0.0 ~ 18.0 岁，男 0.0 ~ 19.0 岁。

具体要求：0 岁要求在出生 3 天内；0.5 ~ 6.0 岁要求在周岁或周岁半前后一星期以内；7.0 岁至以上，要求在周岁或周岁半的前后 15 天内。

（2）区域范围：哈尔滨、河北省、陕西省、重庆市、湖南省、福建省的省会城市和部分地级市市区居住 3 年以上健康儿童、青少年（选择各方面条件较好的幼儿园、学校）合格样本共 22160 例。剔除所有患过重大疾病，或慢性的、常规筛查不合格的、参加过体育和其他系统训练的儿童青少年。

（3）检验样本范围：哈尔滨、北京、兰州、济南、上海、佛山市区居住 3 年以上健康儿童合格样本共 8416 例。

### 5. CHN 法各参照骨权重

**表 14　CHN 法与 TW2-20 法各骨权重对比**

**中国人手腕骨发育标准 CHN 法各骨权重与 TW2 法各骨权重**

| 骨骼 | 初始权重 % | 分类特征方差和极小化迭代计算结果与 CHN 法采纳值 % | | | | TW2 法权重 % |
|---|---|---|---|---|---|---|
| | | 男 | | 女 | | |
| 桡骨 | 5 | 9.521300240 | 9.52 | 8.39265117 | 8.39 | 10 |
| 尺骨 | 5 | 0.000001254 | 0 | 0.00000054 | 0 | 10 |

续　表

| 骨骼 | 初始权重 % | 分类特征方差和极小化迭代计算结果与 CHN 法采纳值 % | | | | TW2 法权重 % |
|---|---|---|---|---|---|---|
| | | 男 | | 女 | | |
| 掌骨 1 | 5 | 1.966749385 | 1.97 | 4.50714304 | 4.51 | 3.34 |
| 掌骨 3 | 5 | 7.754393882 | 7.75 | 7.765796523 | 7.766 | 2.5 |
| 掌骨 5 | 5 | 4.526505372 | 4.53 | 6.15976787 | 6.16 | 2.5 |
| 近节指骨 1 | 5 | 2.085383559 | 2.09 | 3.87029244 | 3.87 | 3.3 |
| 近节指骨 3 | 5 | 11.185206947 | 11.19 | 9.21037105 | 9.21 | 2.5 |
| 近节指骨 5 | 5 | 6.957779218 | 6.96 | 7.96994189 | 7.97 | 2.5 |
| 中节指骨 3 | 5 | 7.694538940 | 7.69 | 7.88781355 | 7.89 | 2.5 |
| 中节指骨 5 | 5 | 1.122958172 | 1.14 | 3.82761169 | 3.83 | 2.5 |
| 远节指骨 1 | 5 | 10.201097476 | 10.20 | 8.61033715 | 8.61 | 3.33 |
| 远节指骨 3 | 5 | 6.688449100 | 6.69 | 7.05811913 | 7.06 | 2.5 |
| 远节指骨 5 | 5 | 1.606226328 | 1.61 | 3.05276186 | 3.33 | 2.5 |
| 头状骨 | 5 | 14.287357411 | 14.29 | 10.76082303 | 10.76 | 7.1 |
| 钩骨 | 5 | 14.128030852 | 14.13 | 10.75463035 | 10.75 | 7.1 |
| 三角骨 | 5 | 0.235430471 | 0 | 0.23174339 | 0 | 7.1 |
| 舟骨 | 5 | 0.034549639 | 0 | 0.03907968 | 0 | 7.1 |
| 月骨 | 5 | 0.000264945 | 0 | 0.00042006 | 0 | 7.1 |
| 大多角骨 | 5 | 0.002036901 | 0 | 0.00545271 | 0 | 7.1 |
| 小多角骨 | 5 | 0.001740407 | 0 | 0.00307416 | 0 | 7.1 |

注：CHN 法权重数据摘自“中国人手腕骨发育标准 CHN 法”研究报告 P26 ~ 27，TW2 法数据摘自 J.M. TANNER，R.H.WHITEHOUSE，N.CAMERON　Assessment of Skeletal Maturity and Prediction of Adult Height（TW2 Method）P5

从表 14 中可以看出男、女手腕部各骨发育的特点比较一致，各骨权重顺序基本相同，均是尺骨、三角骨、舟骨、月骨、大多角骨、小多角骨因在手、腕部完整的发育过程中产生的差方和较大，权重过低而被去除。在男女各自保留的相同的 14 块参照骨中，男女两性权重最大的骨块均是头状骨和钩骨，男性中权重最小的依次是第五中节指骨 1.14%、第五远节指骨 1.61%；女性中权重最小的依次是第五远节指骨 3.33%、第五中节指骨 3.83%。

虽然 CHN 法男女各骨权重次序大致相同，但两性手腕骨发育各自的特点也十分显著：男性各骨权重相对悬殊，女性各骨权重相对接近，说明男性各骨发育均衡性、一致性相对较差，女性各骨发育均衡性、一致性相对较好。这种现象可能和男女在生活、劳动、运动中用手习惯和用力强度不同有一定关系。

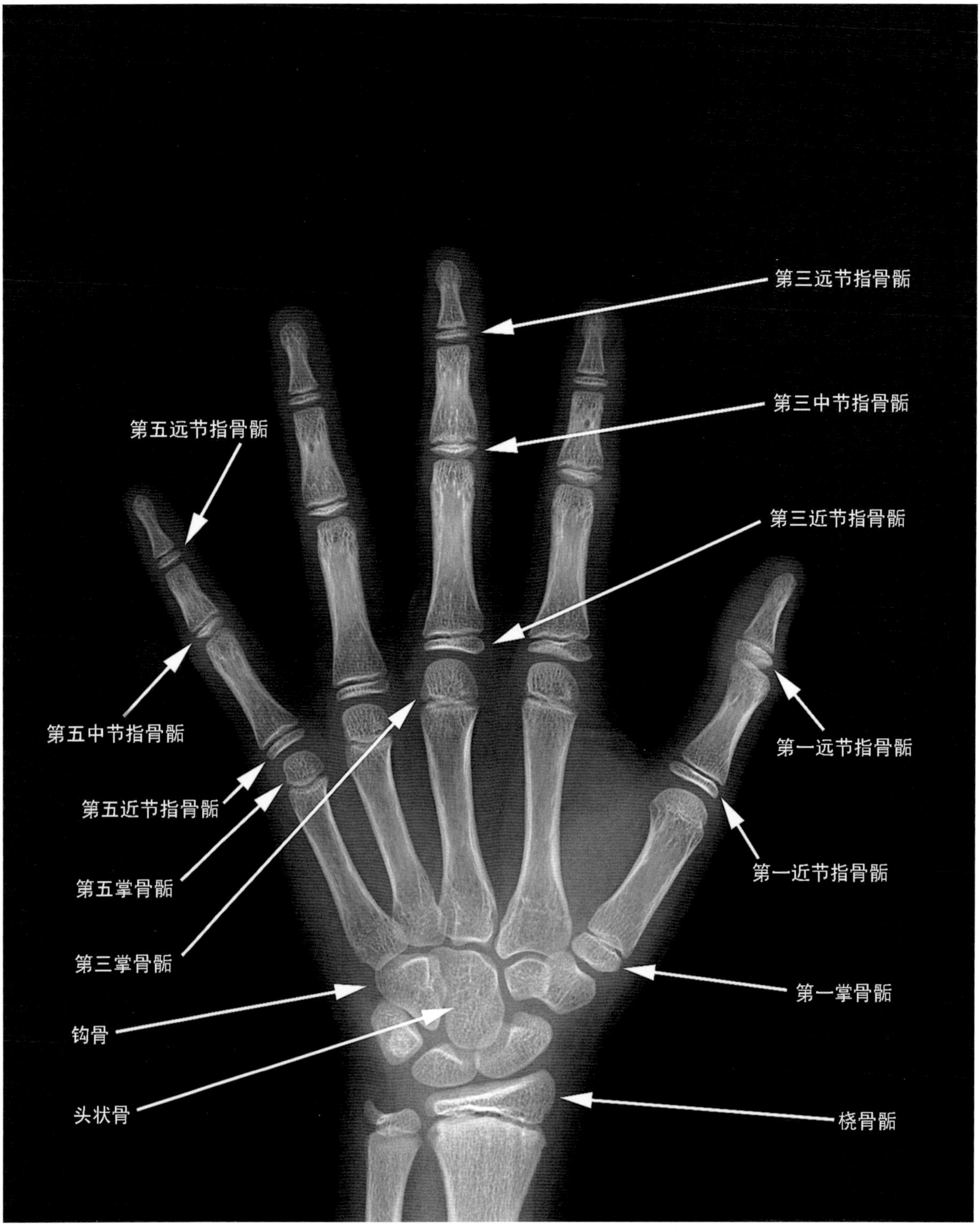


图 7　CHN 法参照骨位置图

## 6. CHN 法各骨发育分期得分表

表 15　CHN 法各骨发育分期得分表（男）

| | 0 | 1 | 2 | 3 | 4 | 5 | 6 | 7 | 8 | 9 | 10 |
|---|---|---|---|---|---|---|---|---|---|---|---|
| 桡骨骺 | 0 | 17 | 30 | 39 | 49 | 59 | 71 | 87 | 93 | 94 | 101 |
| 第一掌骨骨骺 | 0 | 8 | 9 | 11 | 14 | 15 | 18 | 19 | 21 | | |
| 第三掌骨骨骺 | 0 | 20 | 27 | 39 | 49 | 60 | 71 | 74 | 79 | | |
| 第五掌骨骨骺 | 0 | 15 | 19 | 24 | 31 | 38 | 42 | 45 | 47 | | |
| 第一指近节指骨骺 | 0 | 9 | 10 | 11 | 14 | 17 | 20 | 21 | 22 | | |
| 第三指近节指骨骺 | 0 | 17 | 24 | 47 | 69 | 88 | 102 | 106 | 113 | | |
| 第五指近节指骨骺 | 0 | 19 | 24 | 34 | 45 | 57 | 64 | 67 | 71 | | |
| 第三指中节指骨骺 | 0 | 20 | 28 | 39 | 50 | 62 | 71 | 74 | 79 | | |
| 第五指中节指骨骺 | 0 | 6 | 7 | 8 | 9 | 12 | 13 | 15 | 16 | | |
| 第一指远节指骨骺 | 0 | 18 | 23 | 47 | 62 | 73 | 91 | 95 | 102 | | |
| 第三指远节指骨骺 | 0 | 20 | 25 | 34 | 42 | 49 | 61 | 63 | 68 | | |
| 第五指远节指骨骺 | 0 | 7 | 8 | 9 | 11 | 13 | 15 | 16 | 17 | | |
| 头状骨 | 0 | 8 | 18 | 37 | 58 | 75 | 89 | 129 | | | |
| 钩骨 | 0 | 11 | 25 | 53 | 73 | 87 | 99 | 109 | 135 | | |

表 16　CHN 法各骨发育分期得分表（女）

| | 0 | 1 | 2 | 3 | 4 | 5 | 6 | 7 | 8 | 9 | 10 |
|---|---|---|---|---|---|---|---|---|---|---|---|
| 桡骨骺 | 0 | 17 | 30 | 42 | 49 | 57 | 69 | 79 | 83 | 84 | 88 |
| 第一掌骨骨骺 | 0 | 19 | 23 | 27 | 31 | 35 | 41 | 43 | 46 | | |
| 第三掌骨骨骺 | 0 | 22 | 30 | 42 | 51 | 60 | 71 | 74 | 78 | | |
| 第五掌骨骨骺 | 0 | 22 | 28 | 35 | 43 | 52 | 58 | 61 | 63 | | |
| 第一指近节指骨骺 | 0 | 15 | 18 | 21 | 26 | 31 | 36 | 38 | 40 | | |
| 第三指近节指骨骺 | 0 | 11 | 20 | 44 | 59 | 73 | 84 | 88 | 93 | | |
| 第五指近节指骨骺 | 0 | 21 | 29 | 43 | 53 | 65 | 73 | 77 | 80 | | |
| 第三指中节指骨骺 | 0 | 20 | 31 | 43 | 53 | 64 | 73 | 77 | 80 | | |
| 第五指中节指骨骺 | 0 | 16 | 19 | 23 | 28 | 33 | 36 | 37 | 39 | | |
| 第一指远节指骨骺 | 0 | 15 | 19 | 44 | 54 | 63 | 77 | 81 | 86 | | |
| 第三指远节指骨骺 | 0 | 22 | 28 | 39 | 46 | 53 | 65 | 67 | 71 | | |
| 第五指远节指骨骺 | 0 | 13 | 15 | 19 | 22 | 26 | 29 | 31 | 32 | | |
| 头状骨 | 0 | 3 | 14 | 39 | 53 | 63 | 72 | 100 | | | |
| 钩骨 | 0 | 6 | 20 | 50 | 62 | 70 | 78 | 86 | 104 | | |

## 7. CHN 法成熟分与骨龄对照表

表 17　CHN 法骨发育成熟分与骨龄对照表（男）

| 骨龄（岁） | 得分 | 骨龄（岁） | 得分 | 骨龄（岁） | 得分 | 骨龄（岁） | 得分 |
|---|---|---|---|---|---|---|---|
| 0.0 | 4 | 5.0 | 495 | 10.0 | 650 | 15.0 | 931 |
| 0.1 | 14 | 5.1 | 498 | 10.1 | 654 | 15.1 | 936 |
| 0.2 | 23 | 5.2 | 502 | 10.2 | 657 | 15.2 | 940 |
| 0.3 | 30 | 5.3 | 506 | 10.3 | 661 | 15.3 | 945 |
| 0.4 | 37 | 5.4 | 510 | 10.4 | 665 | 15.4 | 950 |
| 0.5 | 43 | 5.5 | 514 | 10.5 | 669 | 15.5 | 955 |
| 0.6 | 45 | 5.6 | 518 | 10.6 | 673 | 15.6 | 960 |
| 0.7 | 47 | 5.7 | 521 | 10.7 | 677 | 15.7 | 964 |
| 0.8 | 51 | 5.8 | 525 | 10.8 | 682 | 15.8 | 969 |
| 0.9 | 55 | 5.9 | 529 | 10.9 | 686 | 15.9 | 974 |
| 1.0 | 61 | 6.0 | 532 | 11.0 | 691 | 16.0 | 979 |
| 1.1 | 76 | 6.1 | 536 | 11.1 | 694 | 16.1 | 982 |
| 1.2 | 93 | 6.2 | 540 | 11.2 | 698 | 16.2 | 985 |
| 1.3 | 111 | 6.3 | 544 | 11.3 | 702 | 16.3 | 987 |
| 1.4 | 131 | 6.4 | 548 | 11.4 | 706 | 16.4 | 989 |
| 1.5 | 152 | 6.5 | 552 | 11.5 | 711 | 16.5 | 990 |
| 1.6 | 169 | 6.6 | 556 | 11.6 | 716 | 16.8 | 991 |
| 1.7 | 186 | 6.7 | 560 | 11.7 | 721 | | |
| 1.8 | 203 | 6.8 | 564 | 11.8 | 726 | 17.0 | 992 |
| 1.9 | 220 | 6.9 | 567 | 11.9 | 732 | 17.6 | 993 |
| 2.0 | 236 | 7.0 | 571 | 12.0 | 738 | 18.4 | 1000 |
| 2.1 | 253 | 7.1 | 574 | 12.1 | 745 | | |
| 2.2 | 270 | 7.2 | 577 | 12.2 | 753 | | |
| 2.3 | 287 | 7.3 | 580 | 12.3 | 761 | | |
| 2.4 | 303 | 7.4 | 583 | 12.4 | 770 | | |
| 2.5 | 319 | 7.5 | 586 | 12.5 | 779 | | |
| 2.6 | 333 | 7.6 | 589 | 12.6 | 788 | | |
| 2.7 | 346 | 7.7 | 591 | 12.7 | 798 | | |
| 2.8 | 358 | 7.8 | 594 | 12.8 | 808 | | |
| 2.9 | 370 | 7.9 | 597 | 12.9 | 818 | | |

续　表

| 骨龄（岁） | 得分 | 骨龄（岁） | 得分 | 骨龄（岁） | 得分 | 骨龄（岁） | 得分 |
|---|---|---|---|---|---|---|---|
| 3.0 | 380 | 8.0 | 599 | 13.0 | 828 | | |
| 3.1 | 390 | 8.1 | 603 | 13.1 | 840 | | |
| 3.2 | 399 | 8.2 | 606 | 13.2 | 851 | | |
| 3.3 | 407 | 8.3 | 610 | 13.3 | 862 | | |
| 3.4 | 415 | 8.4 | 613 | 13.4 | 873 | | |
| 3.5 | 422 | 8.5 | 616 | 13.5 | 883 | | |
| 3.6 | 429 | 8.6 | 619 | 13.6 | 892 | | |
| 3.7 | 436 | 8.7 | 622 | 13.7 | 901 | | |
| 3.8 | 442 | 8.8 | 625 | 13.8 | 908 | | |
| 3.9 | 448 | 8.9 | 628 | 13.9 | 914 | | |
| 4.0 | 453 | 9.0 | 631 | 14.0 | 919 | | |
| 4.1 | 457 | 9.1 | 633 | 14.1 | 921 | | |
| 4.2 | 461 | 9.2 | 635 | 14.2 | 922 | | |
| 4.3 | 465 | 9.3 | 637 | 14.3 | 923 | | |
| 4.4 | 468 | 9.4 | 638 | 14.4 | 923 | | |
| 4.5 | 472 | 9.5 | 640 | 14.5 | 923 | | |
| 4.6 | 476 | 9.6 | 642 | 14.6 | 924 | | |
| 4.7 | 481 | 9.7 | 644 | 14.7 | 925 | | |
| 4.8 | 485 | 9.8 | 646 | 14.8 | 927 | | |
| 4.9 | 490 | 9.9 | 648 | 14.9 | 929 | | |

**表 18　CHN 法骨发育成熟分与骨龄对照表（女）**

| 骨龄（岁） | 得分 | 骨龄（岁） | 得分 | 骨龄（岁） | 得分 | 骨龄（岁） | 得分 |
|---|---|---|---|---|---|---|---|
| 0.0 | 2 | 5.0 | 594 | 10.0 | 784 | 15.0 | 991 |
| 0.1 | 5 | 5.1 | 597 | 10.1 | 785 | 15.2 | 992 |
| 0.2 | 11 | 5.2 | 601 | 10.2 | 788 | 15.4 | 993 |
| 0.3 | 17 | 5.3 | 605 | 10.3 | 791 | 15.7 | 994 |
| 0.4 | 25 | 5.4 | 608 | 10.4 | 795 | 15.9 | 995 |
| 0.5 | 34 | 5.5 | 612 | 10.5 | 799 | | |
| 0.6 | 40 | 5.6 | 616 | 10.6 | 809 | 16.3 | 996 |
| 0.7 | 50 | 5.7 | 620 | 10.7 | 820 | | |
| 0.8 | 63 | 5.8 | 623 | 10.8 | 831 | 17.2 | 997 |

续　表

| 骨龄（岁） | 得分 | 骨龄（岁） | 得分 | 骨龄（岁） | 得分 | 骨龄（岁） | 得分 |
|---|---|---|---|---|---|---|---|
| 0.9 | 81 | 5.9 | 627 | 10.9 | 844 | 17.3 | 1000 |
| 1.0 | 102 | 6.0 | 631 | 11.0 | 856 | | |
| 1.1 | 145 | 6.1 | 634 | 11.1 | 867 | | |
| 1.0 | 189 | 6.2 | 637 | 11.2 | 876 | | |
| 1.3 | 235 | 6.3 | 640 | 11.3 | 886 | | |
| 1.4 | 281 | 6.4 | 642 | 11.4 | 894 | | |
| 1.5 | 329 | 6.5 | 645 | 11.5 | 902 | | |
| 1.6 | 361 | 6.6 | 647 | 11.6 | 908 | | |
| 1.7 | 390 | 6.7 | 650 | 11.7 | 914 | | |
| 1.8 | 415 | 6.8 | 652 | 11.8 | 919 | | |
| 1.9 | 437 | 6.9 | 654 | 11.9 | 923 | | |
| 2.0 | 455 | 7.0 | 657 | 12.0 | 927 | | |
| 2.1 | 470 | 7.1 | 659 | | | | |
| 2.2 | 482 | 7.2 | 661 | | | | |
| 2.3 | 492 | 7.3 | 663 | 12.3 | 928 | | |
| 2.4 | 500 | 7.4 | 664 | | | | |
| 2.5 | 505 | 7.5 | 668 | | | | |
| 2.6 | 511 | 7.6 | 670 | 12.6 | 930 | | |
| 2.7 | 516 | 7.7 | 672 | 12.7 | 932 | | |
| 2.8 | 521 | 7.8 | 675 | 12.8 | 935 | | |
| 2.9 | 527 | 7.9 | 677 | 12.9 | 938 | | |
| 3.0 | 532 | 8.0 | 680 | 13.0 | 941 | | |
| 3.1 | 535 | 8.1 | 682 | 13.1 | 944 | | |
| 3.2 | 539 | 8.2 | 684 | 13.2 | 948 | | |
| 3.3 | 542 | 8.3 | 687 | 13.3 | 951 | | |
| 3.4 | 544 | 8.4 | 690 | 13.4 | 954 | | |
| 3.5 | 547 | 8.5 | 694 | 13.5 | 958 | | |
| 3.6 | 549 | 8.6 | 697 | 13.6 | 961 | | |
| 3.7 | 552 | 8.7 | 701 | 13.7 | 965 | | |
| 3.8 | 554 | 8.8 | 705 | 13.8 | 968 | | |
| 3.9 | 556 | 8.9 | 709 | 13.9 | 971 | | |
| 4.0 | 558 | 9.0 | 714 | 14.0 | 974 | | |

续 表

| 骨龄（岁） | 得分 | 骨龄（岁） | 得分 | 骨龄（岁） | 得分 | 骨龄（岁） | 得分 |
|---|---|---|---|---|---|---|---|
| 4.1 | 562 | 9.1 | 721 | 14.1 | 977 | | |
| 4.2 | 566 | 9.2 | 728 | 14.2 | 979 | | |
| 4.3 | 571 | 9.3 | 735 | 14.3 | 981 | | |
| 4.4 | 575 | 9.4 | 743 | 14.4 | 983 | | |
| 4.5 | 580 | 9.5 | 750 | 14.5 | 985 | | |
| 4.6 | 583 | 9.6 | 757 | 14.6 | 987 | | |
| 4.7 | 585 | 9.7 | 763 | 14.7 | 988 | | |
| 4.8 | 588 | 9.8 | 770 | 14.8 | 990 | | |
| 4.9 | 591 | 9.9 | 777 | | | | |

## 8. CHN 法骨龄正常范围

**表 19 CHN 法各年龄组手腕骨发育成熟分与骨龄正常范围（男）**

| 年龄 | 3% | | 50% | | 97% | |
|---|---|---|---|---|---|---|
| | 得分 | 骨龄（岁） | 得分 | 骨龄（岁） | 得分 | 骨龄（岁） |
| 0.0 | 1 | 0.01 | 4 | 0.04 | 8 | 0.08 |
| 0.5 | 11 | 0.10 | 43 | 0.52 | 75 | 1.08 |
| 1.0 | 30 | 0.27 | 61 | 1.02 | 181 | 1.69 |
| 1.5 | 61 | 1.02 | 152 | 1.53 | 329 | 2.63 |
| 2.0 | 95 | 1.25 | 236 | 2.04 | 374 | 2.97 |
| 2.5 | 153 | 1.52 | 319 | 2.55 | 426 | 3.54 |
| 3.0 | 217 | 1.87 | 380 | 3.01 | 454 | 4.06 |
| 3.5 | 324 | 2.54 | 422 | 3.55 | 479 | 4.74 |
| 4.0 | 368 | 2.92 | 453 | 4.04 | 499 | 5.15 |
| 4.5 | 417 | 3.47 | 472 | 4.49 | 534 | 6.04 |
| 5.0 | 446 | 3.90 | 495 | 5.91 | 547 | 6.40 |
| 6.0 | 483 | 4.79 | 532 | 6.03 | 593 | 7.80 |
| 7.0 | 521 | 5.70 | 571 | 7.04 | 623 | 8.74 |
| 8.0 | 545 | 6.33 | 599 | 8.04 | 645 | 9.79 |
| 9.0 | 585 | 7.52 | 631 | 9.06 | 688 | 10.93 |
| 10.0 | 615 | 8.48 | 650 | 10.01 | 733 | 11.91 |
| 11.0 | 631 | 9.05 | 691 | 11.05 | 779 | 12.53 |

续　表

| 年龄 | 3% | | 50% | | 97% | |
|---|---|---|---|---|---|---|
| | 得分 | 骨龄（岁） | 得分 | 骨龄（岁） | 得分 | 骨龄（岁） |
| 12.0 | 651 | 10.04 | 738 | 12.04 | 868 | 13.40 |
| 12.5 | 670 | 10.56 | 779 | 12.53 | 920 | 14.08 |
| 13.0 | 716 | 11.65 | 828 | 13.03 | 925 | 14.58 |
| 13.5 | 751 | 12.20 | 883 | 13.54 | 930 | 15.01 |
| 14.0 | 793 | 12.69 | 919 | 14.02 | 952 | 15.48 |
| 14.5 | 821 | 12.99 | 923 | 14.26 | 974 | 15.90 |
| 15.0 | 890 | 13.59 | 931 | 15.03 | 985 | 16.23 |
| 16.0 | 920 | 14.09 | 979 | 16.04 | 998 | 18.16 |
| 17.0 | 949 | 15.40 | 993 | 17.36 | 1000 | 18.42 |
| 18.0 | 980 | 16.05 | 995 | 18.23 | 1000 | 18.42 |
| 19.0 | 990 | 16.48 | 1000 | 18.42 | 1000 | 18.42 |

**表 20　CHN 法各年龄组手腕骨发育成熟分与骨龄正常范围（女）**

| 年龄 | 3% | | 50% | | 97% | |
|---|---|---|---|---|---|---|
| | 得分 | 骨龄（岁） | 得分 | 骨龄（岁） | 得分 | 骨龄（岁） |
| 0.0 | 0 | 0.01 | 2 | 0.09 | 3 | 0.16 |
| 0.5 | 10 | 0.18 | 34 | 0.56 | 74 | 0.92 |
| 1.0 | 37 | 0.55 | 102 | 1.04 | 346 | 1.57 |
| 1.5 | 137 | 1.09 | 329 | 1.56 | 482 | 2.23 |
| 2.0 | 274 | 1.42 | 455 | 2.02 | 517 | 2.71 |
| 2.5 | 379 | 1.68 | 505 | 2.51 | 545 | 3.47 |
| 3.0 | 455 | 2.03 | 518 | 2.75 | 554 | 3.71 |
| 3.5 | 505 | 2.52 | 547 | | 588 | 4.76 |
| 4.0 | 523 | 2.83 | 558 | 3.51 | 598 | 5.00 |
| 4.5 | 535 | 3.10 | 580 | 3.83 | 627 | 5.88 |
| 5.0 | 554 | 3.67 | 594 | 4.53 | 632 | 6.08 |
| 6.0 | 573 | 4.35 | 631 | 4.89 | 673 | 7.75 |
| 7.0 | 597 | 5.01 | 657 | 6.02 | 693 | 8.51 |
| 8.0 | 640 | 6.37 | 680 | 7.03 | 743 | 9.49 |
| 9.0 | 666 | 7.49 | 714 | 8.02 | 799 | 10.26 |
| 10.0 | 690 | 8.42 | 784 | 9.02 | 898 | 11.49 |

续　表

| 年龄 | 3% | | 50% | | 97% | |
|---|---|---|---|---|---|---|
| | 得分 | 骨龄（岁） | 得分 | 骨龄（岁） | 得分 | 骨龄（岁） |
| 10.5 | 696 | 8.57 | 799 | 10.26 | 921 | 11.87 |
| 11.0 | 747 | 9.52 | 856 | 11.04 | 931 | 12.63 |
| 11.5 | 779 | 9.94 | 902 | 11.53 | 937 | 12.91 |
| 12.0 | 831 | 10.70 | 927 | 12.08 | 955 | 13.45 |
| 12.5 | 855 | 11.03 | 928 | 12.20 | 970 | 13.86 |
| 13.0 | 917 | 11.80 | 971 | 13.03 | 989 | 14.79 |
| 14.0 | 931 | 12.62 | 974 | 14.04 | 996 | 16.19 |
| 15.0 | 954 | 13.42 | 992 | 15.33 | 1000 | 17.35 |
| 16.0 | 983 | 14.38 | 996 | 16.32 | 1000 | 17.42 |
| 17.0 | 991 | 15.18 | 997 | 17.07 | 1000 | 17.42 |
| 18.0 | 955 | 15.86 | 1000 | 17.42 | 1000 | 17.44 |

## 三、CHN 法与 TW2 法和 G-P 法的比较

### 1. CHN 法与 TW2 法的比较

相同点：

a. 骨龄片拍摄体位相同；

b. 数据处理原理相同。

不同点：

a. 拍摄骨龄片的焦片距不同。TW2 法的焦片距为 76 厘米，CHN 法焦片距为 85 厘米。

b. 确定各参照骨权重的方法不同。TW2 法按照骨骼种类、数量人为平均分配各骨权重，CHN 法根据各骨各成熟指征在评价系统中的稳定性用统计学方法确定各参照骨权重。

c. 评测的骨块数量不同。TW2 法需评测 20 块骨，CHN 法去除了正常变异大（指征出现的年龄范围大）、稳定性差（指征出现后持续的时间短）的 6 块骨骼，最终评定 14 块骨。

d. 样本不同。TW2 法的定标样本是 1948-1960 年代的 2600 例英国伦敦白人儿童，CHN 法样本为 1980 年代末期中国 6 省市的大中城市中长期居住的 22160 例健康儿童。

特点：

a. 去除了 TW2 法人为平均分配参照骨权重的做法，首次用数学方法确定了各个参照骨在骨发育成熟度评价中的权重。使得各个参照骨的各个发育分期，在评测手、腕部骨骼从生命降生到发育成熟全过程中的价值得到合理体现；

b. CHN 法手腕骨发育成熟度曲线与我国儿童生长发育的客观规律更吻合，预测身高更准

确（图 8）；

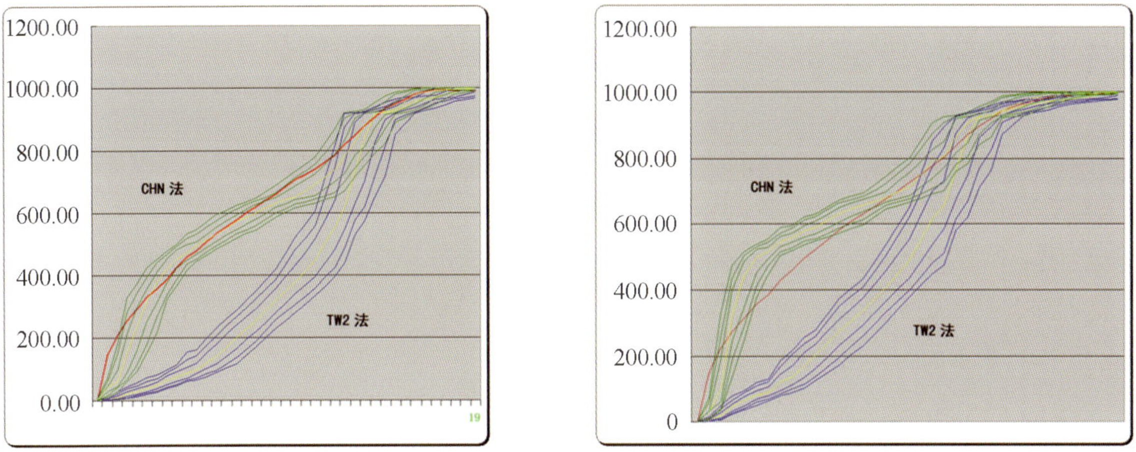


a. CHN 与 TW2 骨发育曲线和身高（男）　　b. CHN 与 TW2 骨发育曲线和身高（女）

图 8　定标样本身高曲线与两种骨发育成熟度曲线比较

c. CHN 法各骨权重与我国相关领域专家经验得到相互印证，提高了评测标准的可靠性；

d. 评测结果的一致性得到显著提高；

e. 需评定的骨骼数量从 20 块简化为 14 块，减少了 30% 的工作量，提高了评测效率。

**2. CHN 法与 G-P 法评测结果的差异**

a. 种族不同、营养水平、卫生保健水平、生活习惯不同，导致同一张片子评测的结果不同，身高发育潜力也不同；

b. 我国男童 2 岁后骨发育逐渐落后于美国男童（G-P 样本），8 ~ 11 岁达到峰值，落后约 1 岁；11 岁后我国男童相对于美国男童呈现骨龄加速状态，并在 14 岁左右超过美国男童；我国男性 18.4 岁手腕骨完全闭合，美国男性为 19 岁；

c. 我国 2 ~ 11 岁男童的骨发育成熟度与美国 2 ~ 10 岁男童相比，呈现相对迟缓；11 ~ 18.4 岁，对应美国 10 ~ 19 岁的变化，呈现相对加速，并提前闭合；

d. 我国女童 3 岁后骨发育逐渐落后于美国女童（G-P 样本），10 岁达到峰值，落后约 1 岁；10 岁后我国女童相对于美国女童呈现骨龄加速状态，并在 11.7 岁左右超过美国女童；我国女性 17.3 岁手腕骨完全闭合，美国女性为 18 岁；

e. 我国 3 ~ 11 岁女童的骨发育成熟度与美国 3 ~ 10 岁女童相比，呈现相对迟缓；11 ~ 17.3 岁，对应美国 10 ~ 18 岁的变化，呈现相对加速，并提前闭合。

## 四、CHN2 法介绍

每块骨骼的每一个成熟指征都有一个在年龄上的分布区间，但区间大小不同。每个受测人同时出现的绝大部分骨发育成熟指征通常会有年龄上的重叠（相交），这个重叠区间的中心位置就是CHN2 骨龄，这个区间的范围就是被测人最可能的年龄区间。

1. CHN2 法是依据 CHN 法样本制定的，但计算骨龄的数学方法不同。

2. 是依据各个骨发育成熟指征（发育分期）的年龄分布函数，计算出的年龄交集中的中心点。

3. 可以根据一块以上的任意多块骨骼的成熟指征计算骨龄，且参照骨越多，准确性越高。

4. 可以根据原始样本成熟指征分布情况，计算出被鉴定人（评测人）的年龄区间。

5. 具有良好的扩展性，可以方便的增加其他骨骼的成熟指征，进一步提高骨龄计算的准确性。

该算法特别适合出现骨龄片拍摄的不完整、手腕部伤残、骨化中心形态变异等无法按 CHN 法完整评测 14 块参照骨时评测骨龄，还特别适合用于刑侦、司法等骨龄鉴定和受测人年龄区间的推断。

CHN2 法包含 TW2-20 法中 20 块骨男女各 178 个成熟指征的年龄分布统计和复杂的复合分布函数计算与概率推断，无法用手工完成骨龄计算工作。“展望未来 - 中国人骨发育（骨龄）评定应用软件”的专家版和法医版内嵌了该算法。

## 五、CHN 法骨龄评测标准的适用性

CHN 法骨龄评测标准样本于 1987 年秋季至 1988 年底取自哈尔滨、石家庄、西安、重庆、长沙、福州等省会城市和部分地级市中长期居住的城市户籍健康儿童，属于当时生活条件相对优越的家庭。但包括哈尔滨、北京、兰州、济南、上海、佛山等检验样本在内，各年龄组各省市儿童骨龄第 50 百分位均有不同程度的差异，但最大差异不超过 1 岁。

标准颁布后，不断有地区性的研究成果发表，各地儿童骨发育成熟程度虽有不同程度的差异，但主要表现为欠发达地区落后于发达地区，高原地区落后于平原地区，农村落后于城市。发达地区加速趋缓，经济落后但发展迅速的地区追赶明显，农村与城市的差距明显缩小。

综合上述情况，结合我们多年的应用经验，我们认为我国大城市和发达地区儿童骨龄中位数比 CHN 样本略有提前，我国大部分中小城市与之相当，欠发达地区和高原地区仍然延迟于 CHN 样本。我国幅员辽阔，地区经济发展差异显著，膳食结构、饮食习惯各有特色，在今后相当长的时期内还难以达到相同的发育水平。因此，短时期内还不具备使用完全相同的尺度评价儿童个体的生长发育水平，还需要结合本地实际情况、患者来源地、生长环境、生活习惯甚至家庭状况等，尤其是临床表现、生理、生化、影像检查等综合手段做好个性化的筛查、诊治。然而这些现实情况并不排斥用一个相对基准，对儿童生长发育状况做出当量化的基础评测，CHN 法骨龄仍然是最适合的骨龄评测标准。

## 六、CHN 法骨龄评测应用条件

- 展望未来——中国人骨发育（骨龄）评定应用软件
- 电脑
- 彩色打印机
- 体重身高测量仪
- 培训合格的测评人员

CHN 法骨龄测评步骤：

1．依照标准规定拍摄质量符合要求的手、腕部 X 线平片。

2．按体质测量规定的方法测量并记录姓名、出生日期、测量日期、测量时间、身高、体重、父母身高等基本信息。

3．对手腕部 14 块参照骨进行成熟指征的鉴别和分期的评定。

4．将分期数输入计算机。

5．审核打印报告。

# 第三章　CHN 法骨发育成熟指征详解

# 一、准备知识

## 1. 需要评测成熟指征的参照骨

中国人手腕骨发育标准 CHN 法共 14 块参照骨：

前臂部分：桡骨远端骨骺（以下简称桡骨）。

掌骨部分：第一、三、五掌骨骨骺。

指骨部分：第一、三、五近节（排）指骨骨骺；

第三、五中节（排）指骨骨骺；

第一、三、五远节（排）指骨骨骺。

腕骨部分：头状骨、钩骨。

## 2. 解剖学、影像学名词、术语

将符合 CHN 法骨龄片拍摄规范和质量合格的骨龄片指尖向上，拇指向右（右手片需水平翻转），竖直摆放。

竖直：与地面垂直的方向。

高密度：X 线穿过吸收 X 线量多的物质在影像上呈白影，密度越高，影像越白，同一密度的，物质越厚，影像越白。

低密度：X 线穿过吸收 X 线量少的物质在影像上呈黑影，密度越低，影像越黑；同一密度的，物质越薄，影像越黑。

钙化点：骨骺骨化中心钙化初期在 X 线影像中呈现出的边缘不清晰的一个或一组高密度影。

近侧缘（下缘）：骨化中心靠近躯干一侧的边缘。按要求摆放的骨龄片近侧缘是骨化中心的下面边缘部分。

远侧缘（上缘）：骨化中心远离躯干一侧的边缘。按要求摆放的骨龄片远侧缘是骨化中心的上面边缘部分。

桡侧（外侧）：骨化中心的桡骨一侧（解剖位的外侧）。按要求摆放的骨龄片桡侧是骨化中心的右侧部分。

尺侧（内侧）：骨化中心的尺骨一侧（解剖位的内侧）。按要求摆放的骨龄片尺侧是骨化中心的左侧部分。

轴向：骨化中心长度延伸的方向（骨干长轴方向），与横向垂直。

纵径：骨化中心沿轴向的最大长度。

横向：骨化中心宽度延伸的方向（骨干短轴方向），与纵向垂直。

横径：骨化中心沿横向的最大宽度。

凹：骨化中心边缘呈现的凹陷样边缘形状。

凸：骨化中心边缘呈现的凸出样边缘形状。

掌侧面：骨体中靠近手掌的面形成的 X 线影像。

背侧面：骨体中靠近手背的面形成的 X 线影像。

质密（致密）：密度较高的部分呈现的白色影像。

等宽：指骨骺两侧最宽处均与对应的骨干骺端平齐或宽出对应的骨干骺端。

覆盖：指骨骺的一侧或两侧向骨干骺端凸起并呈锐角。

融合：骨骺的部分或全部通过骨小梁或临时钙化带与骨干骺端相接。

透光区（带）：骨与骨间的软组织形成的低密度影像区（带）。

生长板（软骨板）：骨骺与干骺端间的透光区（带）。

## 二、骨发育成熟指征详解

《中国人手腕骨发育标准 CHN 法》是国家体委课题“中国人手腕骨发育标准研究”的成果，课题设计参考了包括英国 TW2 和美国 G-P 图谱、李果珍教授的“百分计数法”等已有科研成果，最终决定将焦片距设定为 85 厘米，拍摄体位与 G-P 法、TW2 法完全相同，拍摄条件与手、腕部 X 线摄影常规一致，参照骨的选择与成熟指征定义和读片标准与 TW2-20 完全一致，在后期整理成熟指征描述时对文字进行了简化。由于当时国内对名词、术语等没有统一的规范，和更多地考虑了描述力求简练的要求，因此对于指征的描述过于简单且存在诸多不规范之处，容易引起不确切的理解和判读尺度把握上的困惑。为了大家更好的理解成熟指征、准确把握评测尺度，我们特别整理了 CHN 法骨发育成熟指征详解。希望对大家学习、理解、掌握《中国人手腕骨发育标准 CHN 法》有所帮助。

由于各个继发骨化中心的“0”期均是继发骨化中心没有出现，非常容易鉴别，因此我们省略了所有骨化中心的“0”期影像和描述。所有成熟指征均从“1”期——继发骨化中心出现钙化点开始，到达到最末一期结束（骨骺与干骺端完全融合或达到成人形态）。

每块骨每个分期的第一行分别是骨化中心名称和分期数，男童 50% 出现该分期的年龄节点，女童 50% 出现该分期的年龄节点。图谱最左侧的是线条示意图，用箭头指出了骨块的位置或需要重点观察的部位。紧随图谱后面的第一行黑体字是公开颁布的《中国人手腕骨发育标准 CHN 法》骨发育分期成熟指征描述的原文，随后的楷体字部分是我们添加的注释和需要特别注意的提示。

## 1. 桡骨骺

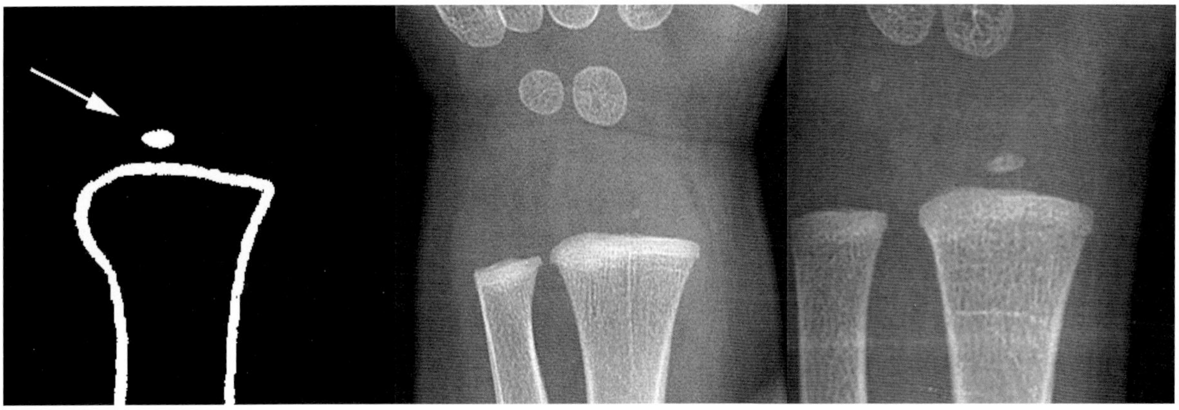

桡骨骺 1（成熟分 男：17，女：17）
男：1.57 岁　　女：0.80 岁

**骨化中心为一可见钙化点。**

骨骺骨化中心为一可见钙化点，或边缘不清晰的高密度区域。

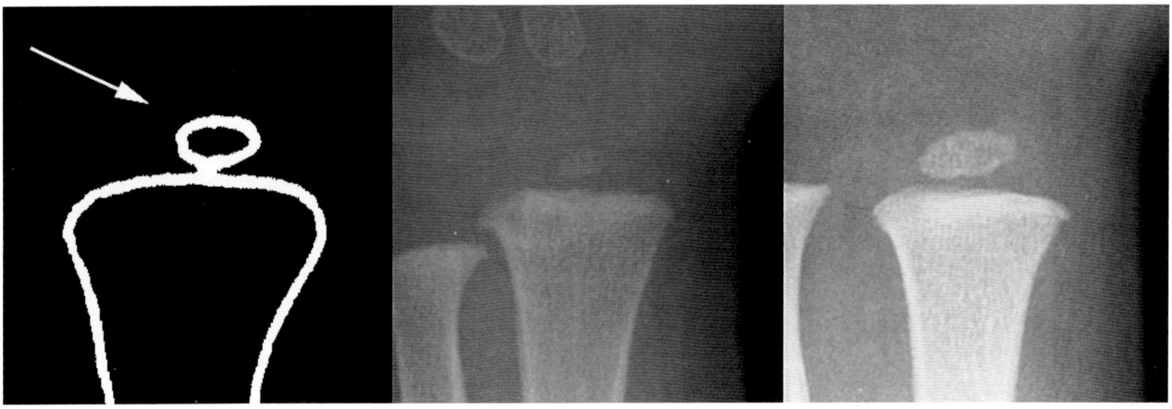

桡骨骺 2（成熟分 男：30，女：30）
男：1.66 岁　　女：1.21 岁

**骨化中心清晰，有平滑连续的缘。**

骨骺骨化中心外缘轮廓清晰且连续（可勾画出轮廓线）。

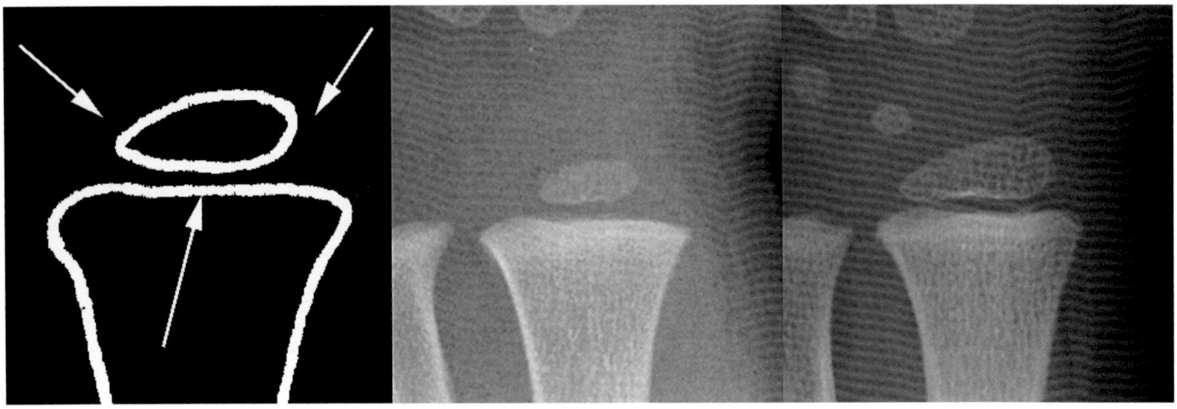

桡骨骺 3（成熟分 男：39，女：42）
男：2.66 岁　　女：1.82 岁

**呈楔形，桡侧厚而圆，尺侧端薄而尖。**

骨骺最大横径为干骺端最大宽度的一半或一半以上。

桡侧端厚而圆，尺侧端圆锥形。

近侧中间的 1/3 变平，且与干骺端的间隙变窄。

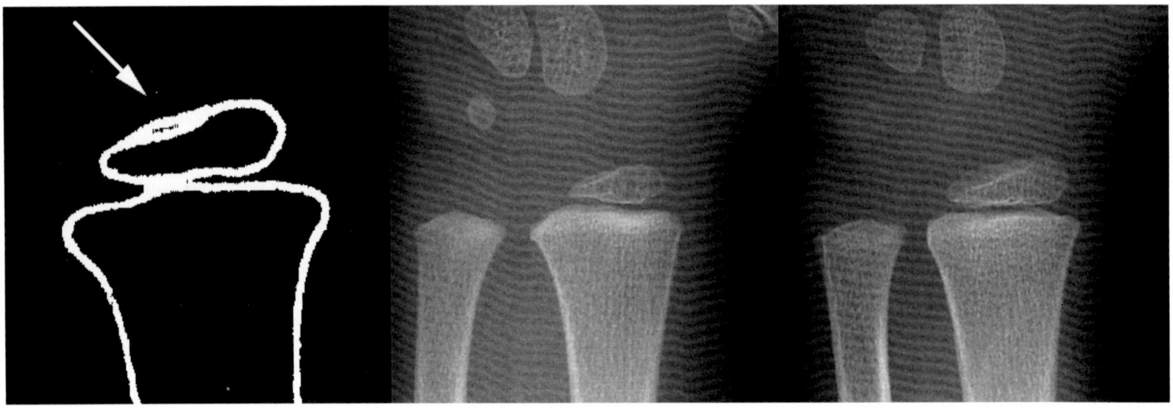

桡骨骺 4（成熟分 男：49，女：49）
男：4.28 岁　　女：3.79 岁

**远侧缘可区分掌侧面和背侧面。**

远侧缘内出现致密白线。即桡骨骺的腕关节面开始骨化，较薄的背侧部分已经扩展到了比掌侧更远的区域，形成了较低密度的远侧缘，较厚的掌侧面表现为致密的白线。

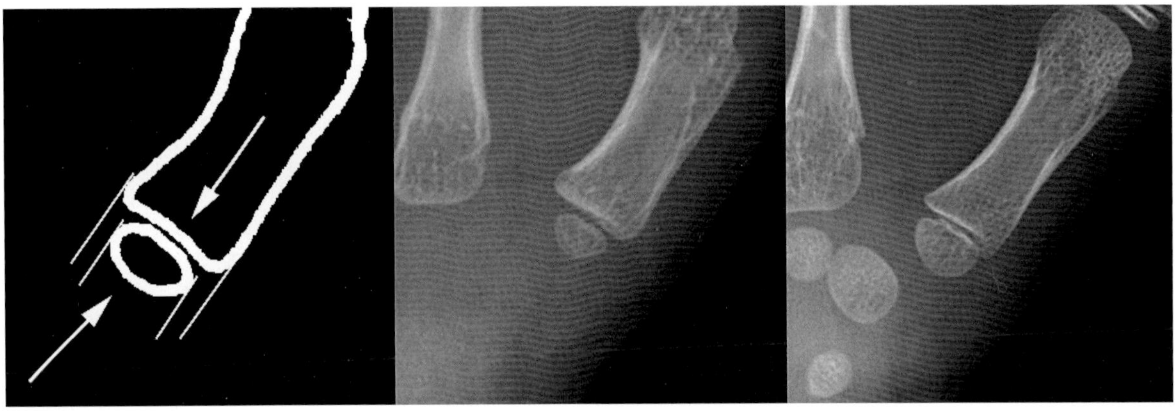

第一掌骨骺 3（成熟分 男：11，女：27）
男：4.94 岁　　女：3.08 岁

**横径为第一掌骨干骺端宽的一半或一半以上。**

骨骺最大横径为干骺端最大宽度的一半或一半以上（此等级远侧缘变平，近侧缘较远侧缘凸，干骺端底部中央凹）。

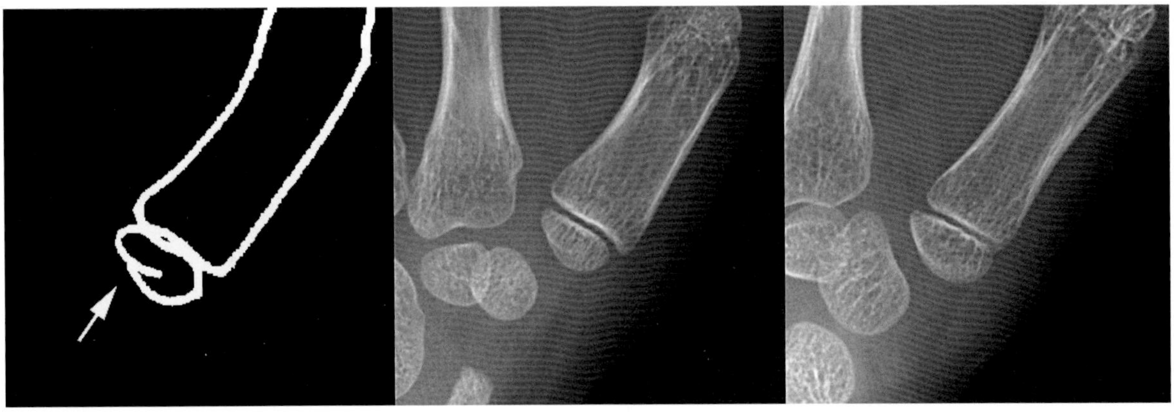

第一掌骨骺 4（成熟分 男：14，女：31）
男：8.62 岁　　女：6.72 岁

**大多角骨缘致密或凹陷。**

骨骺的大多角骨缘致密或近侧缘凹（骨骺开始出现掌侧面和背侧面，虽然还不明显）。或骨骺与干骺端同宽（骨骺为薄片状且近侧缘没有出现凹或致密）。

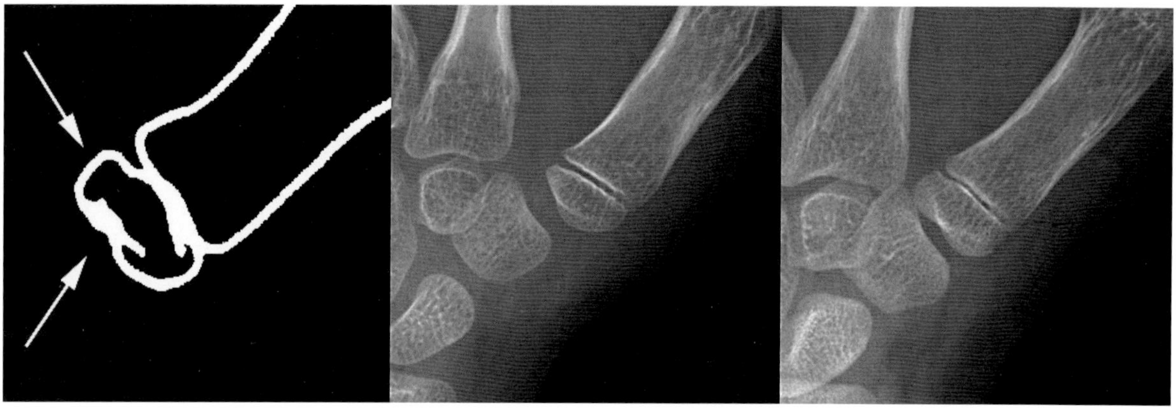

第一掌骨骺 5（成熟分 男：15，女：35）
男：11.4 岁　　女：9.52 岁

**大多角骨面形成马鞍形或与干骺端等宽。**

骨骺近侧缘的掌侧和背侧面明显，背侧面与掌侧面形成的鞍形面和大多角骨的第一掌骨缘形状对应一致（到本级末，内侧缘由圆形明显变平）；或骨骺与干骺端等宽且近侧缘凹、致密。

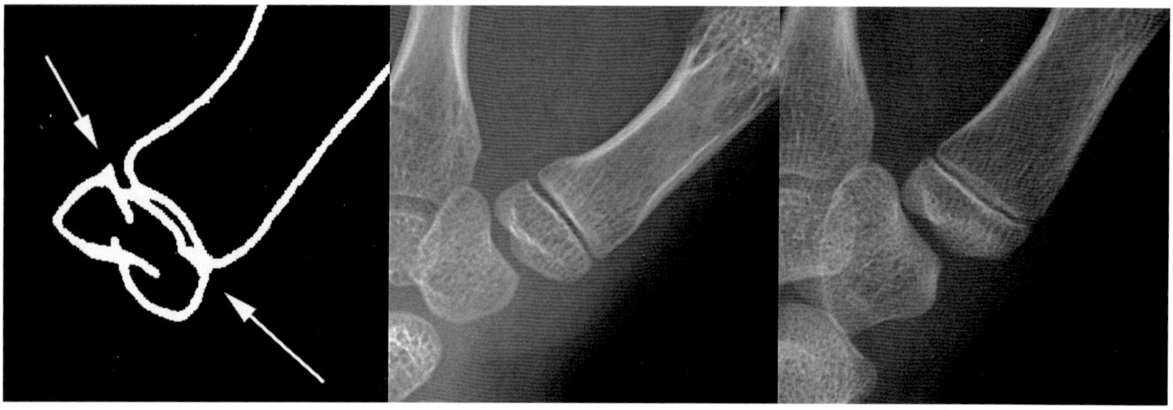

第一掌骨骺 6（成熟分 男：18，女：41）
男：13.06 岁　　女：11.11 岁

**一侧或两侧覆盖骨干。**

骨骺远侧缘的一侧或两侧覆盖干骺端（评片时将第一掌骨旋转至垂直方向，有助于提高准确性），注意区分是重叠（可分别勾络出干骺端和骨骺的轮廓）还是融合。

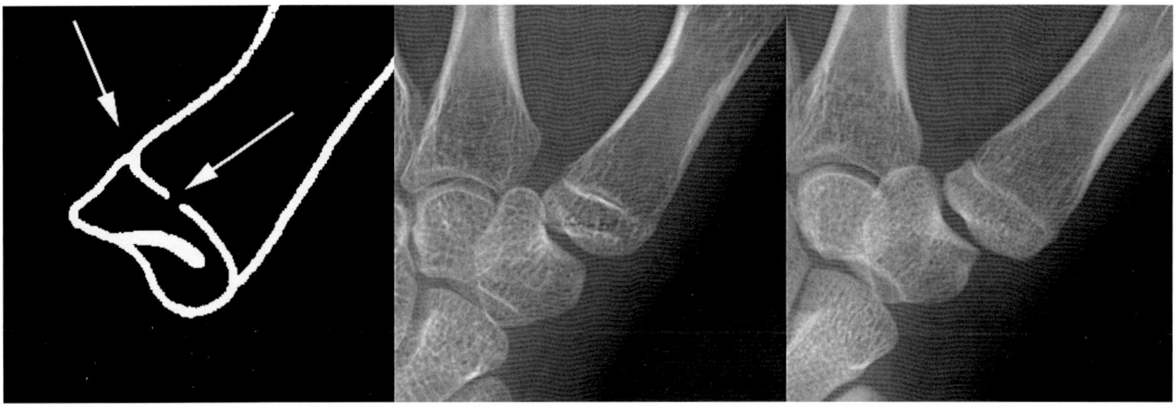

第一掌骨骺 7（成熟分 男：19，女：43）
男：14.55 岁　　女：12.82 岁

**干骺开始融合。**

骨骺和干骺端间隙很小呈线形，其中部分为残留的骺软骨的暗线，部分为融合过程中形成的致密的白线。注意区分外侧是融合还是重叠。

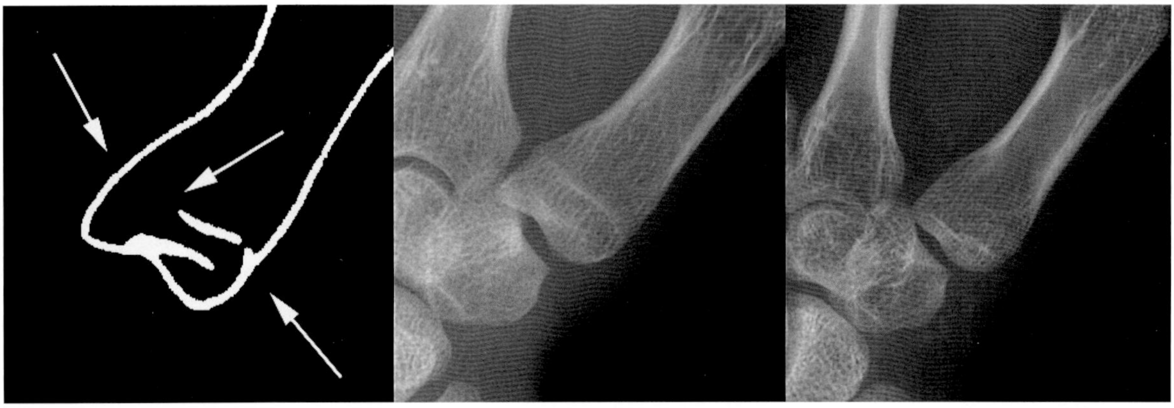

第一掌骨骺 8（成熟分 男：21，女：46）
男：16.03 岁　　女：14.68 岁

**干骺完全融合。**

骨骺和干骺端之间已经看不到透光区，融合线消失，或仍可见一些残留的致密白线（该致密线可终生存在）。

## 3. 第三掌骨骺

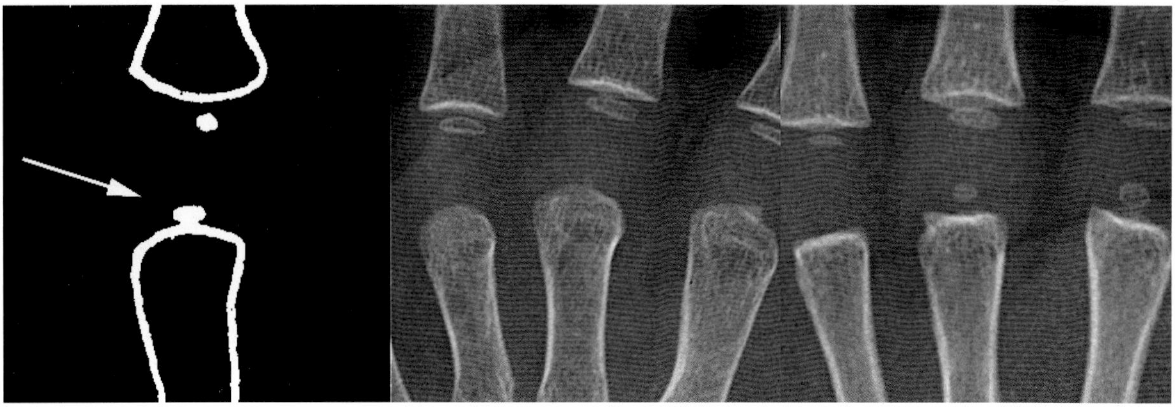

第三掌骨骺 1（成熟分 男：20，女：22）
男：1.73 岁　　女：1.18 岁

**骨化中心为一可见钙化点。**

骨骺骨化中心为一可见钙化点，或边缘不清晰的高密度区域，极少见多个。

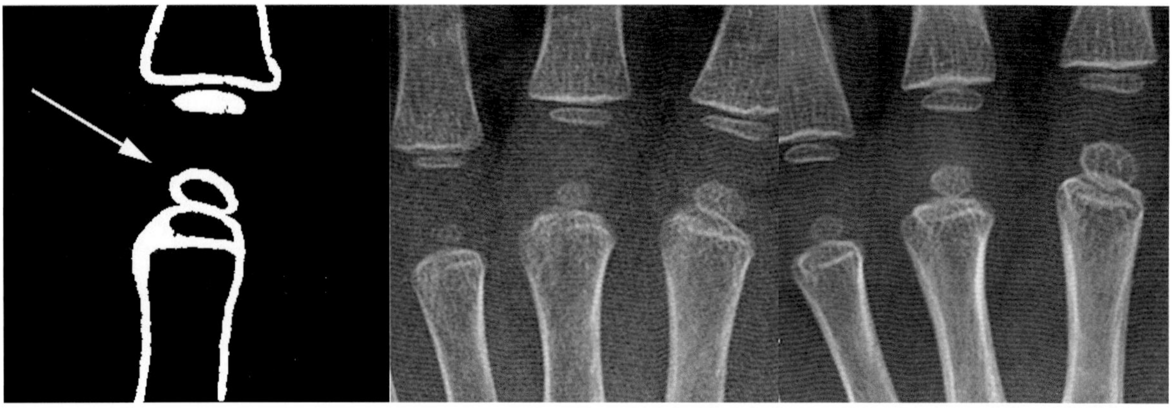

第三掌骨骺 2（成熟分 男：27，女：30）
男：2.34 岁　　女：1.60 岁

**骨化中心清晰，有平滑连续的缘。**

骨骺骨化中心外缘轮廓清晰且连续（可勾画出轮廓线）。

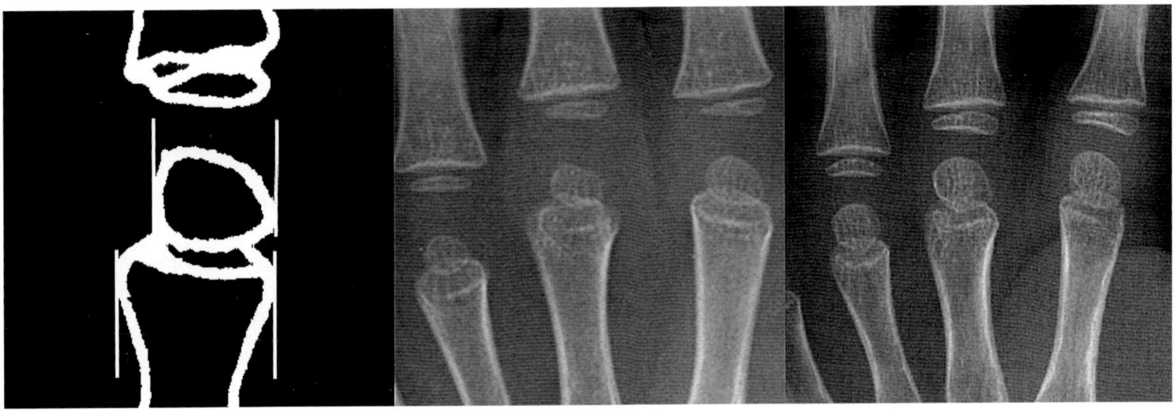

第三掌骨骺 3（成熟分 男：39，女：42）
男：3.13 岁　　女：2.14 岁

**横径为干骺端宽的一半或一半以上。**

骨骺最大横径为干骺端远端宽度的一半或一半以上。骨骺近侧缘近似圆形或骨骺整体为扇形。

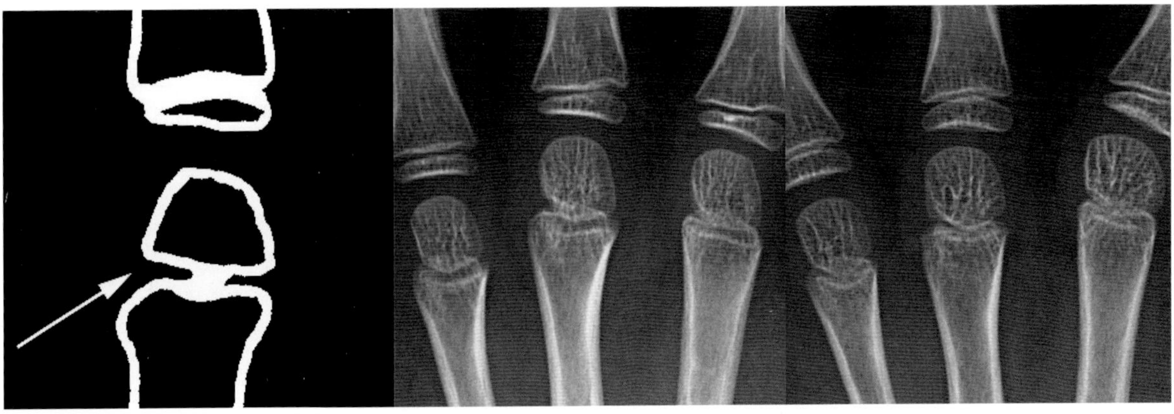

第三掌骨骺 4（成熟分 男：49，女：51）
男：6.81 岁　　女：5.61 岁

**为指甲形或铲形。**

骨骺近侧缘变平，形状由扇形或椭圆形、圆形变为指甲形或铲形。

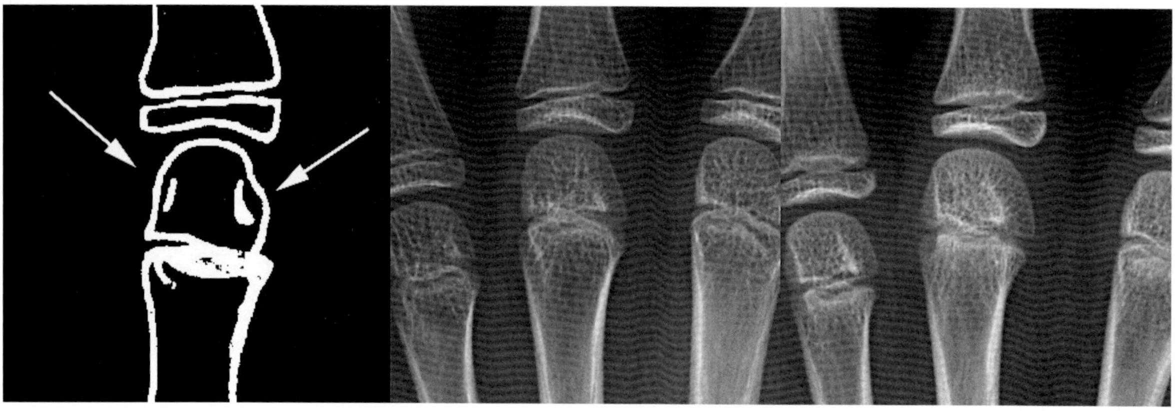

第三掌骨骺 5（成熟分 男：60，女：60）
男：11.32 岁　　女：9.43 岁

**一侧或两侧出现纵向致密白线。**

骨骺掌侧面更宽大且密度稍低、致密白线是背侧高密度的嵴，骨骺最大宽度仍然达不到干骺端的最大宽度（尤其是尺侧）。致密线明显比骨小梁更宽，密度也显著大于骨小梁。

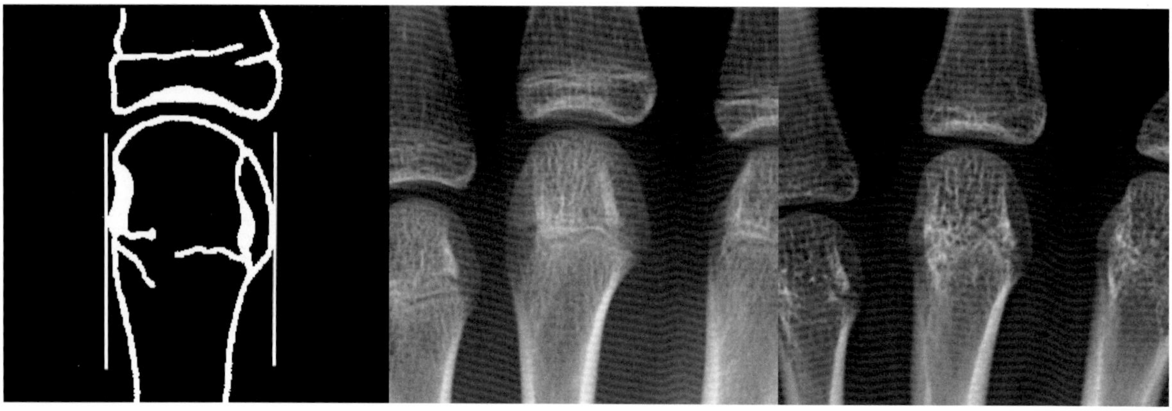

第三掌骨骺 6（成熟分 男：71，女：71）
男：13.37 岁　　女：11.50 岁

**与干骺端等宽。**

骨骺两侧最宽处均与干骺端最宽处平齐或宽出干骺端最宽处。

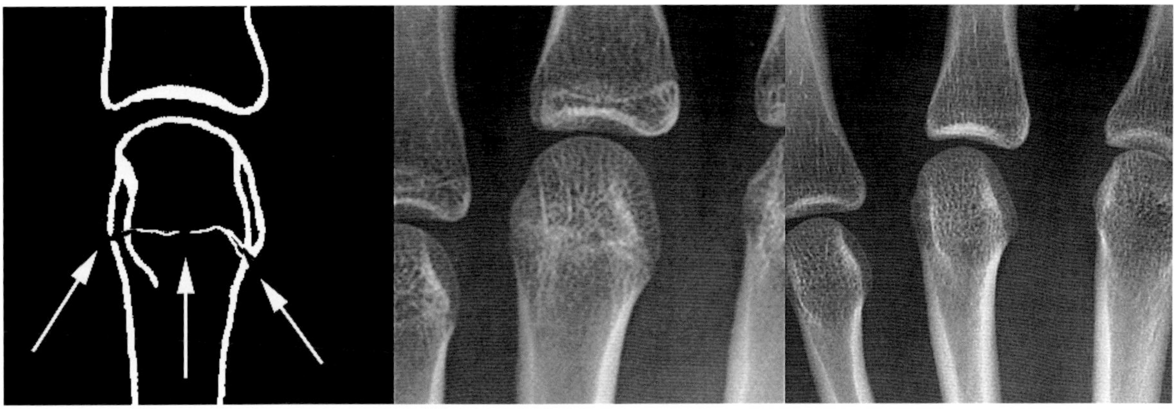

第三掌骨骺 7（成熟分 男：74，女：74）
男：15.08 岁　　女：13.57 岁

**干骺开始融合。**

骨骺与干骺端间的软骨暗线累计已不足干骺端宽的 3/4，但没有完全消失。

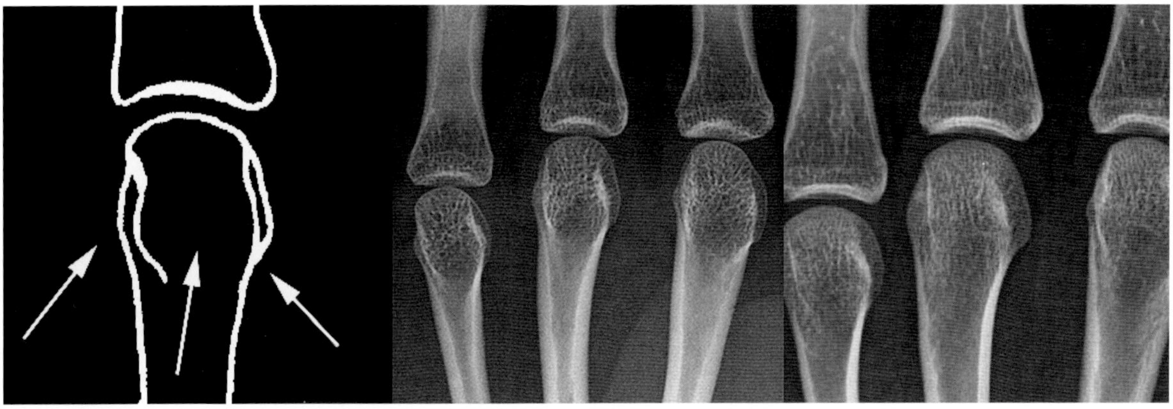

第三掌骨骺 8（成熟分 男：79，女：78）
男：16.36 岁　　女：14.92 岁

**干骺完全融合。**

骨骺与干骺端间的融合线消失，或仍可见一些致密白线。

## 4. 第五掌骨骺

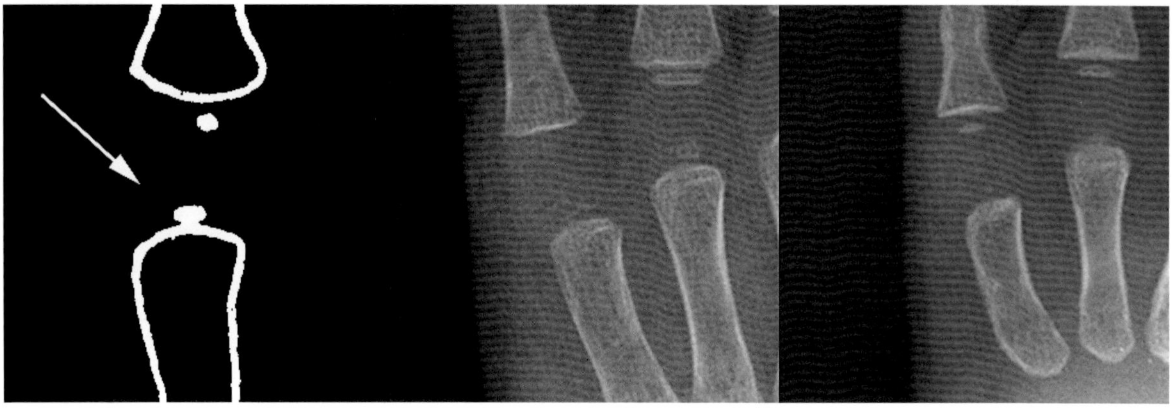

第五掌骨骺 1（成熟分 男：15，女：22）
男：2.23 岁　　女：1.43 岁

**骨化中心为一可见钙化点。**

骨骺骨化中心为一可见钙化点，或边缘不清晰的高密度区域，极少见多个。

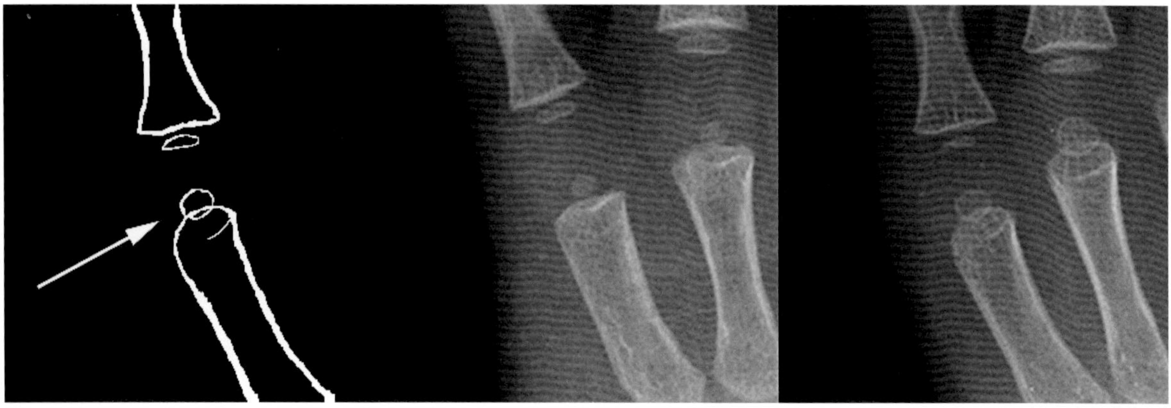

第五掌骨骺 2（成熟分 男：19，女：28）
男：2.97 岁　　女：1.83 岁

**骨化中心清晰，有平滑连续的缘。**

骨骺骨化中心外缘轮廓清晰且连续（可勾画出轮廓线）。

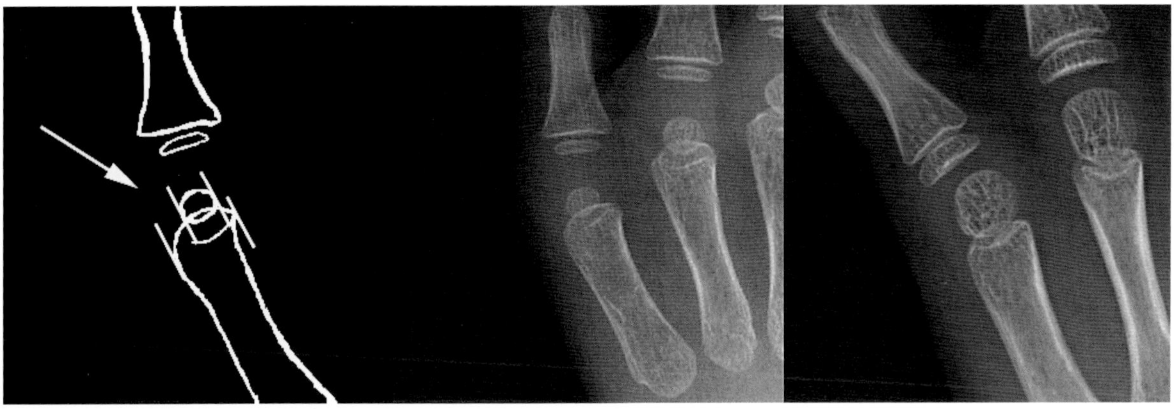

第五掌骨骺 3（成熟分 男：24，女：35）
男：3.55 岁 女：2.33 岁

**横径为干骺端宽的一半或一半以上。**

骨骺最大横径为干骺端最大宽度的一半或一半以上。骨骺近侧缘近似圆形或骨骺整体为扇形。

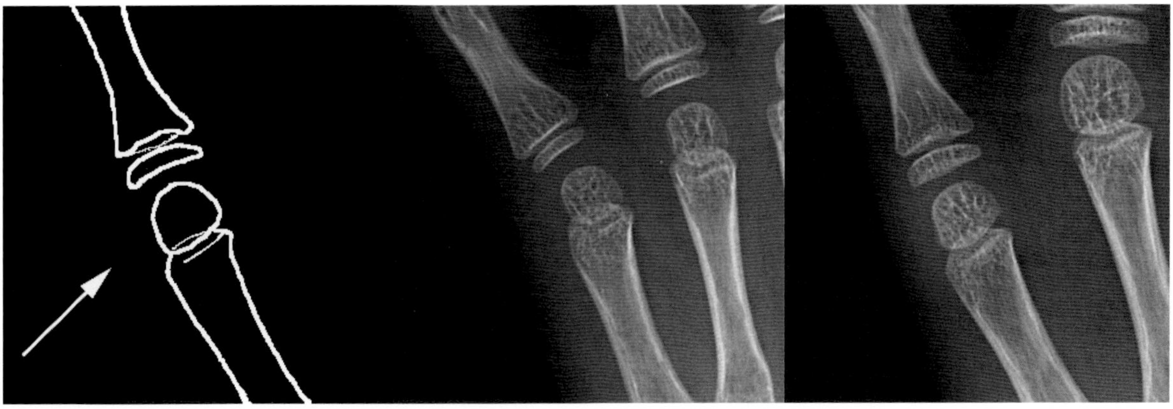

第五掌骨骺 4（成熟分 男：31，女：43）
男：8.08 岁 女：6.74 岁

**为指甲形或铲形。**

骨骺近侧缘变平，形状由扇形或椭圆形、圆形变为指甲形或铲形。

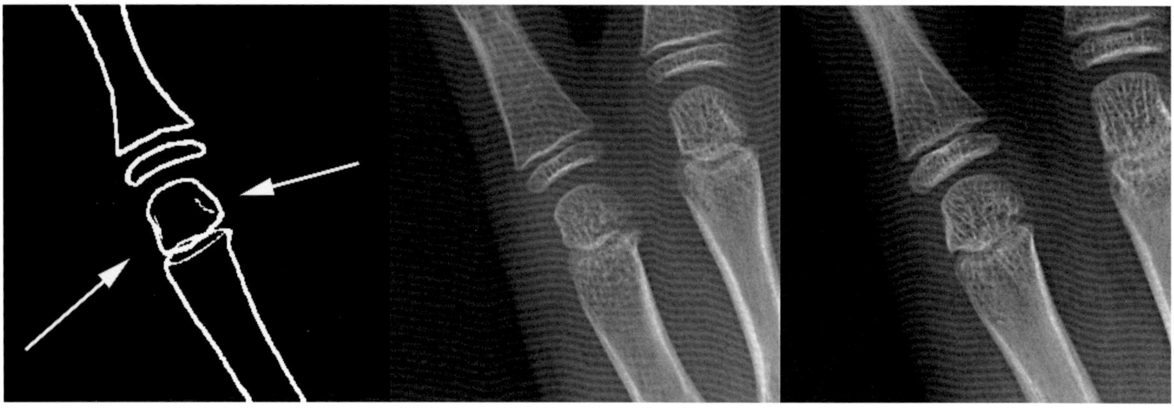

第五掌骨骺 5（成熟分 男：38，女：52）
男：12.29 岁　　女：10.40 岁

**一侧或两侧出现纵向致密白线。**

骨骺掌侧面更宽大且密度稍低、致密白线是背侧高密度的嵴，骨骺最大宽度仍然达不到干骺端的最大宽度。致密线明显比骨小梁更宽，密度也显著大于骨小梁。尺侧致密线通常先出现在边缘，呈凹形。

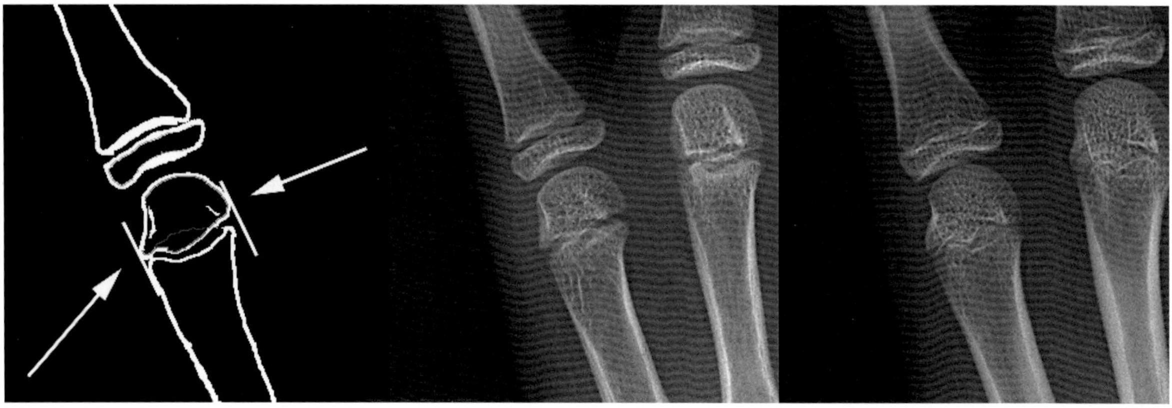

第五掌骨骺 6（成熟分 男：42，女：58）
男：13.53 岁　　女：11.77 岁

**与干骺端等宽。**

骨骺两侧最宽处均与干骺端最宽处平齐或宽出干骺端最宽处。

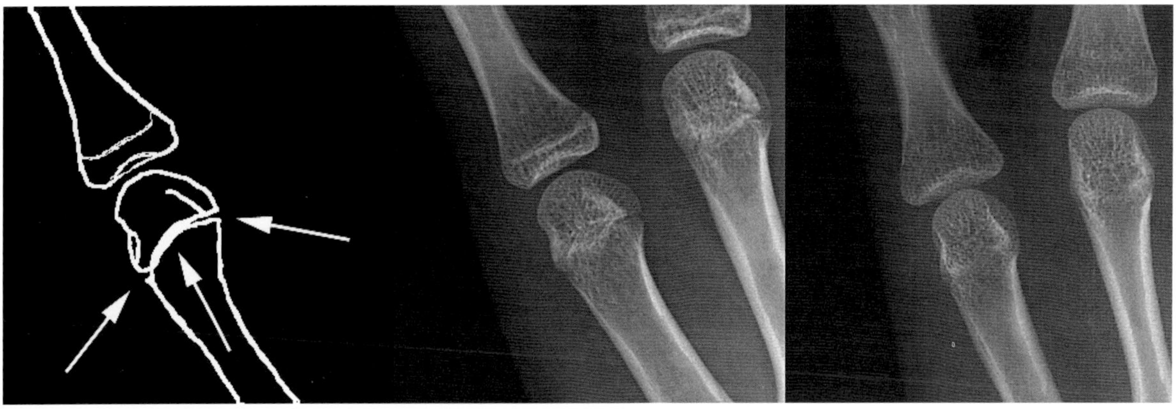

第五掌骨骺 7（成熟分 男：45，女：61）
男：15.37 岁　　女：14.03 岁

**干骺开始融合。**

骨骺与干骺端间的软骨暗线累计已不足干骺端宽的 3/4，但没有完全消失。

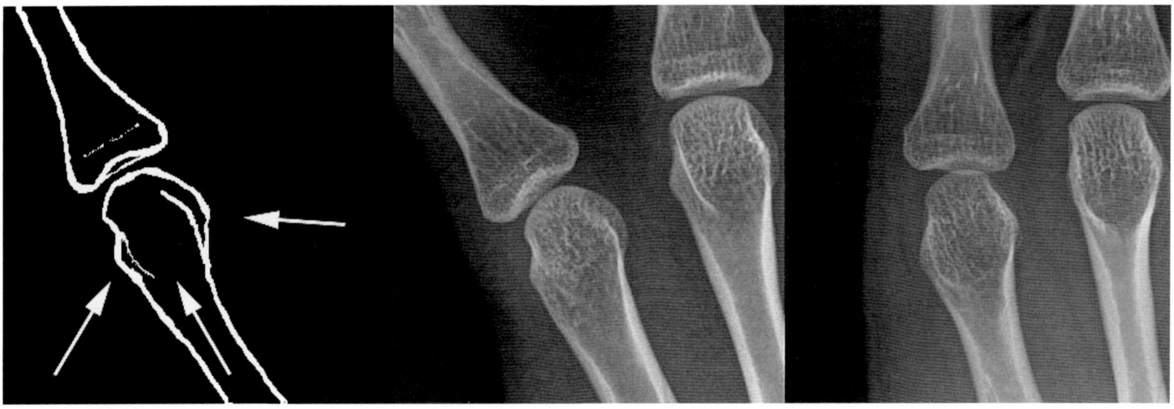

第五掌骨骺 8（成熟分 男：47，女：63）
男：16.65 岁　　女：15.75 岁

**干骺完全融合。**

骨骺与干骺端间的融合线消失，或仍可见一些致密白线。

## 5. 第一近节指骨骺

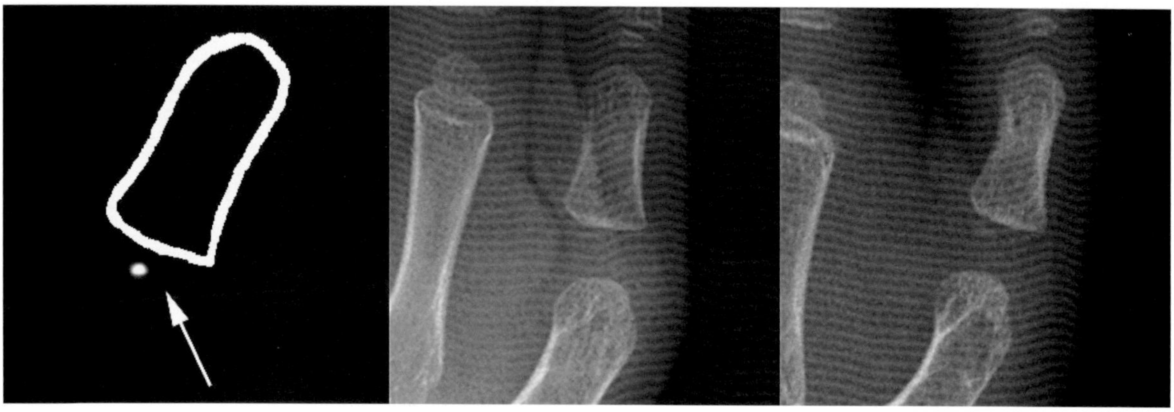

第一近节指骨骺 1（成熟分 男：9，女：15）
男：2.85 岁　　女：1.68 岁

**骨化中心为一可见钙化点。**

骨骺骨化中心为一可见钙化点，或边缘不清晰的高密度区域，极少见多个。

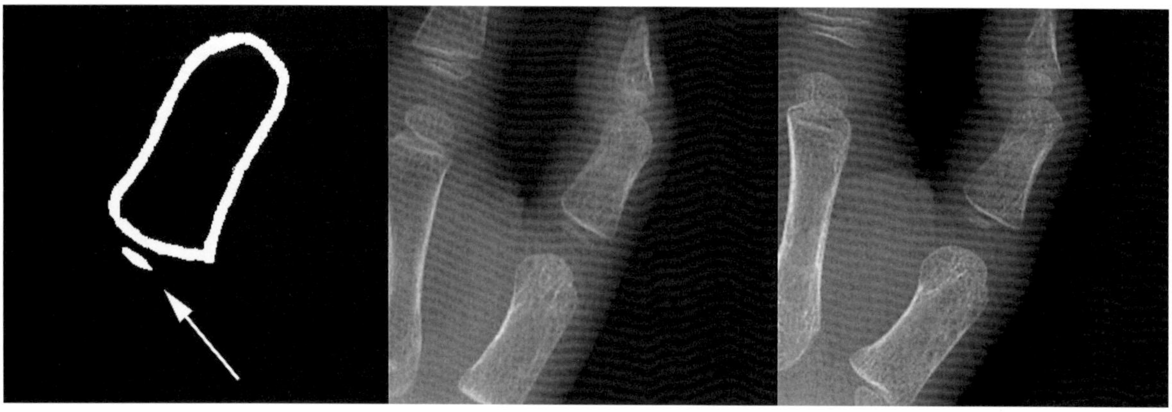

第一近节指骨骺 2（成熟分 男：10，女：18）
男：3.61 岁　　女：2.04 岁

**骨化中心清晰，有平滑连续的缘。**

骨骺骨化中心呈圆盘状，外缘轮廓清晰且连续（可勾画出轮廓线）。

如出现多个骨骺骨化中心，它们最大横径的和应超过干骺端最大宽度的一半。

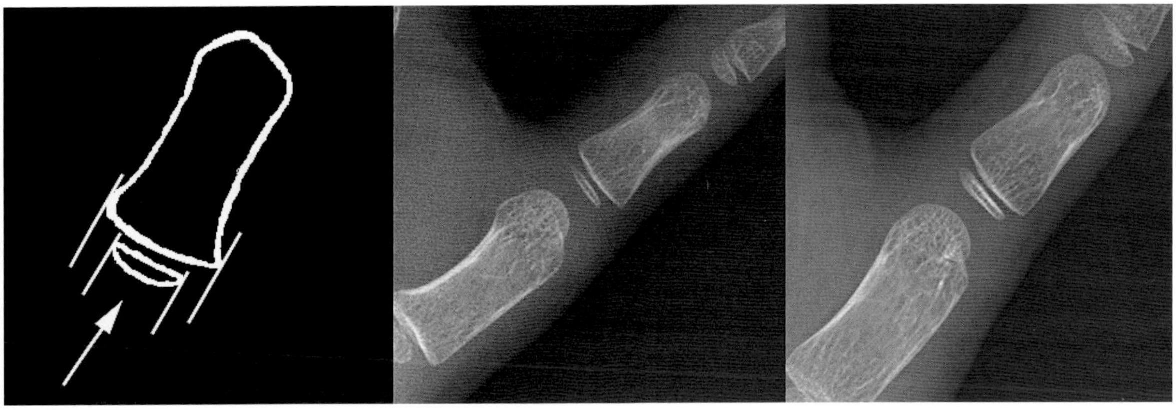

第一近节指骨骺 3（成熟分 男：11，女：21）
男：4.08 岁　　女：2.39 岁

**横径为干骺端宽的一半。**

骨骺最大横径为干骺端最大宽度的一半或一半以上。

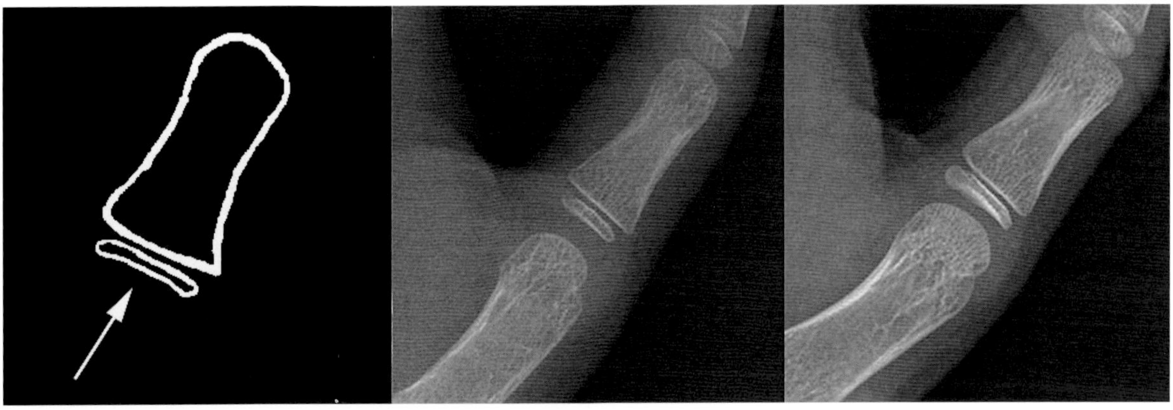

第一近节指骨骺 4（成熟分 男：14，女：26）
男：6.81 岁　　女：5.28 岁

**尺侧厚于桡侧，呈楔形，近侧缘凹，通常致密。**

近侧缘凹，通常致密，或成楔形。即骺软骨与第一掌骨远端对应的关节曲面开始骨化。

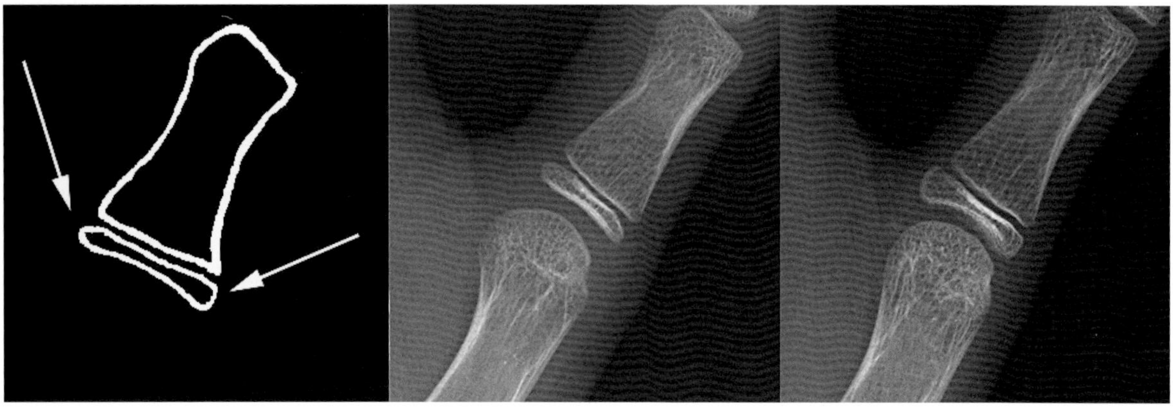

第一近节指骨骺 5（成熟分 男：17，女：31）
男：11.73 岁　　女：9.73 岁

**宽于干骺端。**

骨骺明显宽于干骺端，骺的内侧边缘与干骺端内侧边缘走向趋于一致。

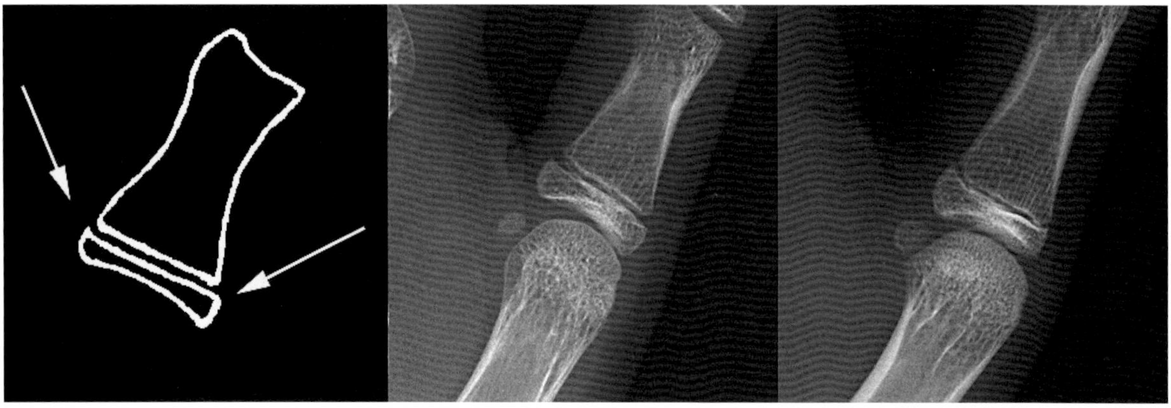

第一近节指骨骺 6（成熟分 男：20，女：36）
男：13.34 岁　　女：11.39 岁

**一侧或两侧覆盖骨干。**

骨骺远侧缘的一侧或两侧呈锐角，且向干骺端包绕的部分越过骨骺远侧中央的切线位；通常内侧缘早于外侧缘，或内侧缘比外侧缘明显。

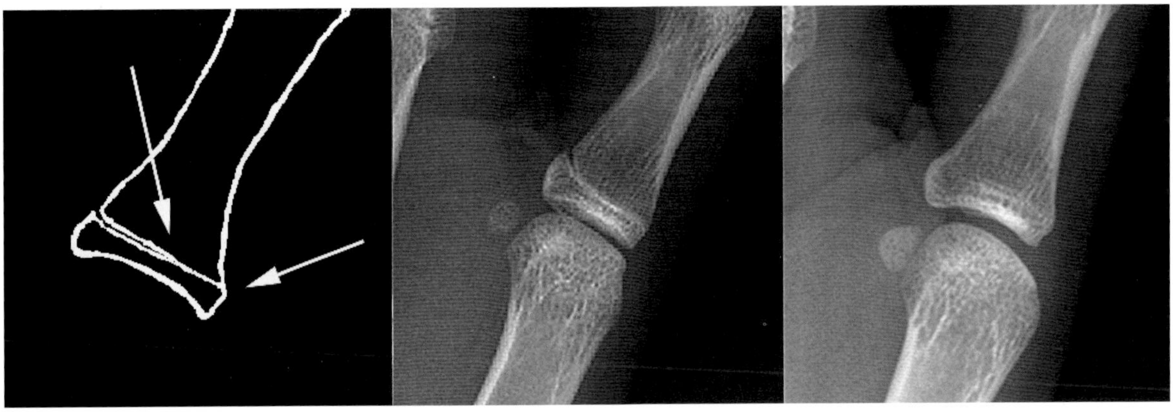

第一近节指骨骺 7（成熟分 男：21，女：38）
男：15.26 岁　　女：13.40 岁

**干骺开始融合。**

骨骺与干骺端之间的透亮区不再连续贯穿（需要排除骨骺和干骺端重叠的情况），其间有骨小梁穿过或部分为高密度的临时钙化带。

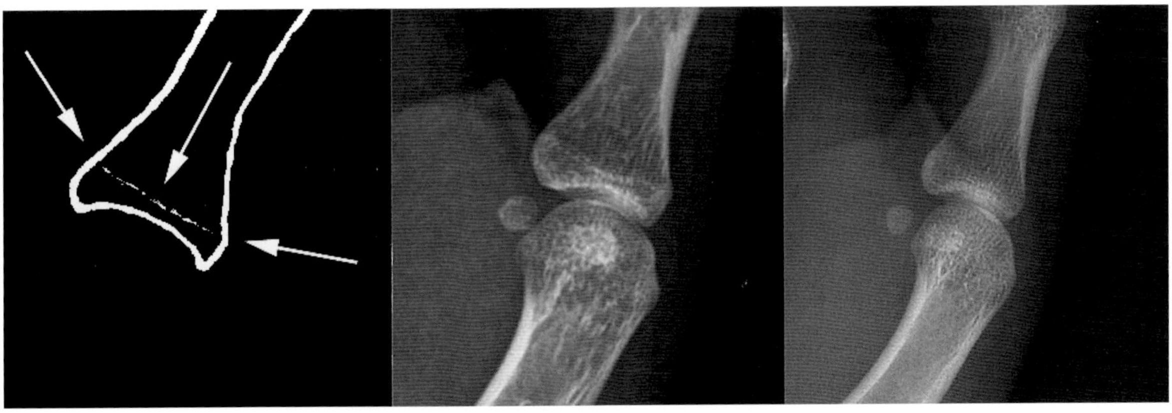

第一近节指骨骺 8（成熟分 男：22，女：40）
男：16.17 岁　　女：14.63 岁

**干骺完全融合。**

骨骺与干骺骺端间的透亮区已经消失，且骨骺与干骺端融合处的内外侧均不再有切口样的透光区。

## 6. 第三近节指骨骺

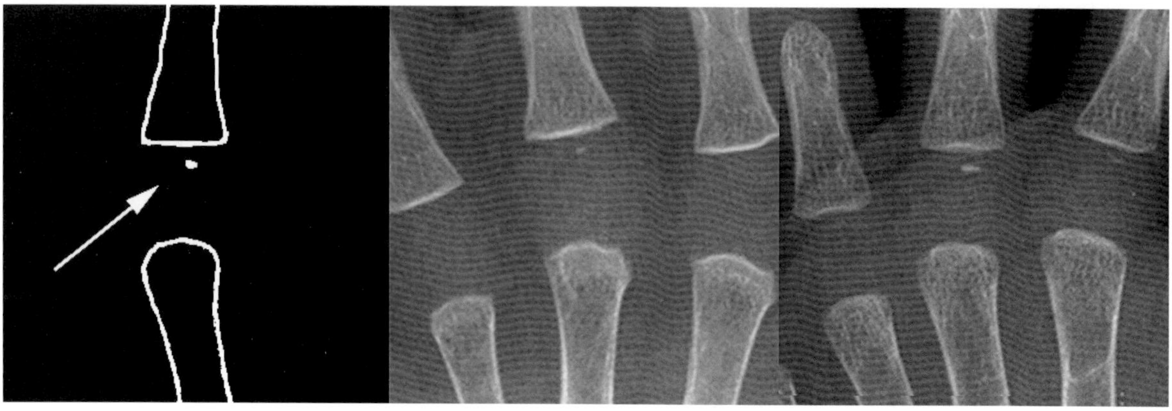

第三近节指骨骺 1（成熟分 男：17，女：11）
男：1.17 岁　　女：0.85 岁

**骨化中心为一可见钙化点。**

骨骺骨化中心为一可见钙化点，或边缘不清晰的高密度区域，极少见多个。

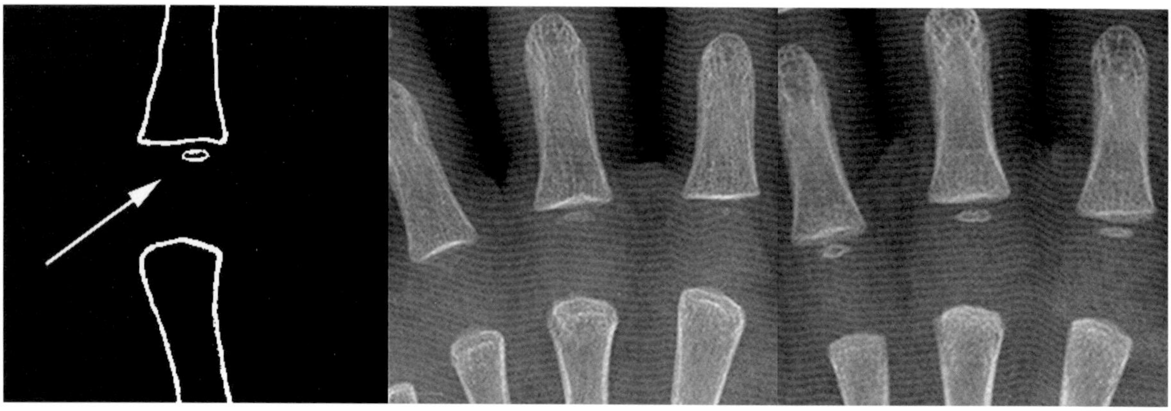

第三近节指骨骺 2（成熟分 男：24，女：20）
男：1.51 岁　　女：1.04 岁

**骨化中心清晰，有平滑连续的缘。**

骨骺骨化中心呈圆盘状，外缘轮廓清晰且连续（可勾画出轮廓线）。

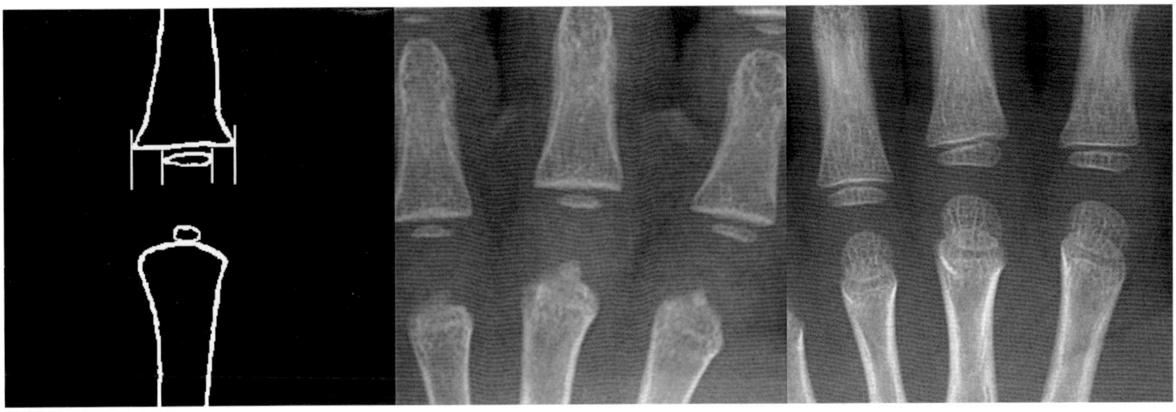

第三近节指骨骺 3（成熟分 男：47，女：44）
男：4.08 岁　　女：2.39 岁

**横径为干骺端宽的一半或一半以上。**

骨骺最大横径为干骺端最大宽度的一半或一半以上。

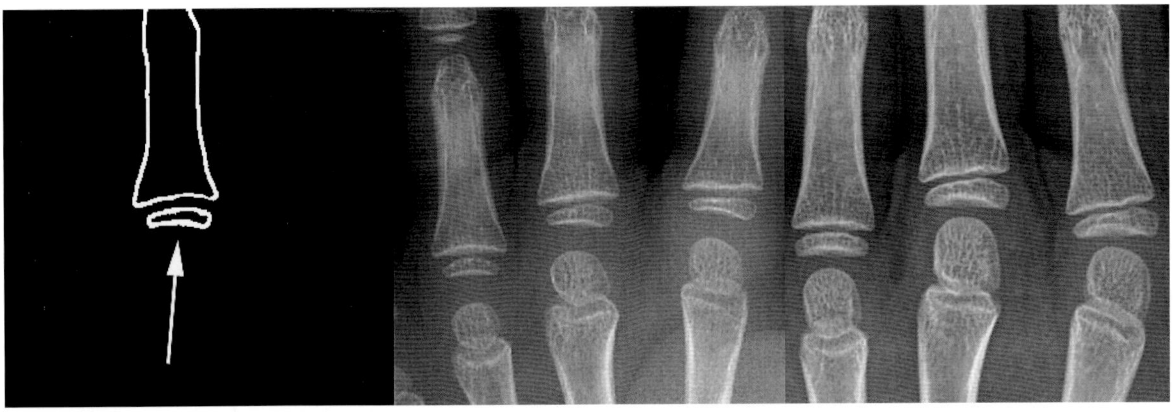

第三近节指骨骺 4（成熟分 男：69，女：59）
男：5.55 岁　　女：4.28 岁

**近侧缘凹，致密。**

骨骺近侧缘凹，明显致密。即骺软骨与掌骨远端对应的关节曲面开始骨化。

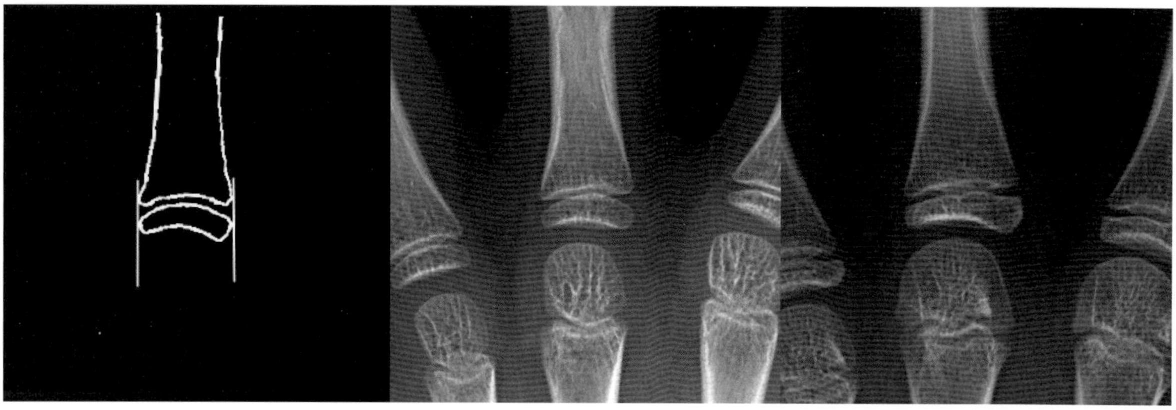

第三近节指骨骺 5（成熟分 男：88，女：73）
男：11.72 岁　　女：9.73 岁

**与干骺端等宽。**

骨骺的两侧均与干骺端平齐或宽出干骺端，虽然骨骺两侧边缘还未覆盖干骺端，但骨骺的一侧或两侧边缘与干骺端边缘在形状上密切相符。

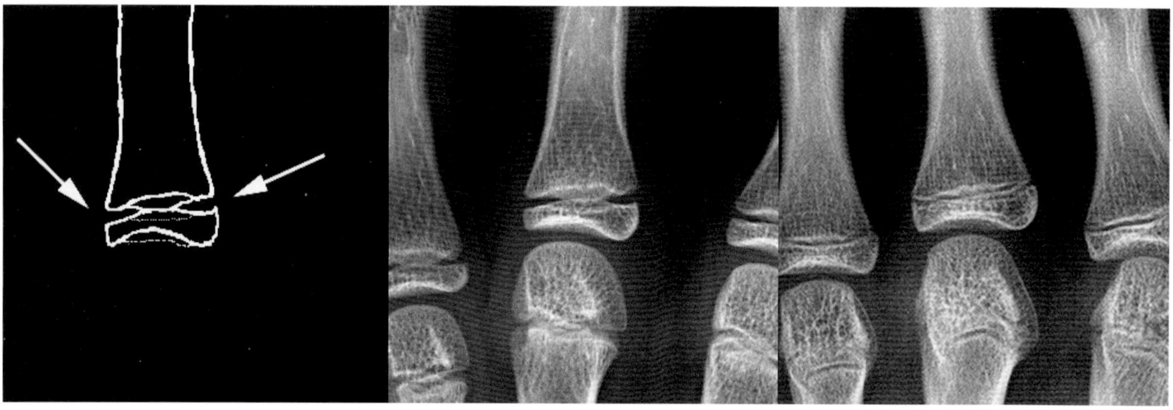

第三近节指骨骺 6（成熟分 男：102，女：84）
男：13.31 岁　　女：11.30 岁

**一侧或两侧覆盖骨干。**

骨骺一侧或两侧呈锐角，且向干骺端包绕的部分越过骨骺远侧中央的切线位。

注意：①可通过骨骺与干骺端重叠情况判断射线是否垂直于第三掌、指骨间隙；②当投照中心偏向指尖或腕部时，骺的中间部分投影拉长，中间凸起，部分与干骺端重叠，此时骨骺两侧向干骺端的覆盖可相对不显著。

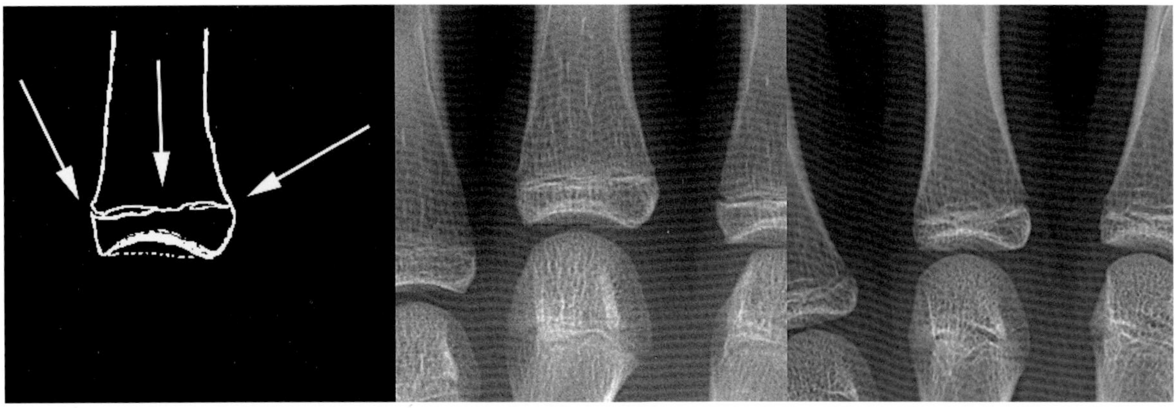

第三近节指骨骺 7（成熟分 男：106，女：88）
男：15.1 岁　　女：13.25 岁

**干骺开始融合。**

可见一条线横越骨骺与干骺端之间，其中部分为透光区（暗线），部分为融合处的临时钙化带形成的致密白线。

注意：骺的掌侧或背侧覆盖干骺端部分可与干骺端部分重叠，如能在相对应部分分别勾画出骺与干骺端的轮廓，多为骺与干骺端的重叠，否则，视为开始融合。

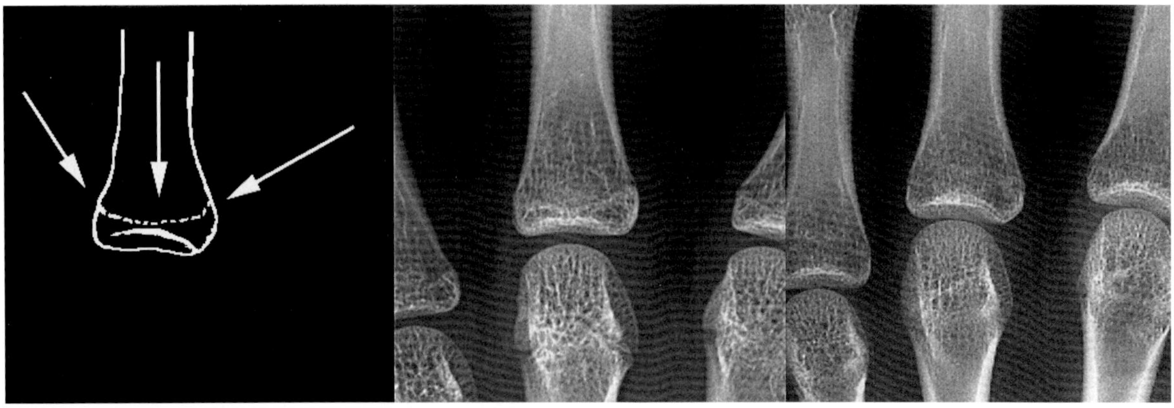

第三近节指骨骺 8（成熟分 男：113，女：93）
男：15.96 岁　　女：14.33 岁

**干骺完全融合。**

骨骺与干骺端间的融合线消失，或仍可见一些残留的不连续的致密白线（骨骺与干骺端间的透光区完全消失，两侧也不再有切口样或线状的透光区）。

## 7. 第五近节指骨骺

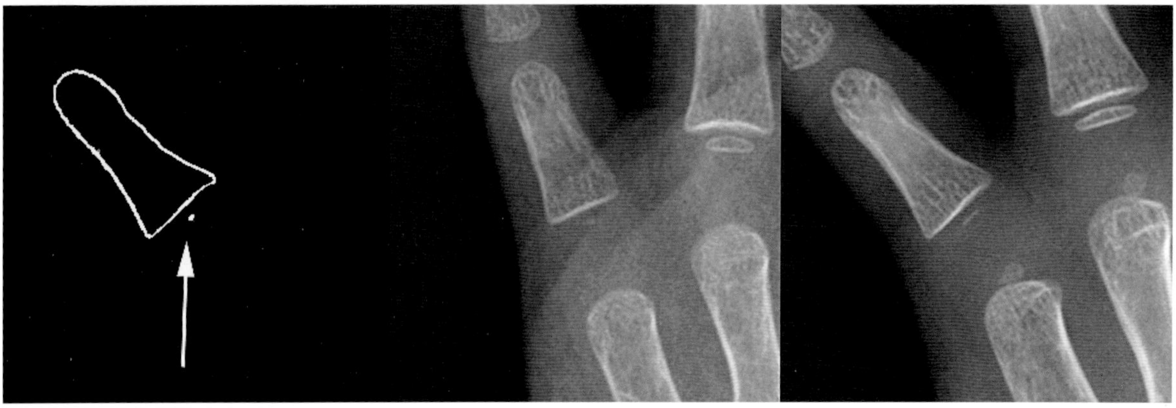

第五近节指骨骺 1（成熟分 男：19，女：21）
男：1.85 岁　　女：1.18 岁

**骨化中心为一可见钙化点。**

骨骺骨化中心为一可见钙化点，或边缘不清晰的高密度区域，极少见多个。

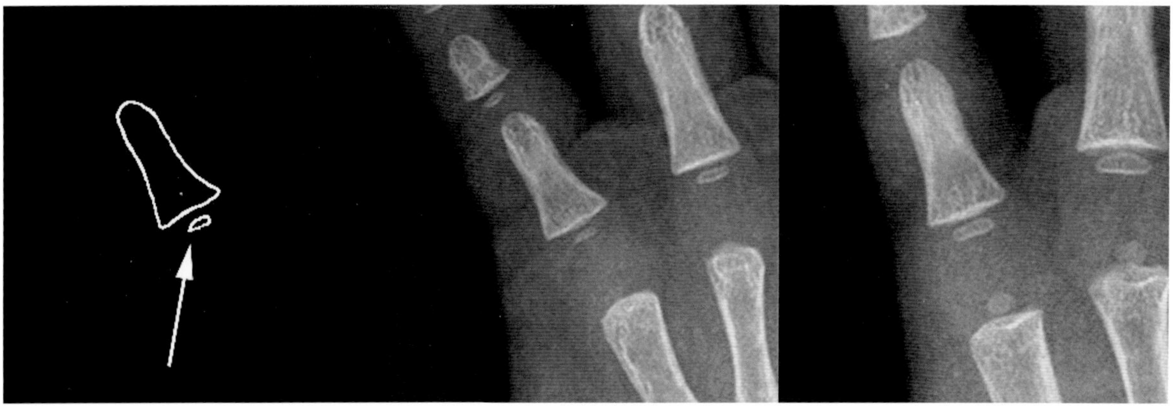

第五近节指骨骺 2（成熟分 男：24，女：29）
男：2.23 岁　　女：1.56 岁

**骨化中心清晰，有平滑连续的缘。**

骨骺骨化中心呈圆盘状，外缘轮廓清晰且连续（可勾画出轮廓线）。

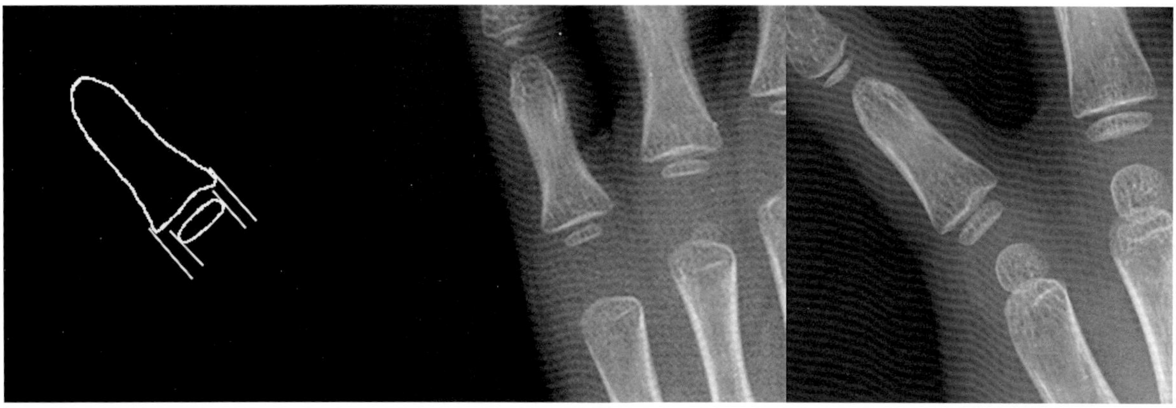

第五近节指骨骺 3（成熟分 男：34，女：43）
男：3.02 岁　　女：1.91 岁

**横径为干骺端宽的一半或一半以上。**

骨骺最大横径为干骺端最大宽度的一半或一半以上。

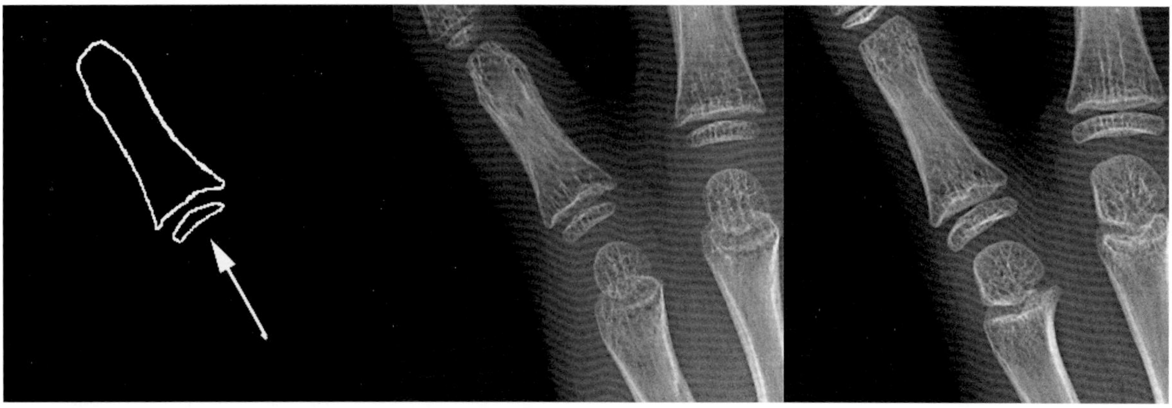

第五近节指骨骺 4（成熟分 男：45，女：53）
男：6.66 岁　　女：5.26 岁

**近侧缘凹，致密。**

骨骺近侧缘凹，明显致密。即骺软骨与掌骨远端对应的关节曲面开始骨化。

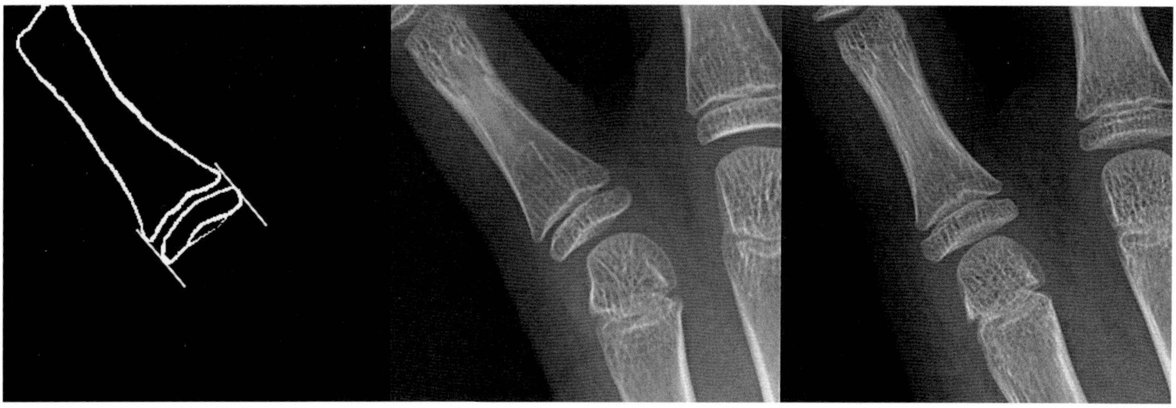

第五近节指骨骺 5（成熟分 男：57，女：65）
男：12.02 岁　　女：10.02 岁

**与干骺端等宽。**

骨骺的两侧均与干骺端平齐或宽出干骺端，虽然骨骺两侧边缘还未覆盖干骺端，但骨骺的一侧或两侧边缘与干骺端边缘在形状上密切相符。

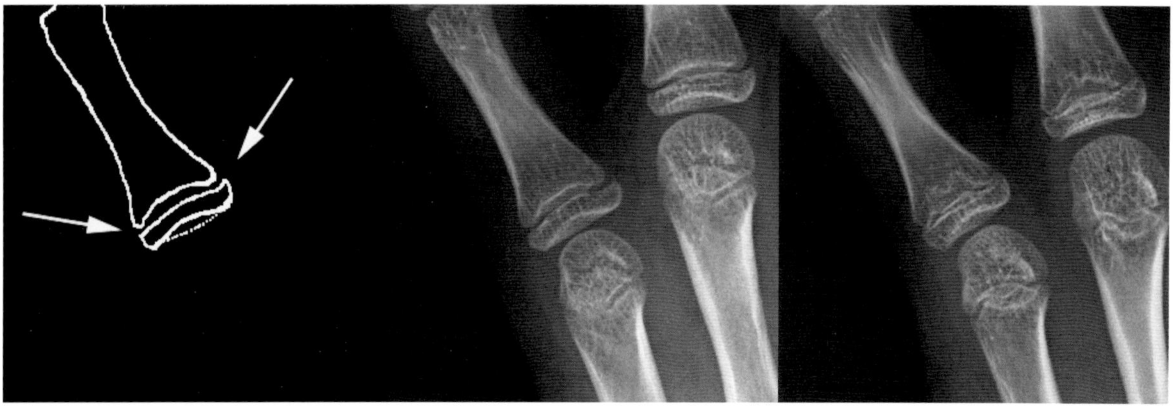

第五近节指骨骺 6（成熟分 男：64，女：73）
男：13.37 岁　　女：11.40 岁

**一侧或两侧覆盖骨干。**

骨骺一侧或两侧呈锐角，且向干骺端包绕的部分越过骨骺远侧中央的切线位。

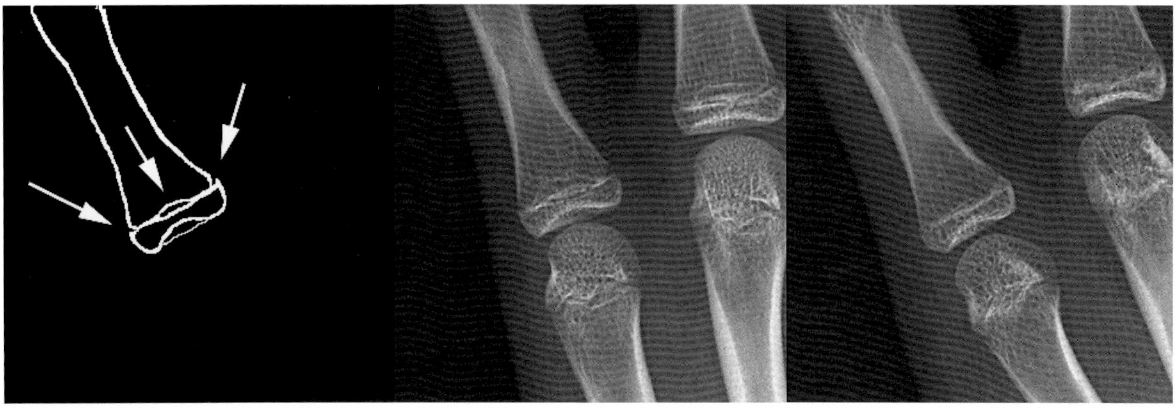

第五近节指骨骺 7（成熟分 男：67，女：77）
男：15.16 岁　　女：13.29 岁

**干骺开始融合。**

可见一条线横越骨骺与干骺端之间，其中部分为透光区（暗线），部分为融合处的临时钙化带形成的致密白线。

注意：骺的掌侧或背侧覆盖干骺端部分可与干骺端部分重叠，如能在相对应部分分别勾画出骺与干骺端的轮廓，多为骺与干骺端的重叠，否则，视为开始融合。

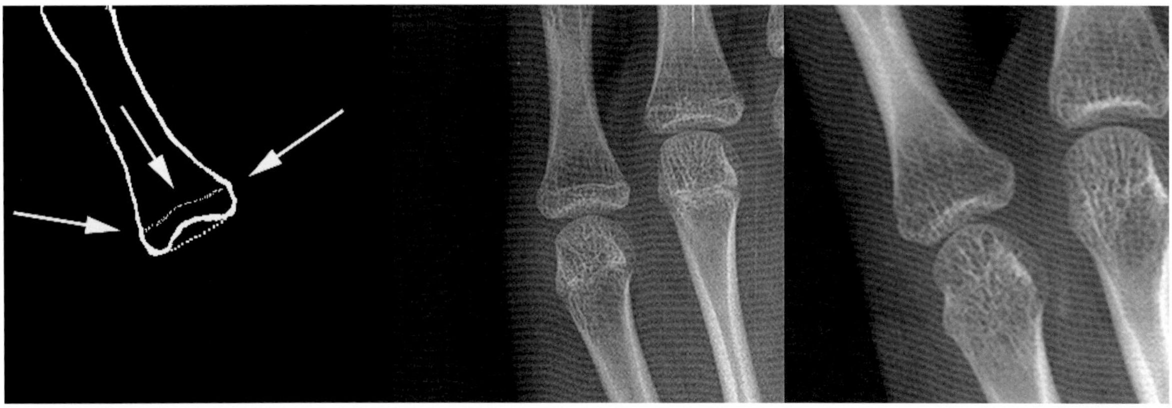

第五近节指骨骺 8（成熟分 男：71，女：80）
男：15.94 岁　　女：14.28 岁

**干骺完全融合。**

骨骺与干骺端间的融合线消失，或仍可见一些残留的不连续的致密白线（骨骺与干骺端间的透光区完全消失，两侧也不再有切口样或线状的透光区）。

## 8. 第三中节指骨骺

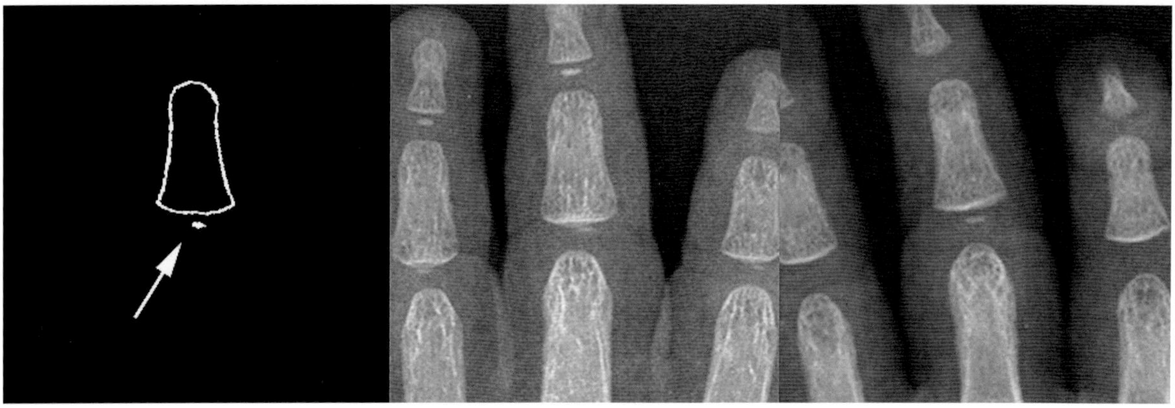

第三中节指骨骺 1（成熟分 男：20，女：20）
男：1.70 岁　　女：1.11 岁

**骨化中心为一可见钙化点。**

骨骺骨化中心为一可见钙化点，或边缘不清晰的高密度区域，极少见多个。

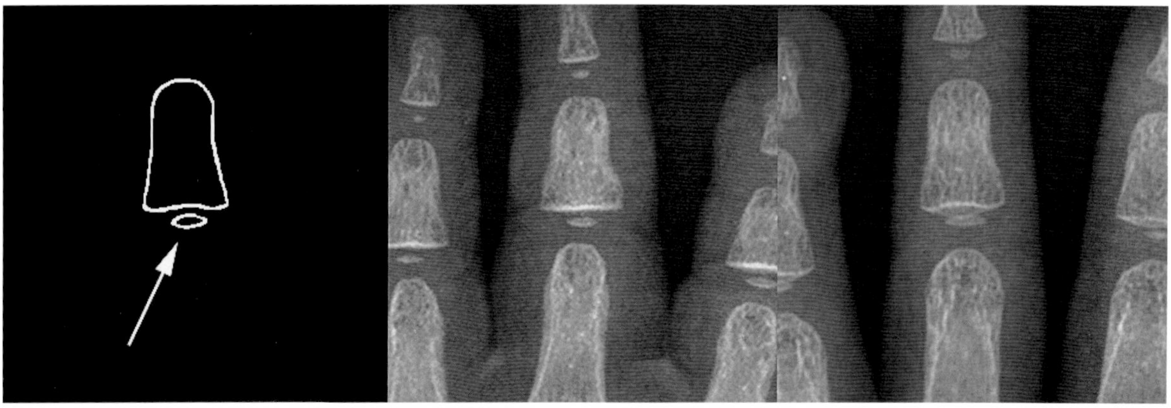

第三中节指骨骺 2（成熟分 男：28，女：31）
男：2.22 岁　　女：1.49 岁

**骨化中心清晰，有平滑连续的缘。**

骨骺骨化中心呈圆盘状，外缘轮廓清晰且连续（可勾画出轮廓线）。

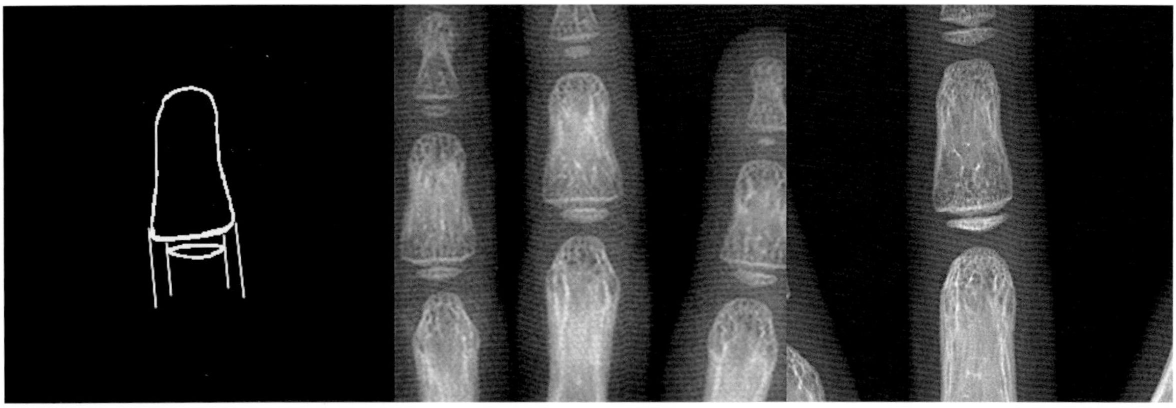

第三中节指骨骺 3（成熟分 男：39，女：43）
男：3.21 岁　　女：2.12 岁

**横径为干骺端宽的一半或一半以上。**

骨骺最大横径为干骺端最大宽度的一半或一半以上。

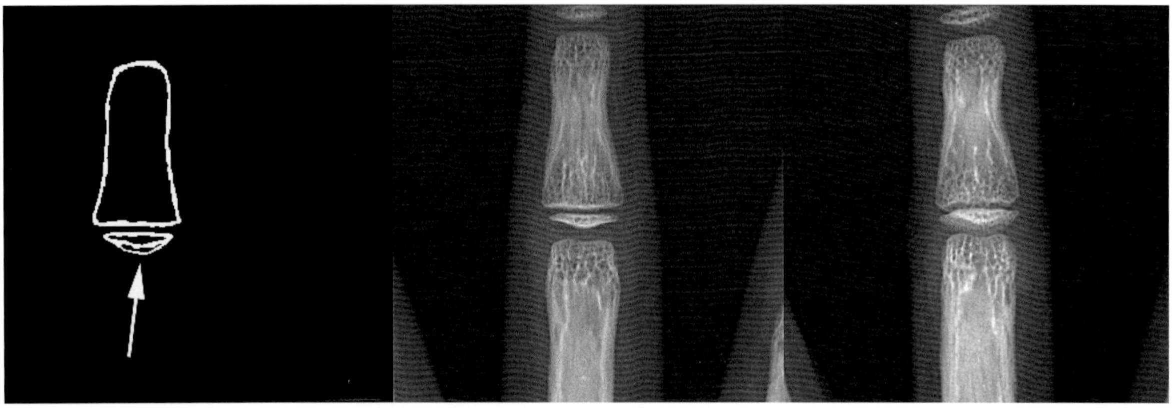

第三中节指骨骺 4（成熟分 男：50，女：53）
男：7.03 岁　　女：5.65 岁

**呈倒三角形。**

远侧缘明显变平，近侧缘中间部分致密且凸起呈三角形，或近侧可区分掌侧面（致密的关节面）和背侧面（凸起的滑车关节面）。即近侧的滑车部分开始骨化。此时近节指骨的远端中央部分明显变平或略凹。

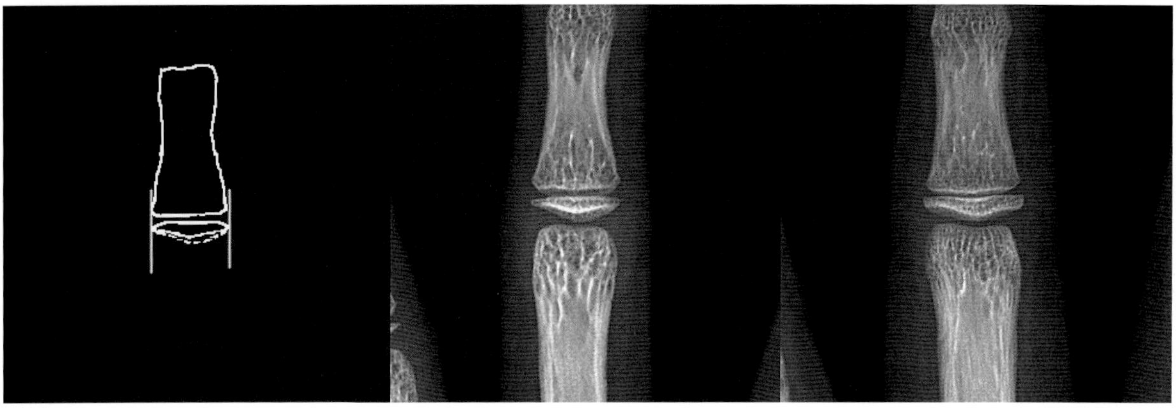

第三中节指骨骺 5（成熟分 男：62，女：64）
男：11.90 岁　　女：9.86 岁

**与干骺端等宽。**

骨骺两侧最宽处均与干骺端最宽处平齐或宽出干骺端。

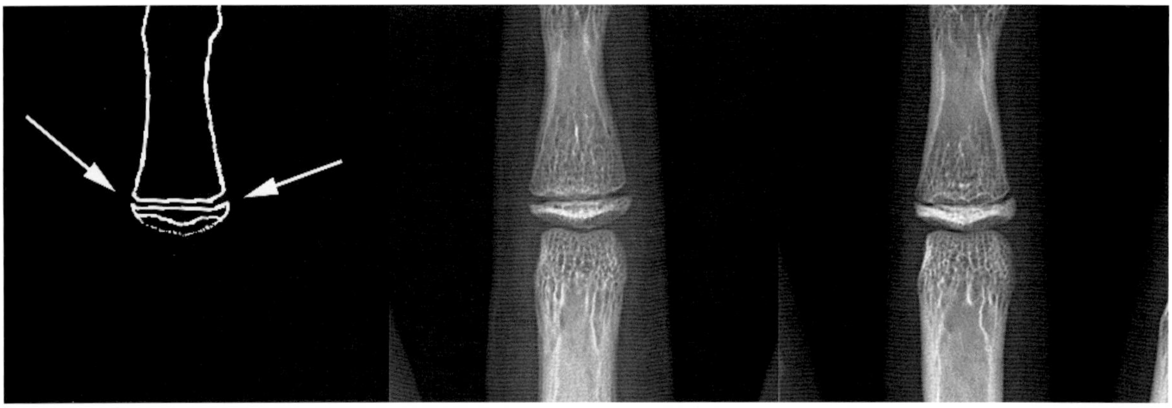

第三中节指骨骺 6（成熟分 男：71，女：73）
男：13.39 岁　　女：11.40 岁

**一侧或两侧覆盖骨干。**

骨骺一侧或两侧呈锐角，且向干骺端包绕的部分越过骨骺远侧中央的切线位。

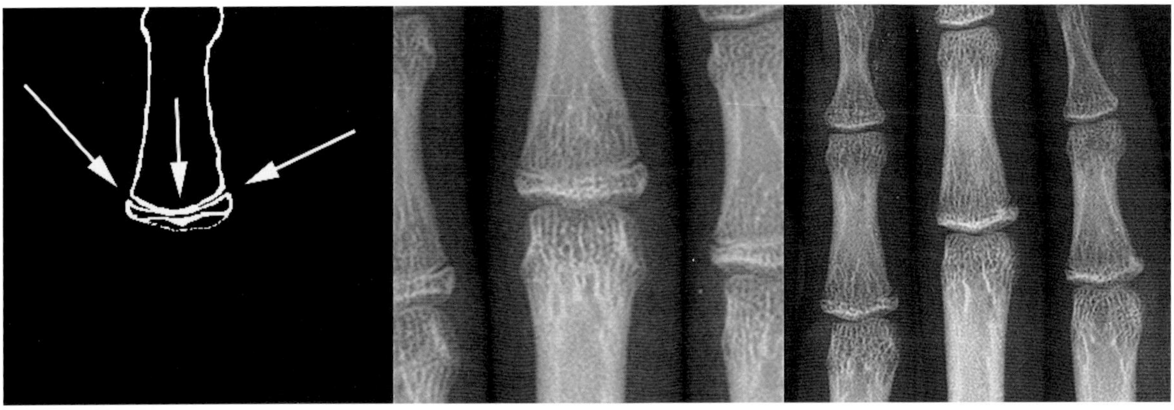

第三中节指骨骺 7（成熟分 男：74，女：77）
男：15.49 岁　　女：13.86 岁

**干骺开始融合。**

骨骺与干骺端相接处部分为骺软骨的透光区（暗线），部分为融合过程的临时钙化带形成的致密白线。

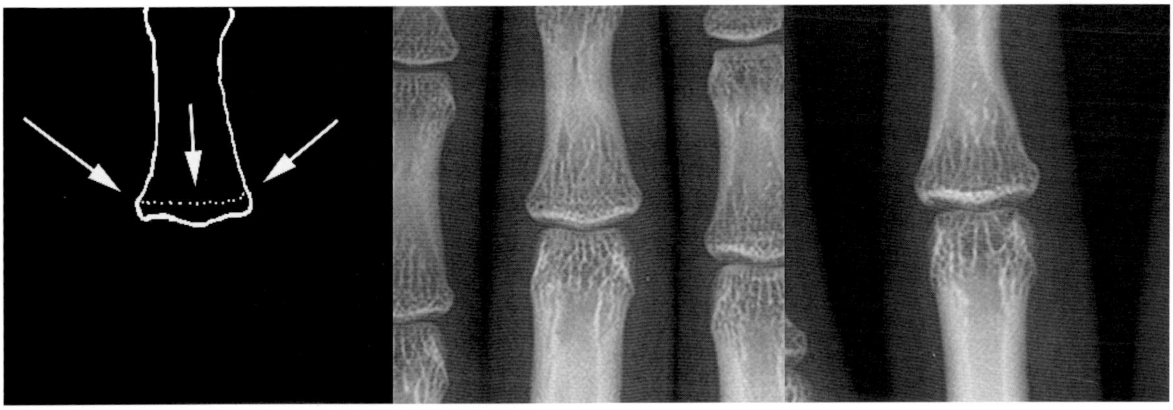

第三中节指骨骺 8（成熟分 男：79，女：80）
男：16.11 岁　　女：14.66 岁

**干骺完全融合。**

骨骺与干骺端间的融合线消失或仍可见一些残留的不连续的致密白线，两侧不再有切口样透光区。

## 9. 第五中节指骨骺

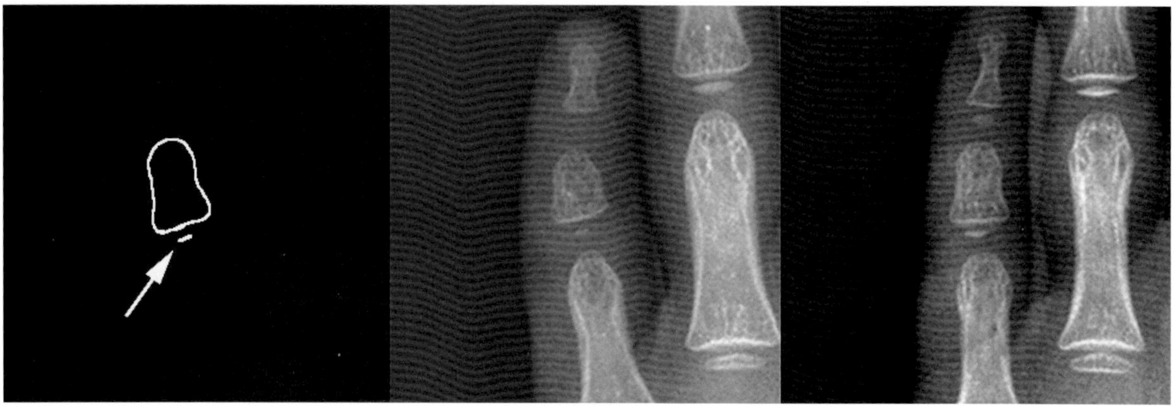

第五中节指骨骺 1（成熟分 男：6，女：16）
男：2.99 岁　　女：1.59 岁

**骨化中心为一可见钙化点。**

骨骺骨化中心为一可见钙化点，或边缘不清晰的高密度区域，极少见多个。

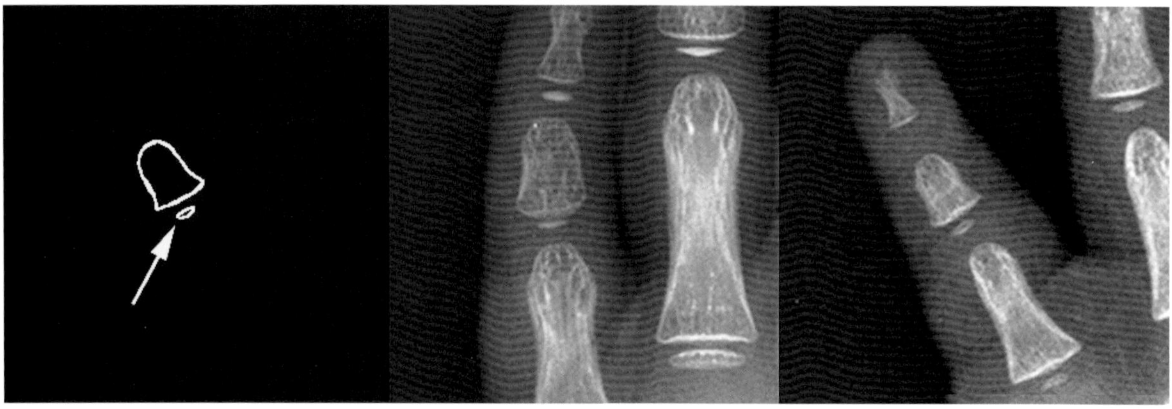

第五中节指骨骺 2（成熟分 男：7，女：19）
男：3.87 岁　　女：2.29 岁

**骨化中心清晰，有平滑连续的缘。**

骨骺骨化中心呈圆盘状，外缘轮廓清晰且连续（可勾画出轮廓线）。

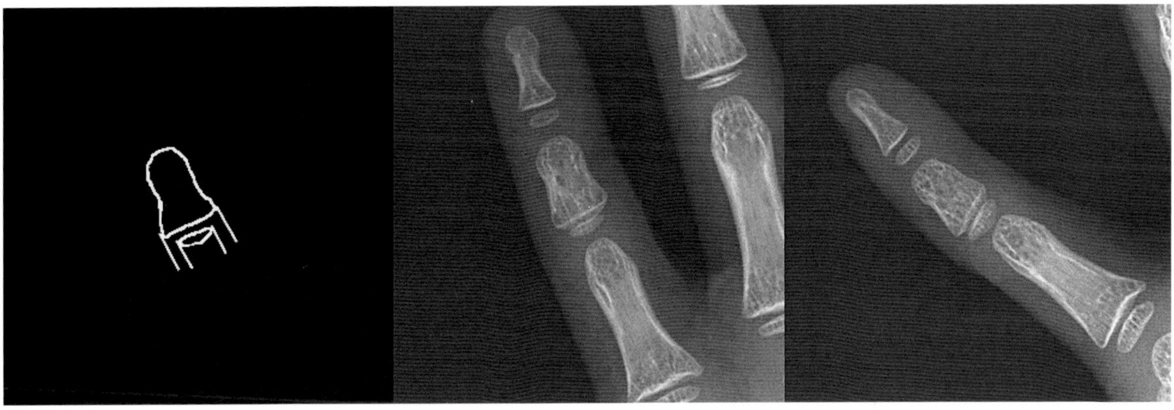

第五中节指骨骺 3（成熟分 男：8，女：23）
男：5.12 岁　　女：3.13 岁

**横径为干骺端宽的一半或一半以上。**

骨骺最大横径为干骺端最大宽度的一半或一半以上。

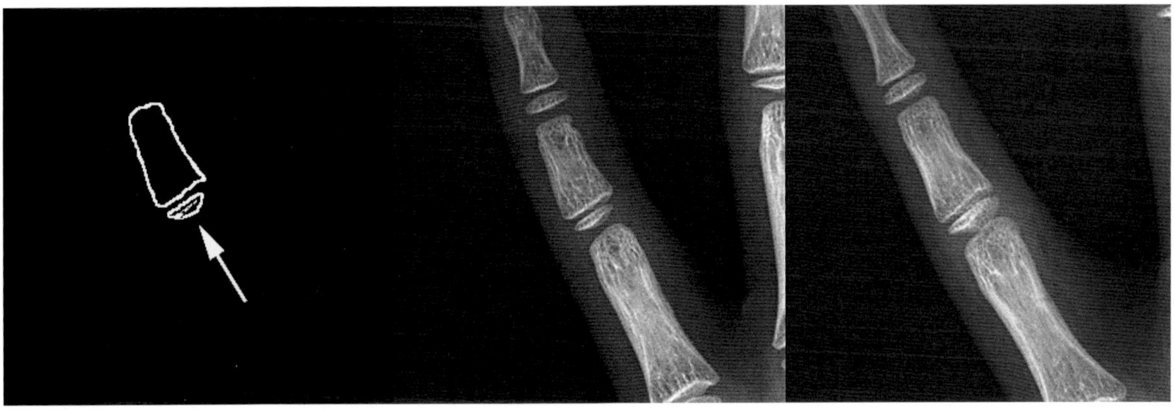

第五中节指骨骺 4（成熟分 男：9，女：28）
男：9.29 岁　　女：7.60 岁

**呈倒三角形。**

远侧缘明显变平，近侧缘中间部分致密且凸起呈三角形，或近侧可区分掌侧面（致密的关节面）和背侧面（凸起的滑车关节面）。即近侧的滑车关节面和滑车部分开始骨化。此时近节指骨的远端中央部分明显变平或略凹。

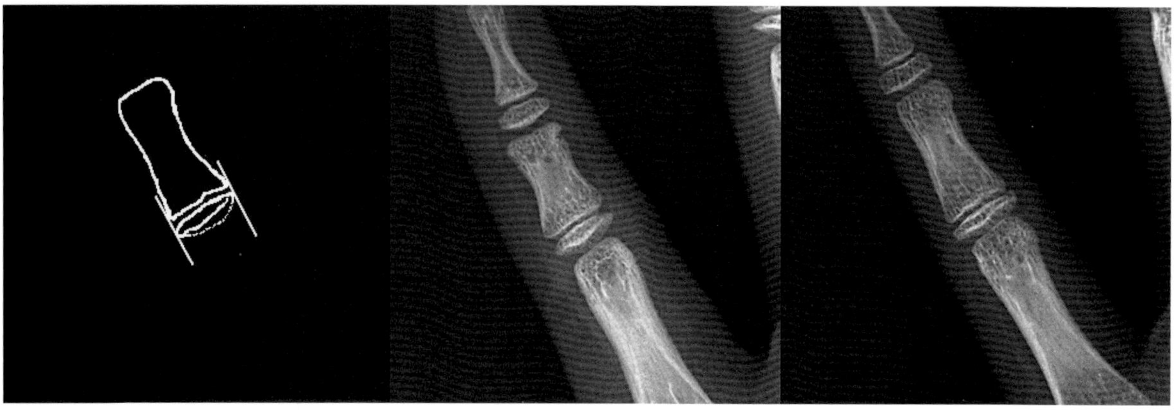

第五中节指骨骺 5（成熟分 男：12，女：33）
男：12.66 岁　　女：10.52 岁

**与干骺端等宽。**

骨骺两侧均与干骺端最宽处平齐或宽出干骺端。

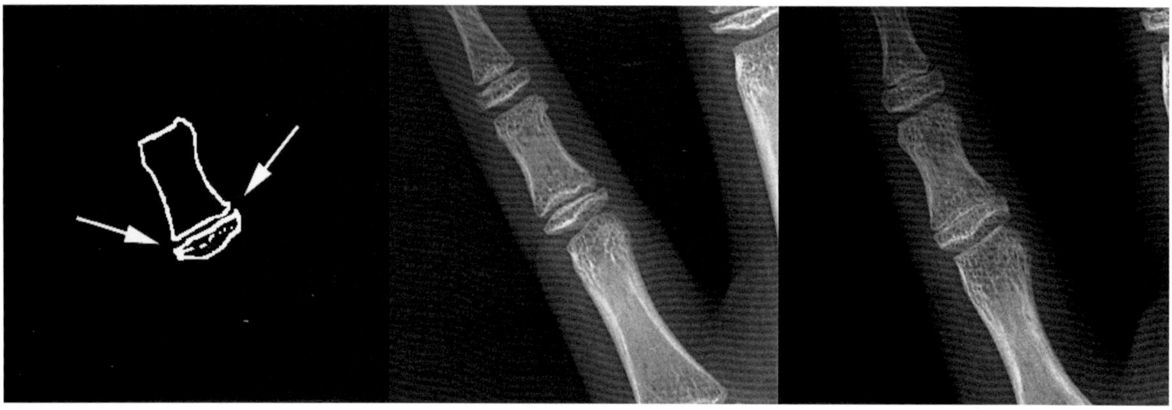

第五中节指骨骺 6（成熟分 男：13，女：36）
男：13.68 岁　　女：11.68 岁

**一侧或两侧覆盖骨干。**

骨骺一侧或两侧呈锐角，且向干骺端包绕的部分越过骨骺远侧中央的切线位。

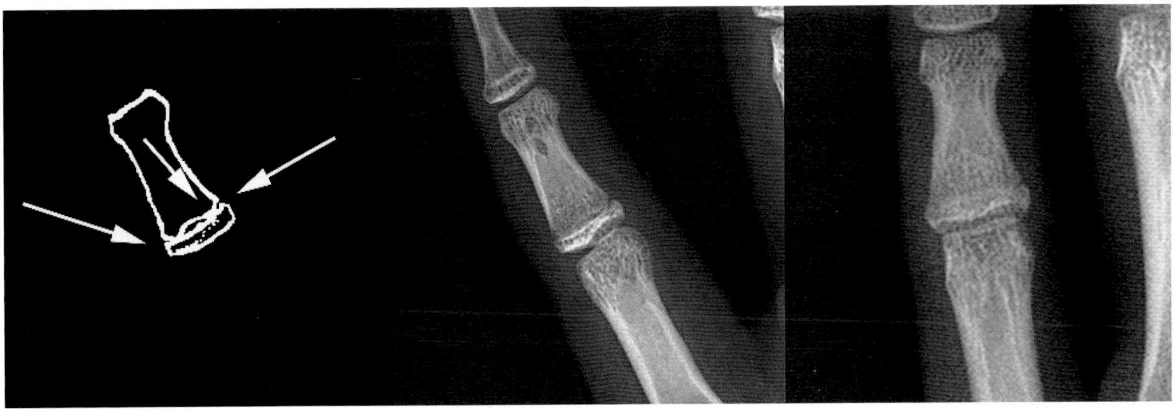

第五中节指骨骺 7（成熟分 男：15，女：37）
男：15.46 岁　　女：13.70 岁

**干骺开始融合。**

骨骺与干骺端相接处部分为骺软骨的透光区（暗线），部分为融合过程的临时钙化带形成的致密白线。

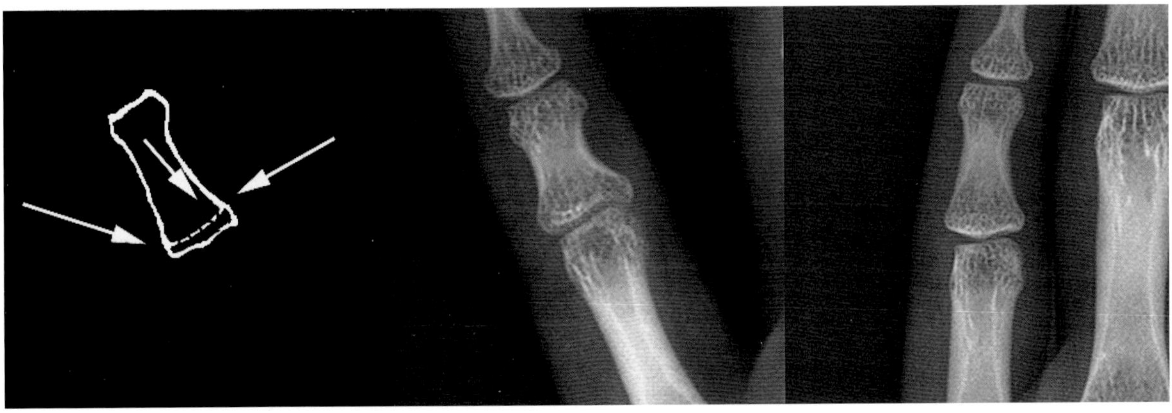

第五中节指骨骺 8（成熟分 男：16，女：39）
男：15.90 岁　　女：14.17 岁

**干骺完全融合。**

骨骺与干骺端间的融合线消失或仍可见一些残留的不连续的致密白线，两侧不再有切口样透光区。

## 10. 第一远节指骨骺

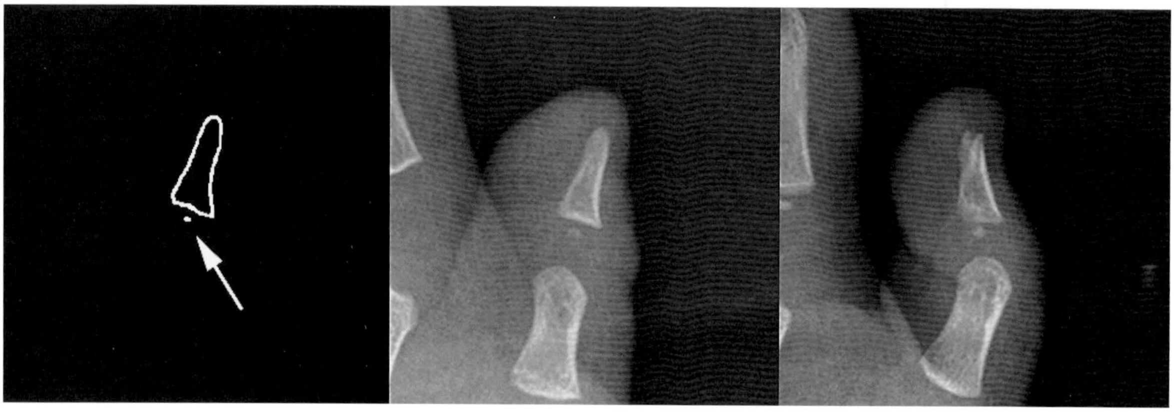

第一远节指骨骺 1（成熟分 男：18，女：15）
男：1.23 岁　　女：0.93 岁

**骨化中心为一可见钙化点。**

骨骺骨化中心为一可见钙化点，或边缘不清晰的高密度区域，极少见多个。

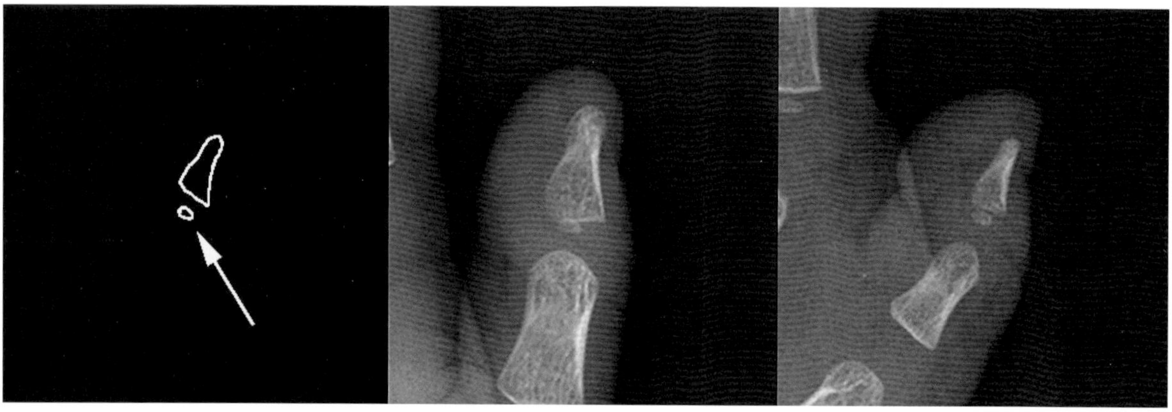

第一远节指骨骺 2（成熟分 男：23，女：19）
男：1.53 岁　　女：1.11 岁

**骨化中心清晰，有平滑连续的缘。**

骨骺骨化中心外缘轮廓清晰且连续（可勾画出轮廓线）。

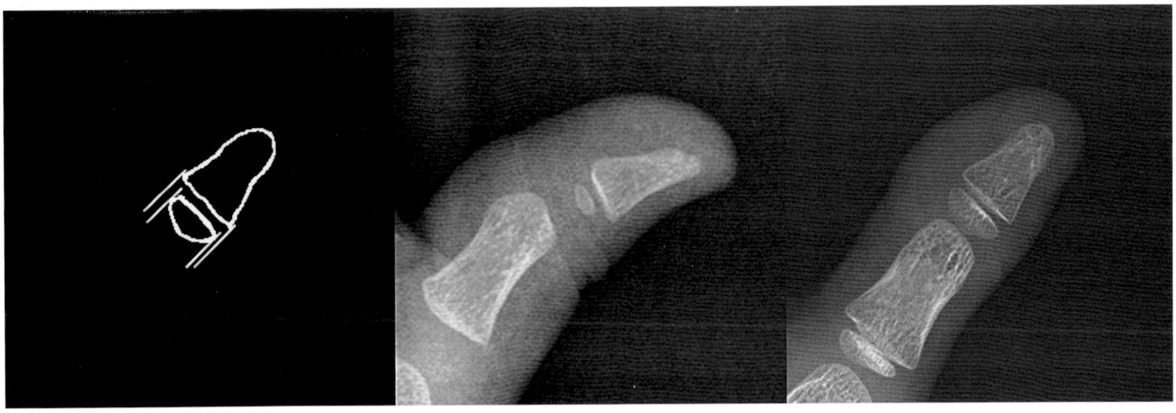

第一远节指骨骺 3（成熟分 男：47，女：44）
男：2.02 岁　　女：1.38 岁

**横径为干骺端宽的一半或一半以上。**

骨骺最大横径为骨骺端最大宽度的一半或一半以上。

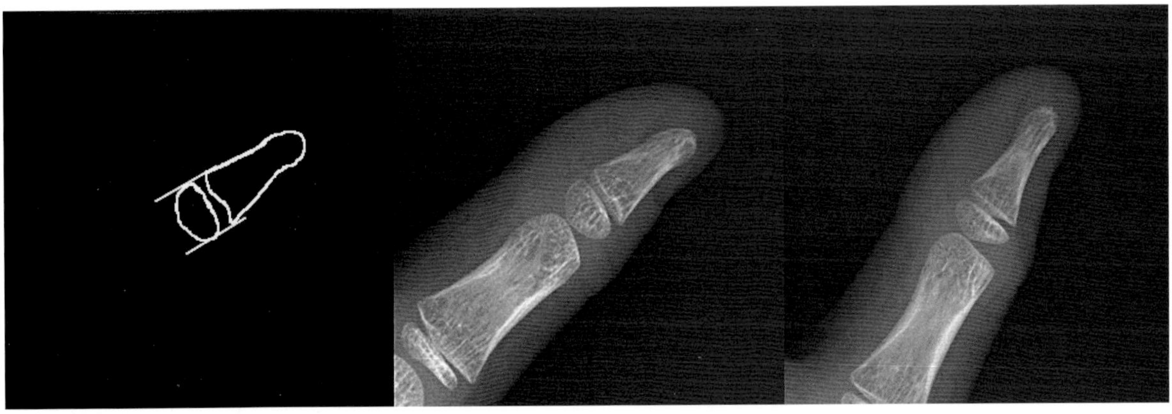

第一远节指骨骺 4（成熟分 男：62，女：54）
男：6.90 岁　　女：5.36 岁

**与干骺端等宽。**

骨骺两侧均与干骺端平齐或宽出；或远侧缘变平，近侧缘有明显凸起。

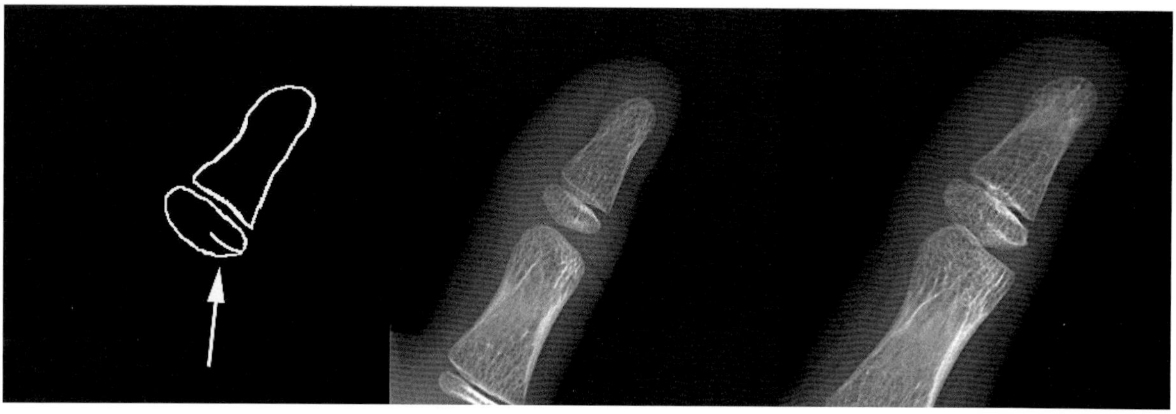

第一远节指骨骺 5（成熟分 男：73，女：63）
男：9.38 岁　　女：7.68 岁

**近侧缘的桡侧凹，或宽于干骺端。**

近侧缘的桡侧出现凹，干、骺的外侧边缘走向趋于一致。

近侧缘可区分掌侧面和背侧面，近侧缘曲面与近节指骨远端曲面形状吻合。

骨骺明显宽出干骺端。

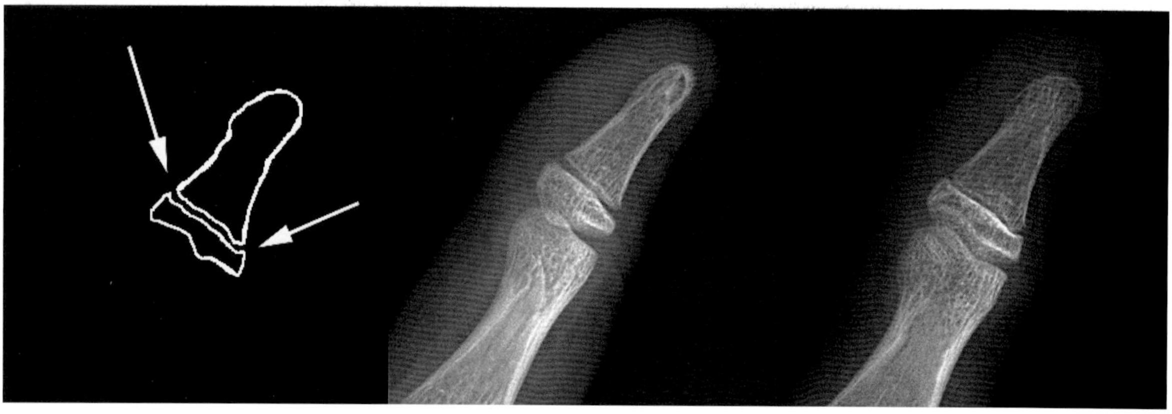

第一远节指骨骺 6（成熟分 男：91，女：77）
男：13.17 岁　　女：11.03 岁

**一侧或两侧覆盖骨干。**

骨骺远侧缘一侧或两侧呈锐角，且向干骺端包绕的部分越过骨骺远侧中央的切线位。

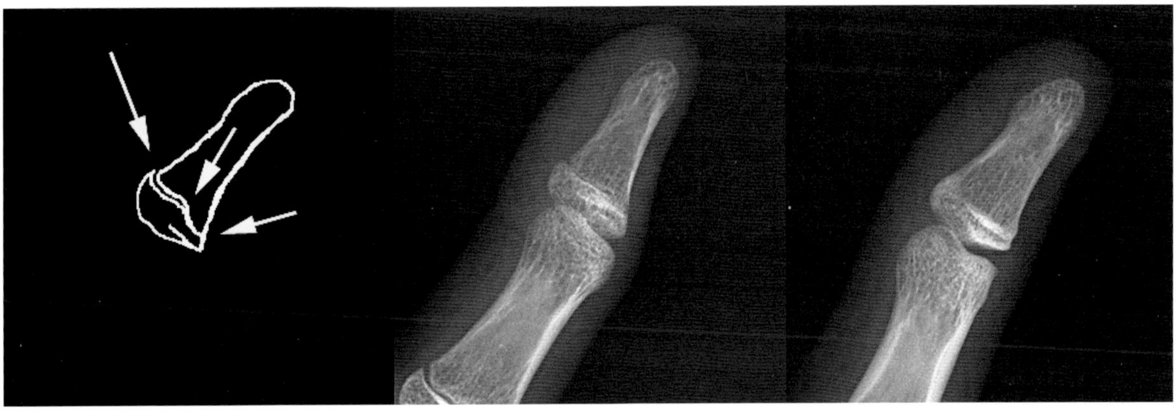

第一远节指骨骺 7（成熟分 男：95，女：81）
男：14.45 岁 女：12.70 岁

**干骺开始融合。**

骨骺与干骺端之间可见一条横线，部分为残留的骺软骨暗线（透光区），部分为融合过程的临时钙化带形成的致密白线。投照不规范或拇指分开的角度不同，都可能导致骨骺和干骺端出现看似融合的重叠，应该仔细甄别是重叠还是融合。

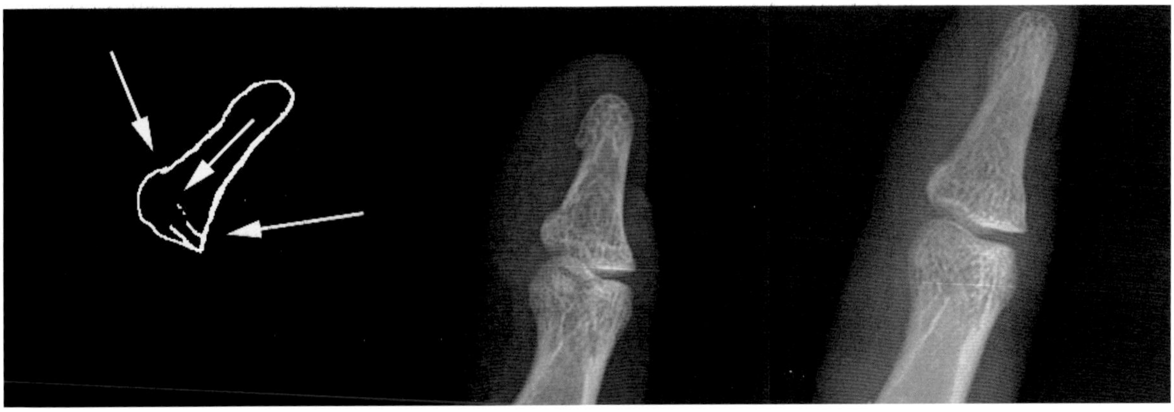

第一远节指骨骺 8（成熟分 男：102，女：86）
男：15.36 岁 女：13.70 岁

**干骺完全融合。**

骨骺与干骺端之间的融合线消失，或仍可见一些不连续的致密白线（干骺间的透亮区消失，与干骺端融合处的两侧也没有切口样透光区）。

## 11. 第三远节指骨骺

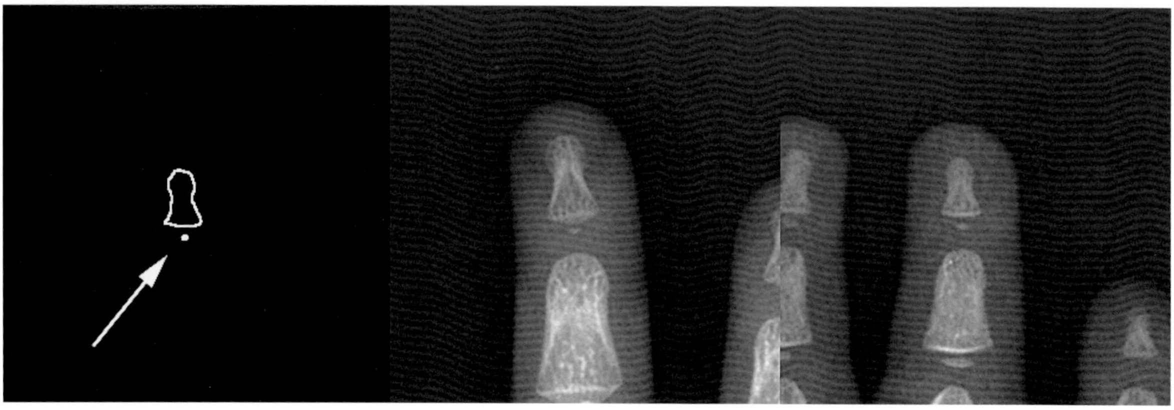

第三远节指骨骺 1（成熟分 男：20，女：22）
男：1.86 岁　　女：1.29 岁

**骨化中心为一可见钙化点。**

骨骺骨化中心为一可见钙化点，或边缘不清晰的高密度区域，极少见多个。

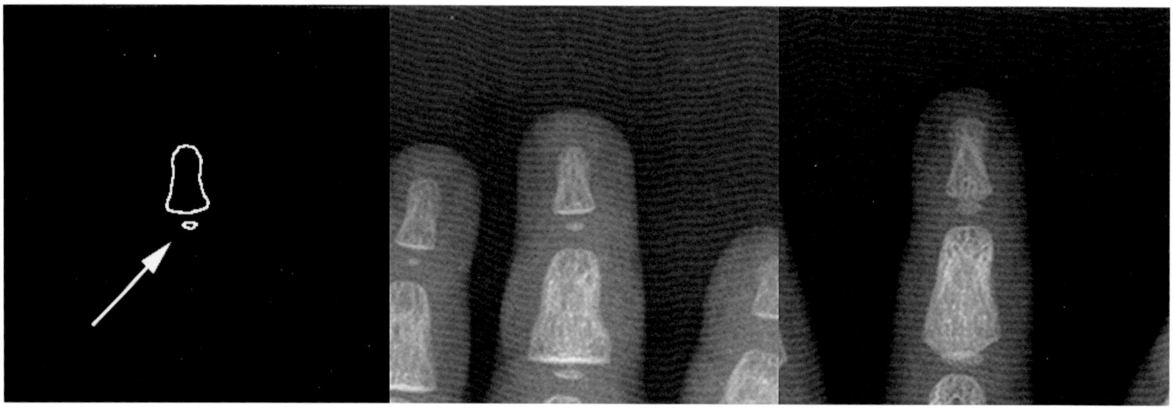

第三远节指骨骺 2（成熟分 男：25，女：28）
男：2.54 岁　　女：1.70 岁

**骨化中心清晰，有平滑连续的缘。**

骨骺骨化中心外缘轮廓清晰且连续（可勾画出轮廓线）。

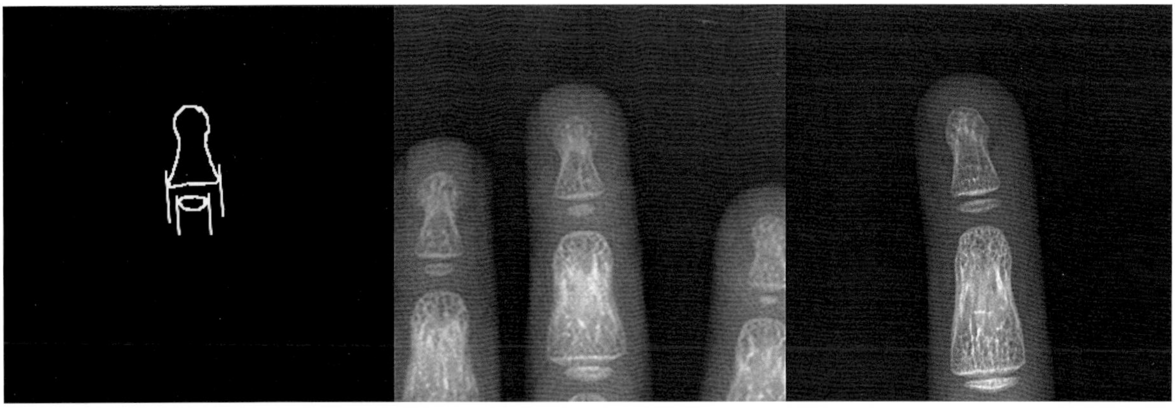

第三远节指骨骺 3（成熟分 男：34，女：39）
男：3.23 岁　　女：2.11 岁

**横径为干骺端宽的一半或一半以上。**

骨骺最大横径为干骺端最大宽度的一半或一半以上。

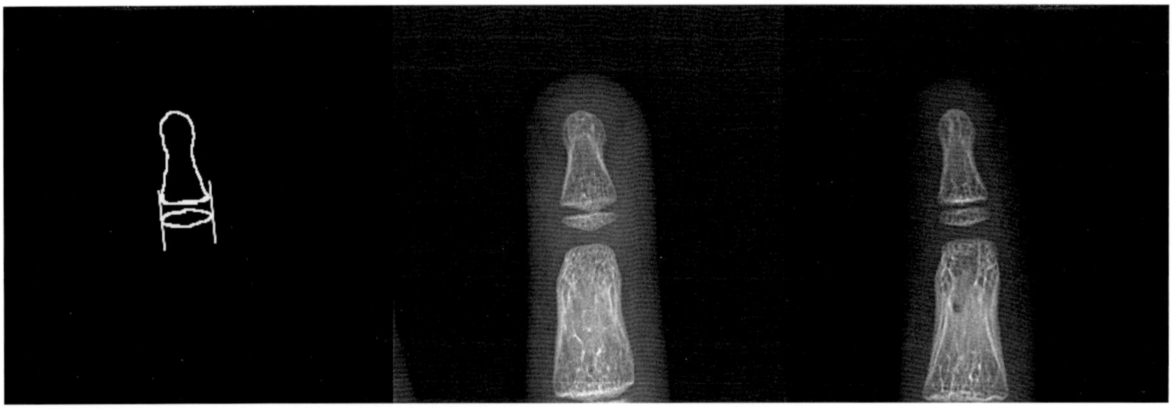

第三远节指骨骺 4（成熟分 男：42，女：46）
男：7.46 岁　　女：6.05 岁

**与干骺端等宽。**

骨骺两侧最宽处两侧均与干骺端最宽处平齐或宽出。

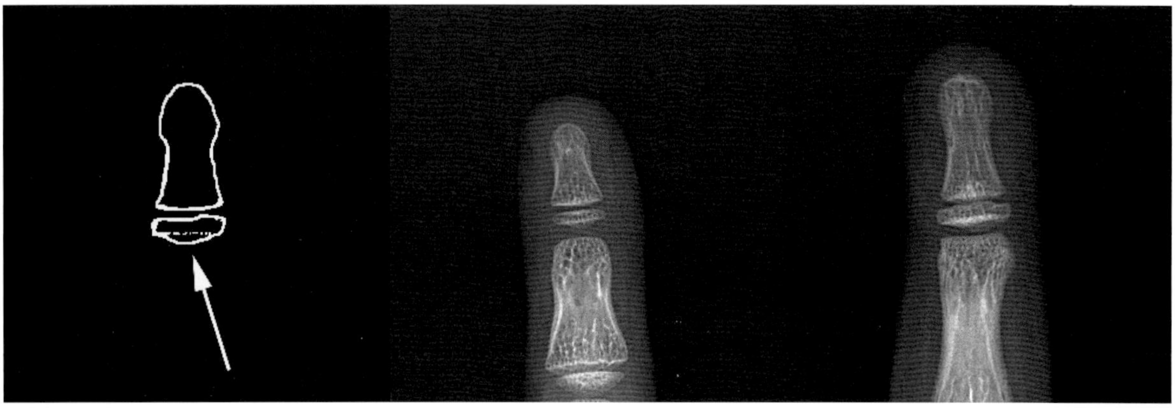

第三远节指骨骺 5（成熟分 男：49，女：53）
男：9.31 岁　　女：7.86 岁

**近侧缘可区分掌侧面和背侧面。**

骨骺近侧缘可明显区分掌侧面和背侧面。掌侧面是关节面形成的致密白线，近侧的凸出部分为背侧面（滑车开始骨化）。此时对应的中节指骨远侧缘明显变平或略凹。

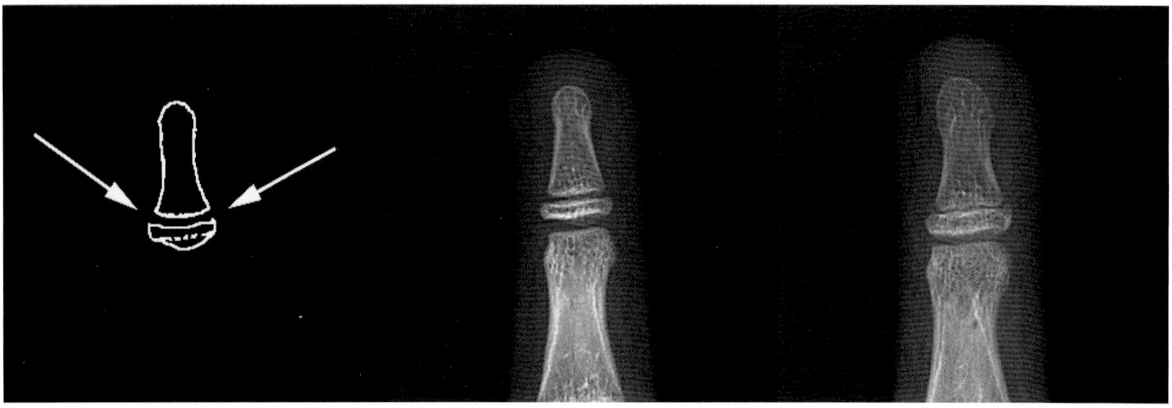

第三远节指骨骺 6（成熟分 男：61，女：65）
男：13.39 岁　　女：11.38 岁

**一侧或两侧覆盖骨干。**

骨骺远侧缘的一侧或两侧呈锐角，且向干骺端包绕的部分越过骨骺远侧中央的切线位；因远节指骨骺骨体较薄，且距离投照中心较远，骺的中央投影相对较长，因此覆盖干骺端的远侧边缘可仅呈现为尖角状（不再是圆弧样）。

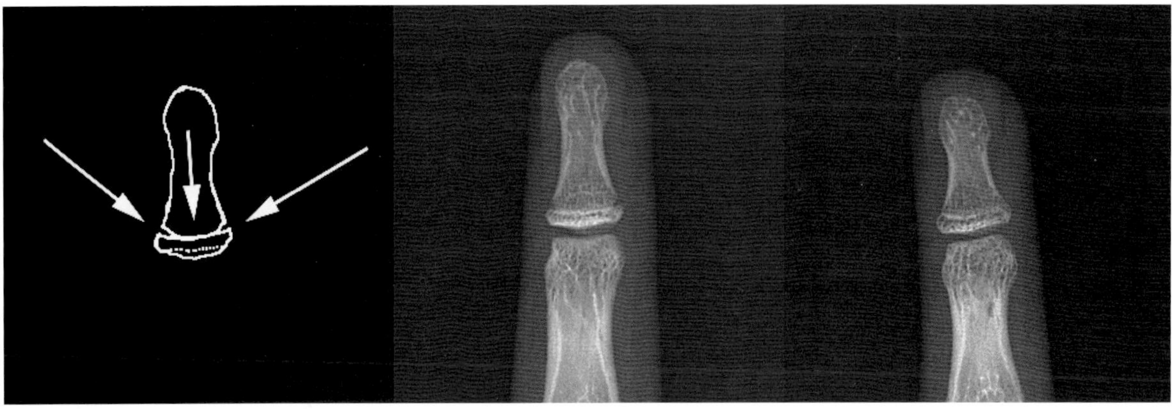

第三远节指骨骺 7（成熟分 男：63，女：67）
男：14.91 岁　　女：13.08 岁

**干骺开始融合。**

骨骺与干骺端之间可见一条横线，部分为残留的骺软骨暗线（透光区），部分为融合过程的临时钙化带形成的致密白线。通常从生长板的中央开始融合。

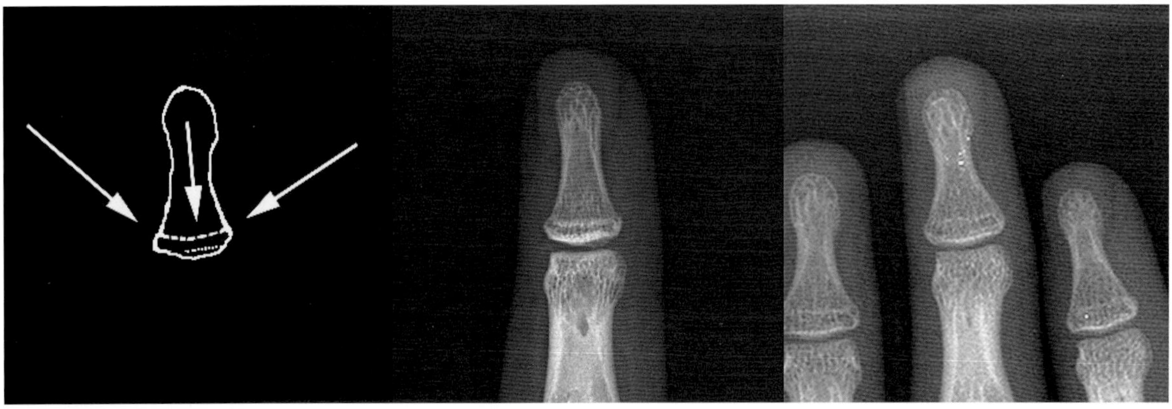

第三远节指骨骺 8（成熟分 男：68，女：71）
男：15.60 岁　　女：13.83 岁

**干骺完全融合。**

骨骺与干骺端之间的融合线消失，或仍可见一些不连续的致密白线（干骺间的透亮区消失，干骺融合处的两侧也没有切口样透光区）。

## 12. 第五远节指骨骺

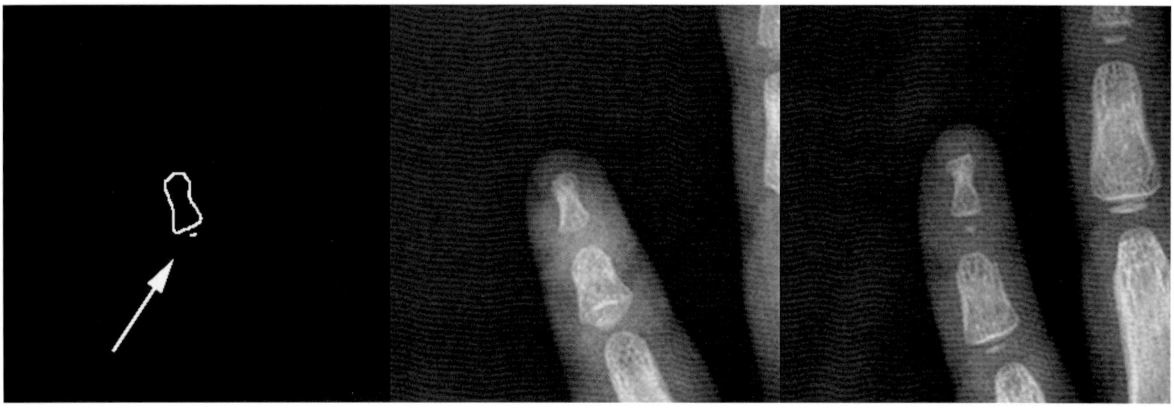

第五远节指骨骺 1（成熟分 男：7，女：13）
男：2.99 岁　　女：1.82 岁

**骨化中心为一可见钙化点。**

骨骺骨化中心为一可见钙化点，或边缘不清晰的高密度区域，极少见多个。

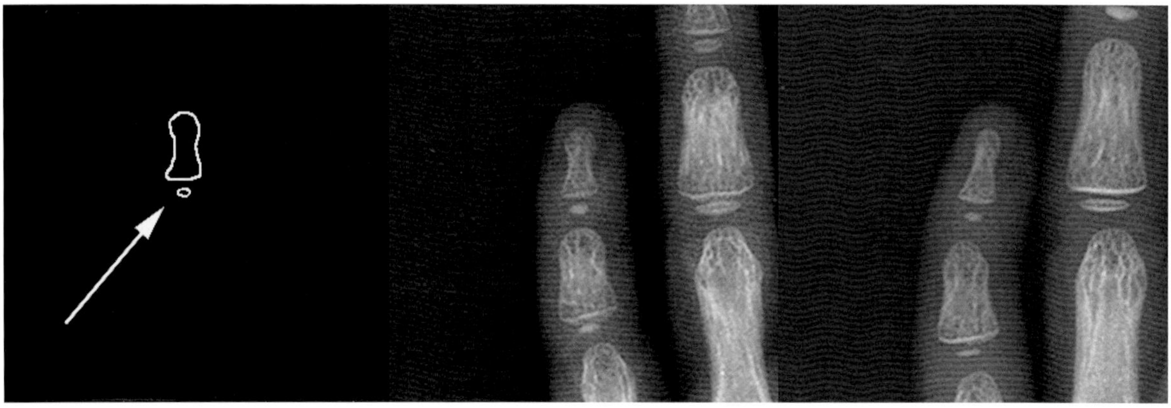

第五远节指骨骺 2（成熟分 男：8，女：15）
男：3.84 岁　　女：2.41 岁

**骨化中心清晰，有平滑连续的缘。**

骨骺骨化中心外缘轮廓清晰且连续（可勾画出轮廓线）。

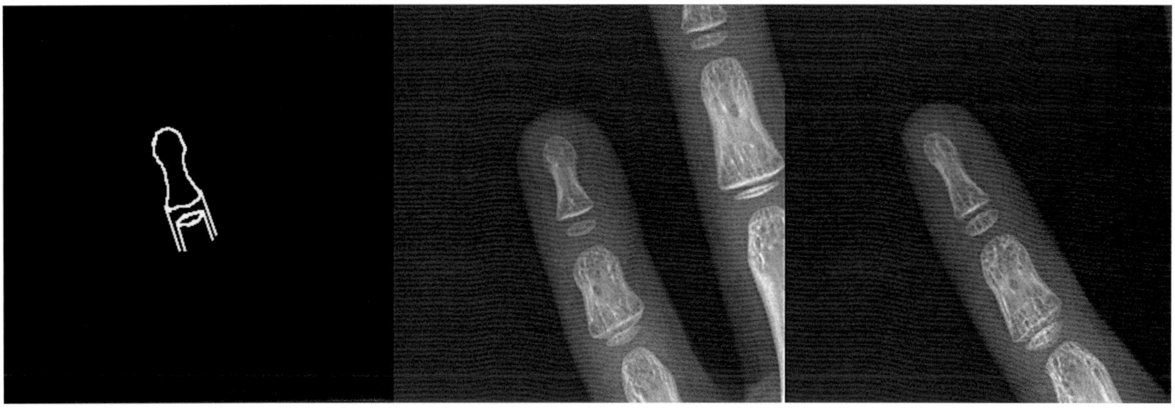

第五远节指骨骺 3（成熟分 男：9，女：19）
男：4.35 岁　　女：2.78 岁

**横径为干骺端宽的一半或一半以上。**

骨骺最大横径为干骺端最大宽度的一半或一半以上。

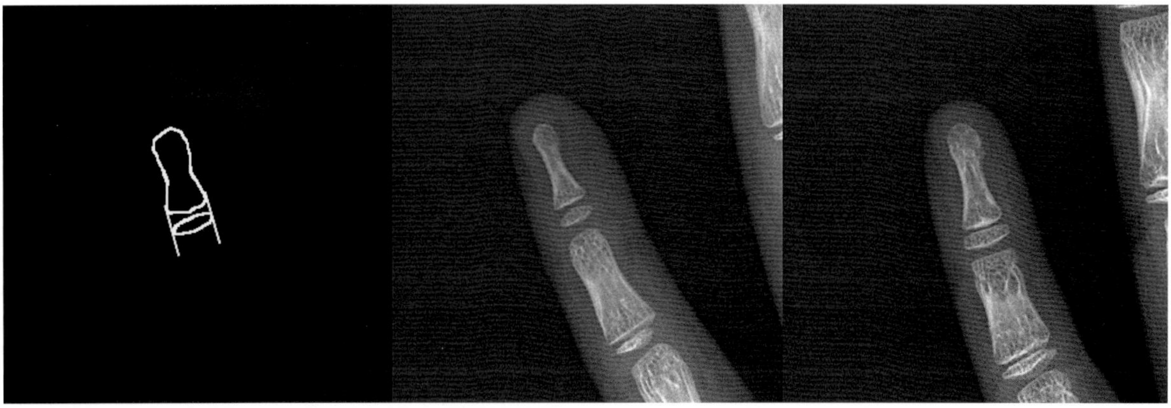

第五远节指骨骺 4（成熟分 男：11，女：22）
男：8.28 岁　　女：6.56 岁

**与干骺端等宽。**

骨骺两侧最宽处均与干骺端最宽处平齐或宽出干骺端。

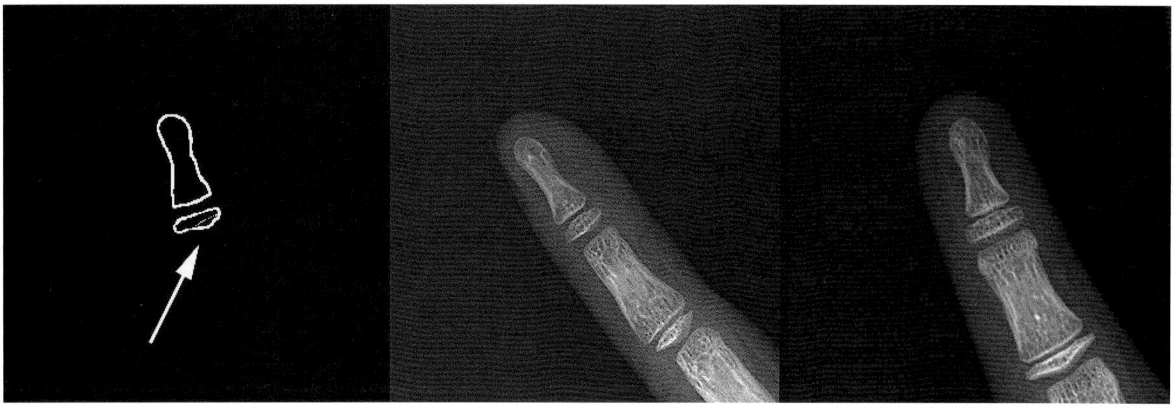

第五远节指骨骺 5（成熟分 男：13，女：26）
男：11.21 岁　　女：9.67 岁

**近侧缘可区分掌侧面和背侧面。**

骨骺近侧缘可明显区分掌侧面和背侧面。掌侧面是关节面形成的致密白线，近侧的凸出部分为背侧面（滑车开始骨化）。此时对应的中节指骨远侧缘明显变平或略凹。

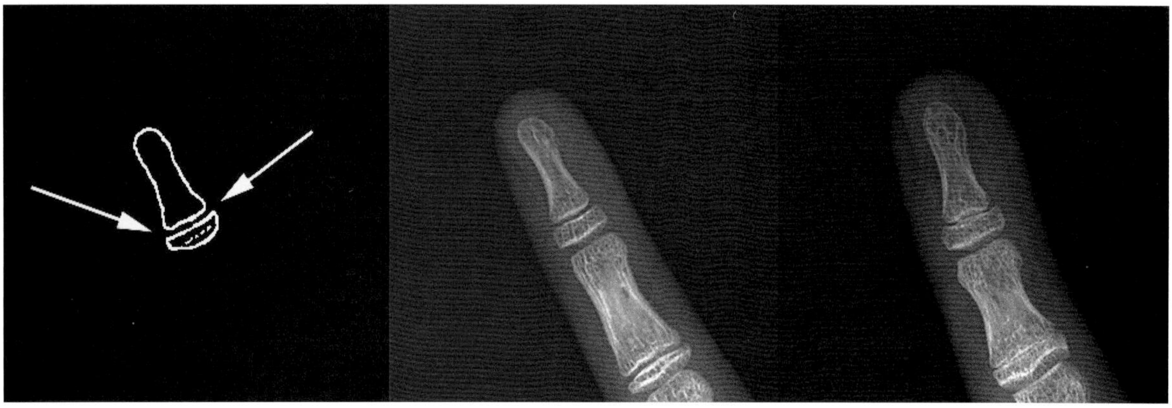

第五远节指骨骺 6（成熟分 男：15，女：29）
男：13.47 岁　　女：11.50 岁

**一侧或两侧覆盖骨干。**

骨骺远侧缘的一侧或两侧呈锐角，且向干骺端包绕的部分越过骨骺远侧中央的切线位；因远节指骨骺骨体较薄，且距离投照中心较远，骺的中央投影相对较长，因此覆盖干骺端的远侧边缘可仅呈现为尖角状（不再是圆弧样）。

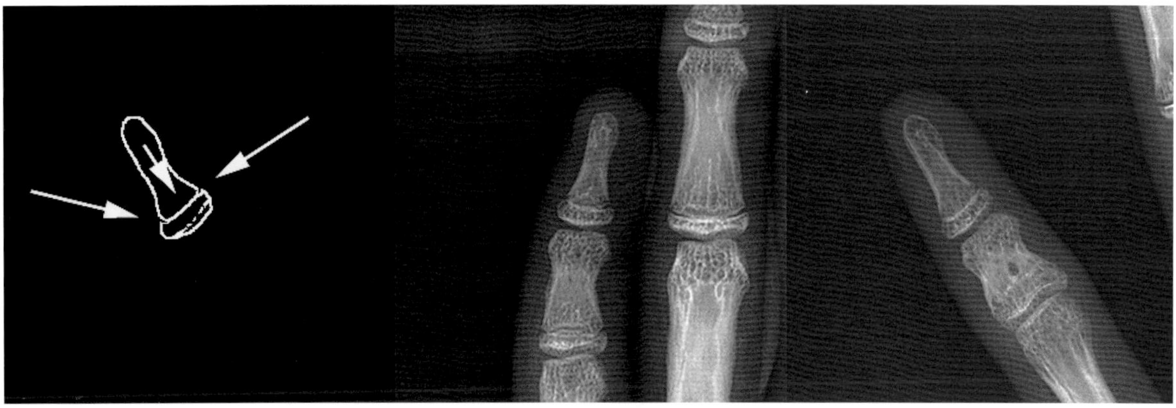

第五远节指骨骺 7（成熟分 男：16，女：31）
男：15.03 岁　　女：13.08 岁

**干骺开始融合。**

骨骺与干骺端之间可见一条横线，部分为残留的骺软骨暗线（透光区），部分为融合过程的临时钙化带形成的致密白线。通常从生长板的中央开始融合。

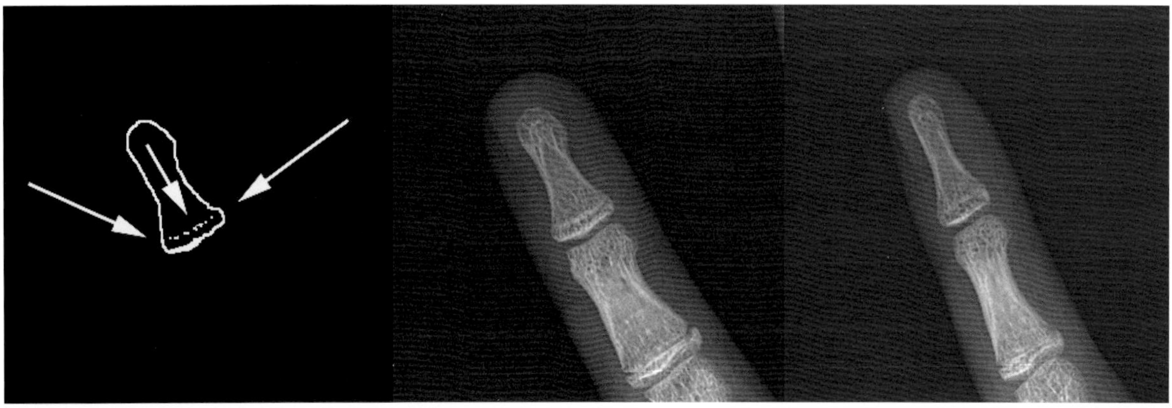

第五远节指骨骺 8（成熟分 男：17，女：32）
男：15.71 岁　　女：13.88 岁

**干骺完全融合。**

骨骺与干骺端之间的融合线消失，或仍可见一些不连续的致密白线（干骺间的透亮区消失，干骺融合处的两侧也没有切口样透光区）。

## 13. 头状骨

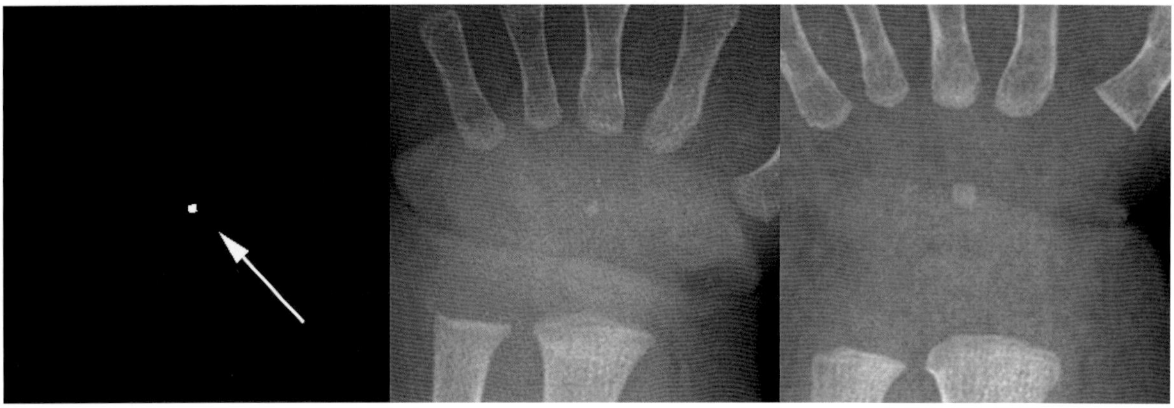

头状骨 1（成熟分 男：8，女：3）
男：0.25 岁　　女：0.23 岁

**骨化中心为一可见钙化点。**

头状骨骨化中心为一可见钙化点，或边缘不清晰的高密度区域，极少见多个。

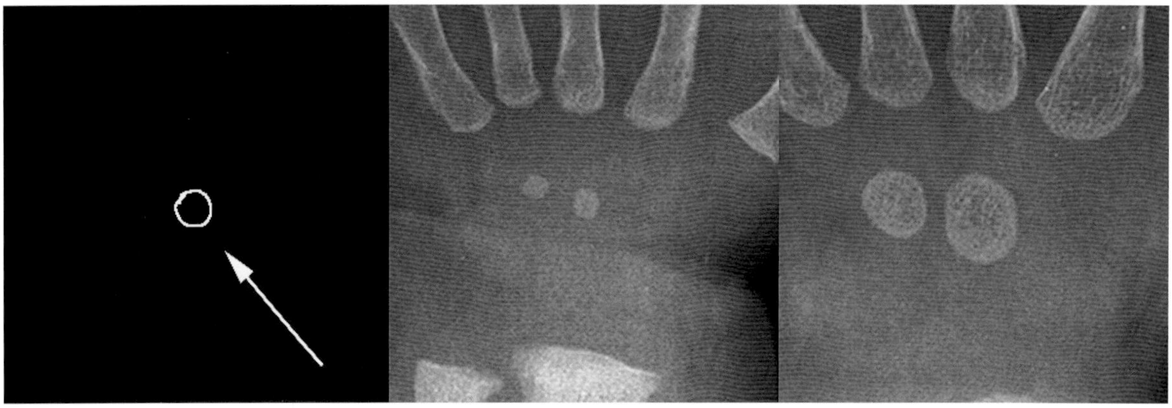

头状骨 2（成熟分 男：18，女：14）
男：0.33 岁　　女：0.30 岁

**骨化中心清晰，有平滑连续的缘。**

头状骨骨化中心呈圆形或椭圆形，外缘轮廓清晰且连续（可勾画出轮廓线）。

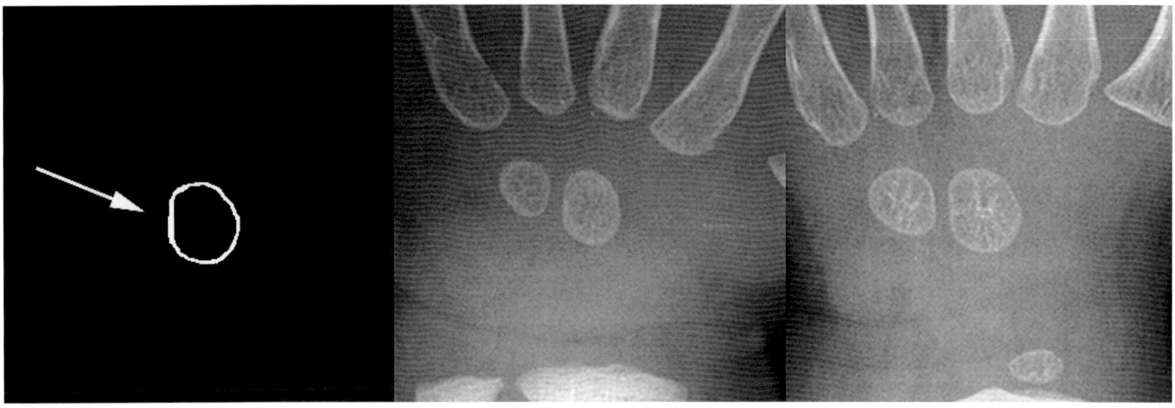

头状骨 3（成熟分 男：37，女：39）
男：1.41 岁　　女：1.22 岁

**钩骨缘变平。**

头状骨与钩骨相邻的缘变平或仍略显凸起。骨化中心似“D”形。

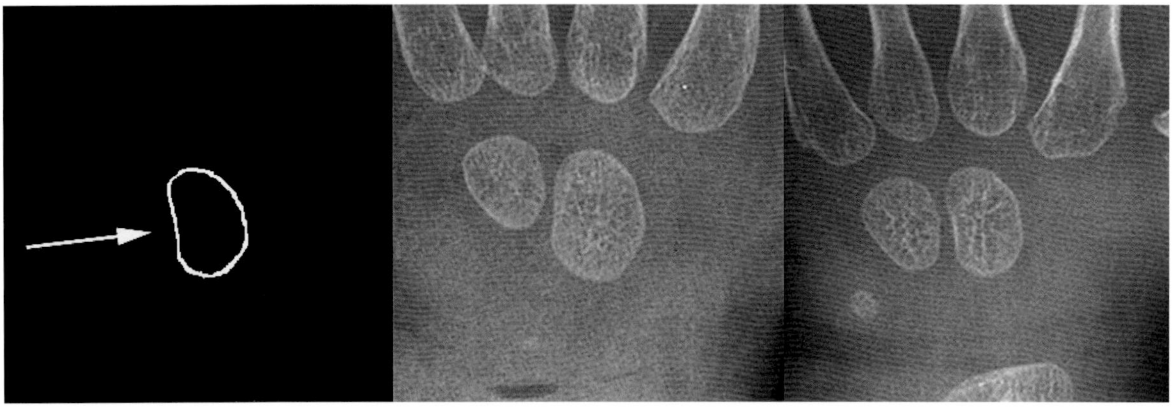

头状骨 4（成熟分 男：58，女：53）
男：2.54 岁　　女：2.21 岁

**骨变长，纵径大于横径，或钩骨缘凹。**

钩骨缘凹，稍致密；或骨体变长，纵向直径明显大于横向直径。

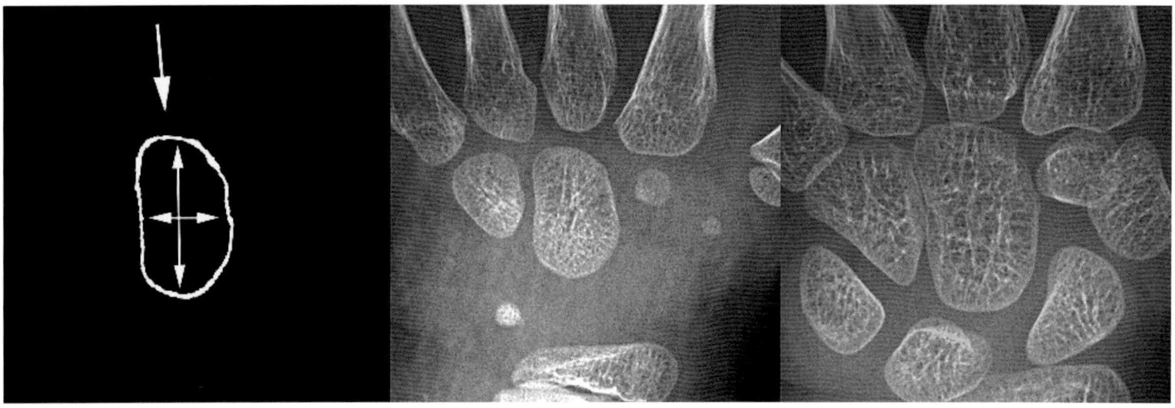

头状骨 5（成熟分 男：75，女：63）
男：4.41 岁　　女：3.72 岁

**纵径与横径的比接近 2∶1。**

最大纵径与最大横径的比接近 2∶1，或第三掌骨缘变平。

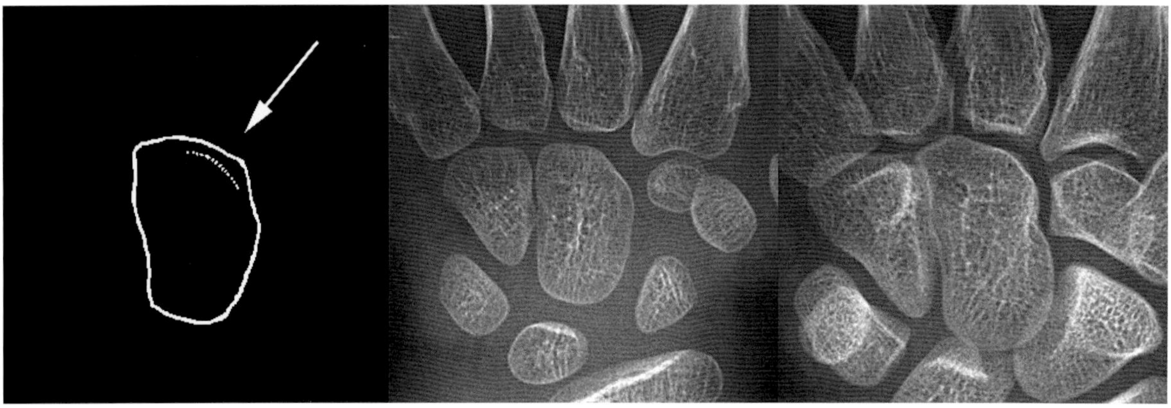

头状骨 6（成熟分 男：89，女：72）
男：7.11 岁　　女：6.23 岁

**钩骨缘可区分为掌侧面和背侧面，或第二、三掌骨缘致密。**

第二或三掌骨缘出现致密白线，若第二、三掌骨缘均出现致密白线则整体为弧线状（第二、三掌骨缘关节面开始骨化，但还不能区分成两个关节面。受射线角度和体位影响，致密白线可出现在第二、三掌骨缘内侧。

注意区分关节面与骨体边缘临时钙化带形成的致密白线不同。边缘临时钙化带的致密线相对较细，且不限于第二、三掌骨缘。

因钩骨缘掌侧面和背侧面的形成易受射线角度和拍摄体位影响，不作为主要指征。

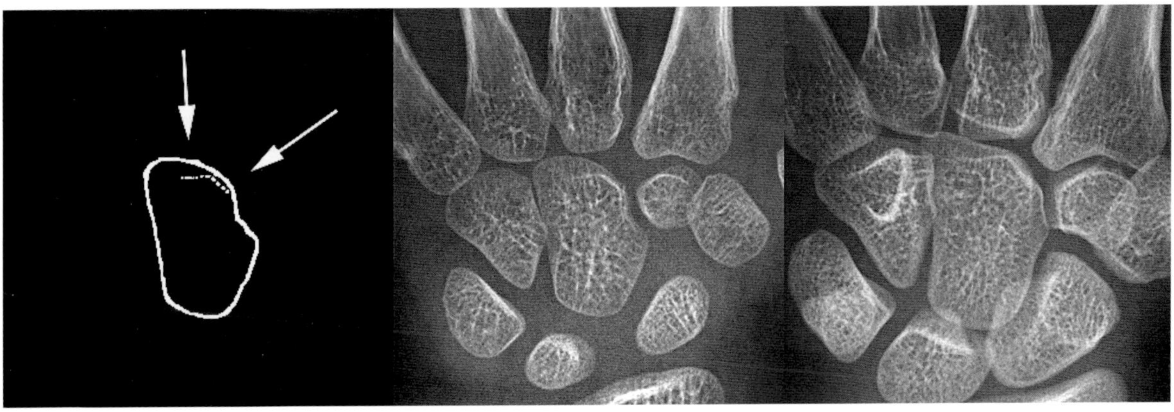

头状骨 7（成熟分 男：129，女：100）
男：10.9 岁　　女：9.53 岁

**第二、三掌骨缘可区分为掌侧面和背侧面。**

分别形成与第二、三掌骨的关节面，因此出现在第二、三掌骨缘的致密白线由上一期的弧形变成折线形。由于受射线角度和体位影响，致密白线可出现在第二、三掌骨缘或掌骨缘外侧，因此，第二、三掌骨缘可区分掌侧面和背侧面不作为主要指征。

## 14. 钩骨

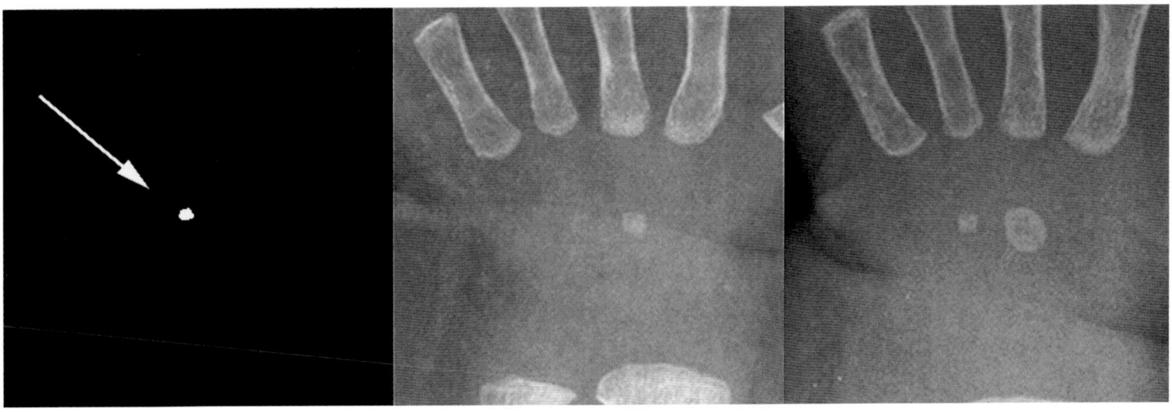

钩骨 1（成熟分 男：11，女：6）
男：0.31 岁　　女：0.25 岁

**骨化中心为一可见钙化点。**

钩骨骨化中心为一可见钙化点，或边缘不清晰的高密度区域，极少见多个。

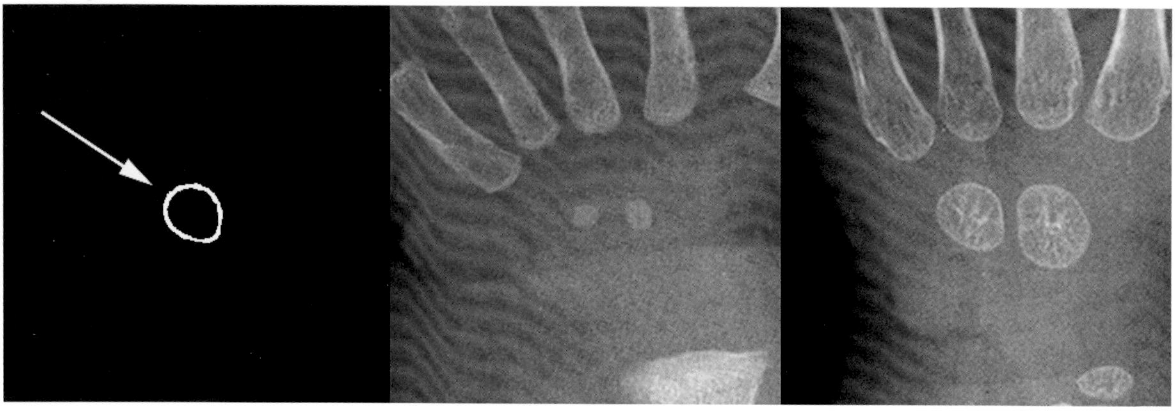

钩骨 2（成熟分 男：25，女：20）
男：0.39 岁　　女：0.30 岁

**骨化中心清晰，有平滑连续的缘。**

钩骨骨化中心呈圆形，外缘轮廓清晰且连续（可勾画出轮廓线）。

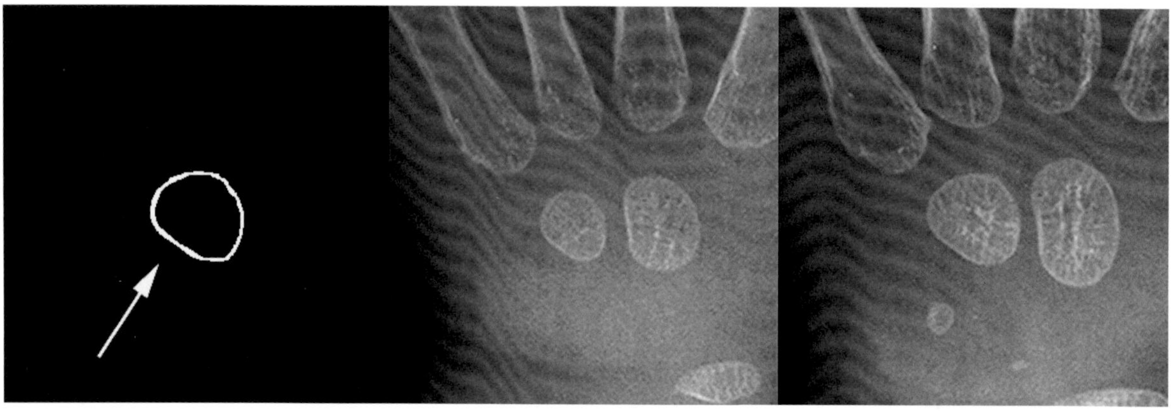

钩骨 3（成熟分 男：53，女：50）
男：2.13 岁　　女：1.66 岁

**三角骨缘变平。**

钩骨的三角骨缘变平，因而钩骨呈“D”形，其直边与手的长轴斜向。

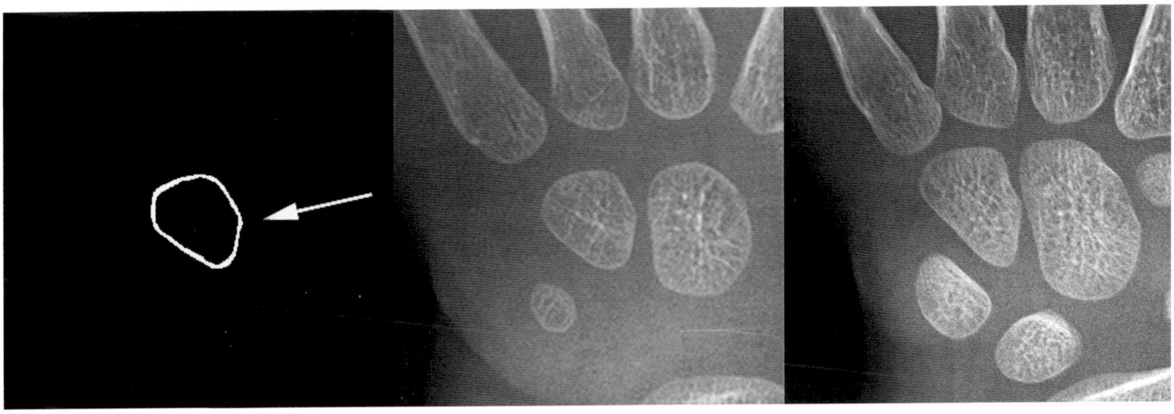

钩骨 4（成熟分 男：73，女：62）
男：4.18 岁　　女：3.44 岁

**头状骨缘形成关节面，出现微凸。**

钩骨的头状骨缘开始按头状骨的关节面成形，沿此缘向下的 1/2 或 1/3 处出现一微凸，凸的上下平坦。

或已能区分掌骨缘和头状骨缘，骨体轮廓形状呈三角形。

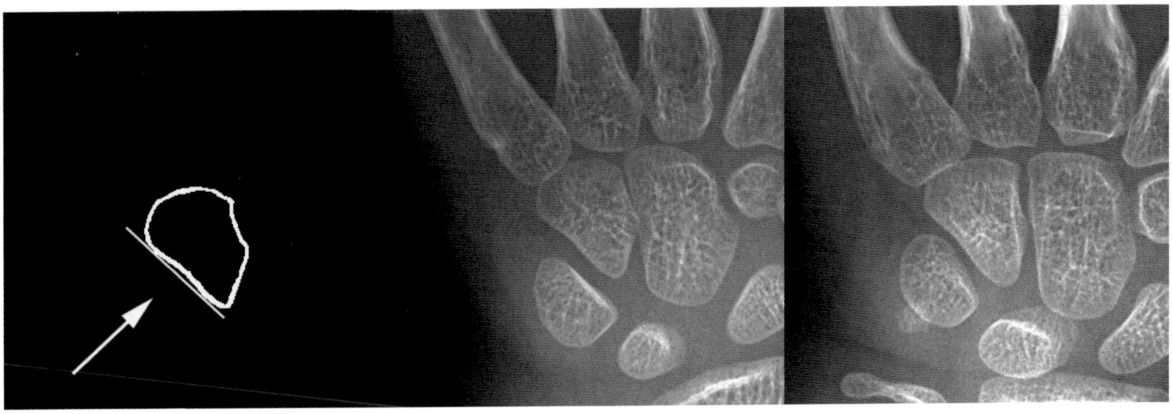

钩骨 5（成熟分 男：87，女：70）
男：6.81 岁　　女：6.08 岁

**三角骨缘变凹。**

远端的第五掌骨缘向尺侧继续骨化，致钩骨的三角骨缘变凹。

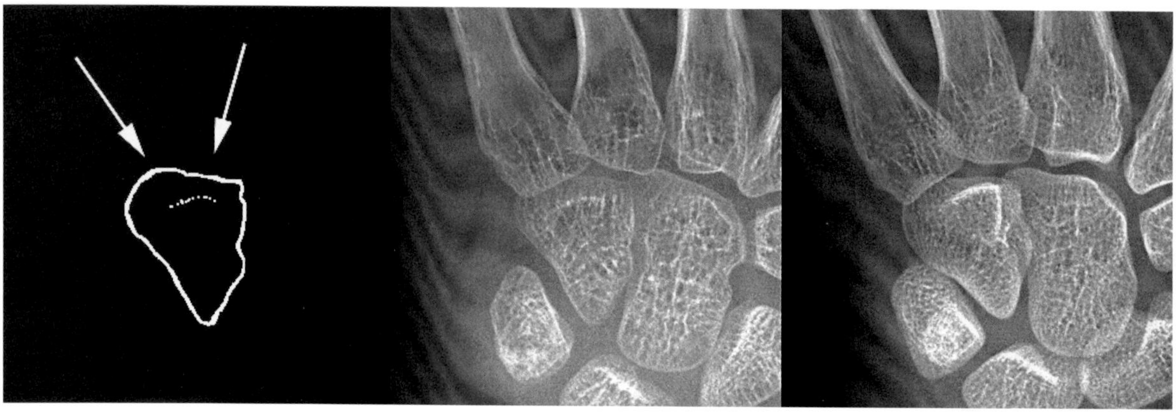

钩骨 6（成熟分 男：99，女：78）
男：10.56 岁　　女：8.96 岁

**第四掌骨缘或头状骨缘可区分为掌侧面和背侧面。**

第四、五掌骨的关节面开始骨化，掌侧面形成沿远侧缘或在远侧缘内的致密白线，背侧骨体更大，形成密度较低的覆盖致密白线的背侧面。

头状骨缘的掌侧面和背侧面易受体位影响，是否可区分掌侧面和背侧面不作为主要指征。

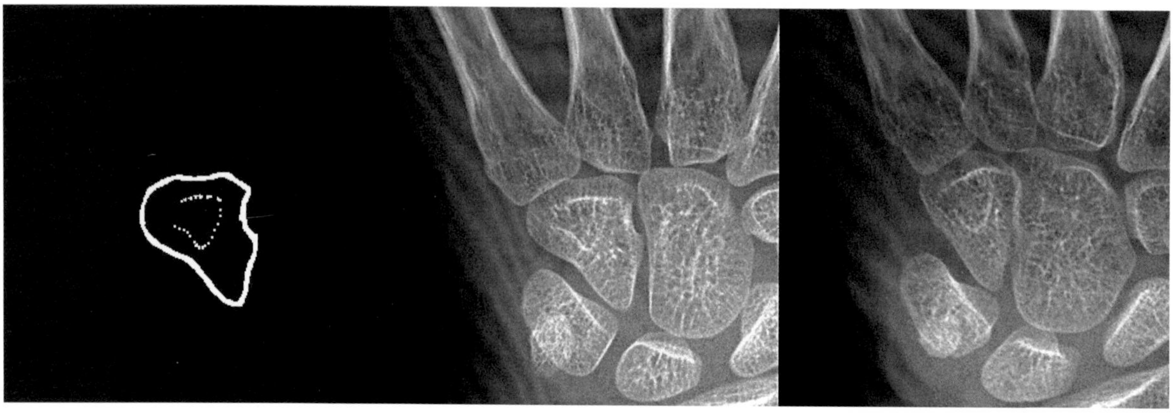

钩骨 7（成熟分 男：109，女：86）
男：11.85 岁　　女：10.06 岁

**钩突开始出现致密白线。**

除第四、五掌骨关节面外，钩骨的头状骨和三角骨关节面也开始骨化，因而在头状骨缘和三角骨缘内侧均出现的致密白线，致钩突的轮廓显现，但呈现为不连续的致密白线。

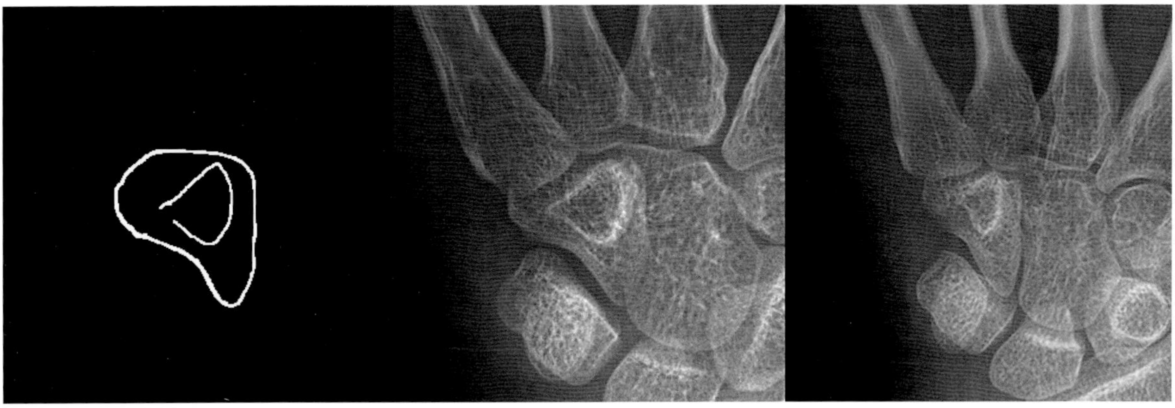

钩骨 8（成熟分 男：135，女：104）
男：13.02 岁　　女：11.31 岁

**钩突全部轮廓显像清晰。**

多条致密白线（骨化的关节面）形成连续的钩的全部轮廓。

注意：部分儿童的关节面密度较小，或影像噪声影响或数字影像被过度锐化，导致钩的轮廓不连续。此时轮廓线显现部分通常较纤细。投照或体位不规范影像，钩的致密轮廓可以投影在钩骨背侧面之外。

## 三、骨龄评测示例

### 1. 填写骨龄评测与生长发育评价登记表

**儿童骨龄评测表**

姓名：______　性别：______　民族：______　籍贯：______

出生日期：________　身份代码：________

出生地：__________　近三年长期居住地：__________

孕周：______　出生体重：____kg．出生身长：____cm.

妊娠期和出生时其他状况：____________________

父亲身高：____cm　体重：____kg．母亲身高：____cm　体重：____kg.

监护人姓名：______　与申请人关系：______　身份证号：________

联系电话：________　微信号：______　QQ 号：______

通讯地址：________省市县（区）

监护人（签字）：______　申请日期：______

-------------------- 以下由工作人员填写 --------------------

编号：______　测量时间（0：00-24：00）：______

实测身高（身长）：____cm．实测体重：____kg．备注：______

测量人员（签字）：______　测量日期：______

----------------------------------------以下由读片人员填写----------------------------------------

各骨发育指征评定结果：X/XXX/XXX/XX/XXX/XX

评测人（签字）：______________ 读片日期：______________

各骨发育指征评定复核结果：X/XXX/XXX/XX/XXX/XX 骨龄：________（岁）

复核人（签字）：______________ 复核日期：______________

### 2. 测量身高、体重

由受过专项培训的工作人员测量脱鞋后的身高（身长）、脱外衣测量体重（净重），并填写测量时间。

### 3. 读片

判定各参照骨成熟指征，顺序依次为：①桡骨骨骺；②第一掌骨骨骺；③第三掌骨骨骺；④第五掌骨骨骺；⑤第一近节指骨骨骺；⑥第三近节指骨骨骺；⑦第五近节指骨骨骺；⑧第三中节指骨骨骺；⑨第五中节指骨骨骺；⑩第一远节指骨骺骨；⑪第三远节指骨骨骺；⑫第五远节指骨骨骺；⑬头状骨；⑭钩骨。

可填简写如：X/XXX/XXX/XX/XXX/XX

### 4. 计算骨龄

根据复核后的评测结果，查各骨各成熟指征的成熟分并相加得出总成熟分，再查成熟分与骨龄对照值得出骨龄。认真填写在骨龄评测与生长发育评价登记表的相应位置。

使用“展望未来中国人骨发育（骨龄）评定应用软件”的，在录入上述相关信息后，点击“保存”就可得到年龄、骨龄、骨龄与年龄差、预测发生初潮（女）的骨龄、骨发育百分位数评价图、身高龄、按年龄评价身高、按骨龄评价身高、预测身高、未来身高评价、身高评价图、BMI、按年龄评价的 BMI、按骨龄评价的 BMI、BMI 评价图等。并将上述全部信息自动保存在数据库中（可查询、统计）。再选择“打印”，即刻得到彩色图文报告单。

### 5. 预测身高

预测身高模型复杂，计算量较大，需要用“展望未来－中国人（骨发育）骨龄评定应用软件”。

### 6. 预测初潮年龄

### 7. 评测报告单样式与解读

展望未来•中国人骨发育（骨龄）评定应用软件评测报告单解读

CHN 骨龄：是按照《中国人手腕骨发育标准 CHN 法》评测出的骨发育成熟度年龄；骨龄 XX 岁说明受测人骨发育程度相当于全国同性别普通家庭健康青少年儿童生活年龄 XX 岁的发育程度。

骨龄与年龄差：骨龄与年龄的差＝骨龄－年龄；如果大于 0，说明儿童发育比一般儿童早，反之，说明儿童发育晚于一般儿童。

骨发育评价：与全国同性别、同年龄的一般儿童比较的结果，共分为七级：分别是极早（大于 97 百分位）、早（大于 90 百分位且小于等于 97 百分位）、较早（大于 75 百分位且小于等于 90 百分位）、正常（小于等于 75 百分位且大于等于 25 百分位）、较晚（小于 25 百分位且大于等于 10 百分位）、晚（小于 10 百分位且大于等于 3 百分位）和极晚（小于 3 百分位）。

百分位：按 100 个儿童折算由低到高排序的位置。

XX 法预测身高：按 XX 方法预测出的成年后终身高。由于人的生长发育除受遗传因素影响以外，营养、疾病、药物、运动、生活习惯、生活环境和人文环境都或多或少的影响儿童青少年的生长发育。因此，该预测值存在一定的误差，但不影响和靶身高比较，作为评价身高是否受损的重要参考。注意：骨发育评价的准确性和身高测量误差会影响身高预测的准确性，因此，评测骨龄和预测身高一定要找受过系统训练、有相关资质的专业人员；测量身高应该选择得到充分休息的早晨，或较疲劳时的晚上睡觉前的固定时间测量，这样可以有效避免因身体疲劳程度不同引起的生理曲度变化造成的测量误差；测量身高还应该使用国民体质监测专用的身高计或身长测量尺。正常情况下每年测量一次，观察和治疗阶段每半年测量一次是矫正预测误差的最好办法。

现身高评价：与全国同性别、同年龄的一般儿童比较的结果（图中 +），分级方法与骨发育评价相似，但采用的是均值和标准差。图中╳是按骨龄标示。

XX 法身高评价：是指按照 XX 方法预测的身高值与全国同性别成年人身高的比较；分级方法与骨发育评价相似，采用的是均值和标准差。

预测初潮骨龄：预期多大骨龄时最可能发生初潮；由于女童发生初潮的时间与骨龄的相关程度大大高于年龄，而骨发育的速度是可变的，因此，及时地监测骨龄，再由骨龄推断大致年龄更可靠。

生长发育阶段：出生至加速期之前为儿童期（报告单中为空白），随后为加速期、高峰期和结束（减速）期。加速期表示儿童发育即将进入高峰期（或突增期），结束期表示儿童发育高峰期已经结束，身高增长即将停止。

身高偏离度：身高与全国同性别、同年龄人的平均身高比较的结果。如：身高偏离度为 1.98SD，是指身高高于全国同性别、同年龄人的平均身高 1.98 个标准差。

BMI：体重指数，反映身体的充实程度，因为与营养状况密切相关，因此也被称为营养指数或肥胖指数。同样有两个标注，+ 是按年龄标示，╳是按骨龄标示。

BMI 评价：与全国同性别、同骨龄的平均值的比较结果；分为七级，重度肥胖（超过平均值 4 个标准差），中度肥胖（超过平均值 3 个标准差，但小于等于均值加 4 个标准差），轻度肥胖（超过 2 个标准差，低于 3 个标准差），超重（超过 1 个标准差），正常（与均值相比在正负一个标准差之内），偏瘦（低于平均值一个标准差以上但高于均值负两个标准差），轻度营养不良（低于均值 2 个标准差以上但高于负 3 个标准差），中度营养不良（低于均值 3 个标准差以上但高于负 4 个标准差），重度营养不良（低于均值 4 个标准差以上）。

靶身高：即遗传身高或伦理学身高，由群体统计得出，由于忽略了个体发育特点，具有一定的参考意义，可以作为临床干预的目标身高。

## 评测报告单解读：

石家庄展望未来科技生长发育评价报告单

| 编号 | 000234-1 | 性别 | 女 | 父身高 | 171 | 身高年增值 | |
|---|---|---|---|---|---|---|---|
| X 线片号 | 244549 | 民族 | 汉 | 母身高 | 154 | 骨龄年增值 | |
| 姓名 | 章某某 | 籍贯 | | | | | |
| 测试日期 | 2007-05-31 | 通讯地址 | | | | | |
| 出生日期 | 1999-08-03 | 联系人 | | | 联系电话 | | |
| 体重 | 25 | 诊断印象 | | | | | |
| 现身高 | 134.6 | 备注 | 下午 4：30 | | | | |
| 年龄 | 7.8 | 身高年龄 | 10.1 | | 预测初潮年龄 | 12.0 | |
| CHN 骨龄 | 8.6 | 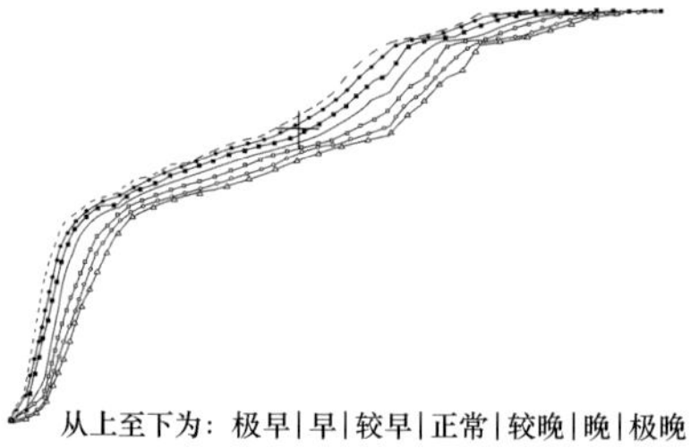<br>从上至下为：极早\|早\|较早\|正常\|较晚\|晚\|极晚 | | | | 骨发育评价图 | |
| 骨龄与年龄差 | 0.8 | | | | | | |
| 骨发育评价 | 较早 | | | | | | |
| 生长发育阶段 | | | | | | | |
| 预测初潮骨龄 | 12.5 | | | | | | |
| 身高偏离度 | 2.08SD | 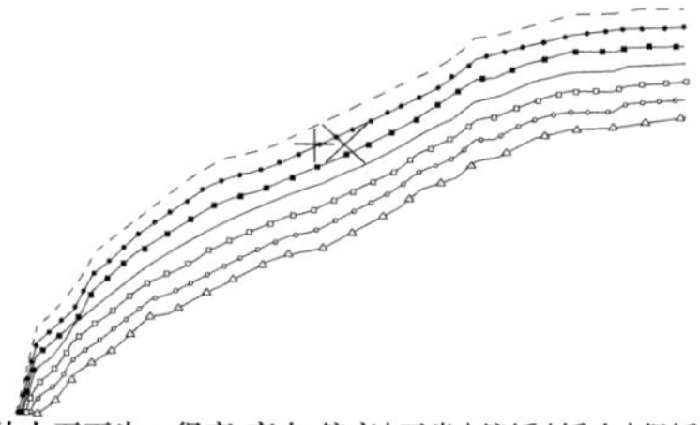<br>从上至下为：很高 高大 偏高\|正常\|偏矮\|矮小\|很矮 | | | | 现身高评价图 | |
| CHN 法预测身高 | 170.9 | | | | | | |
| 现身高评价 | 1.35SD | | | | | | |
| CHN 法身高评价 | 2.25SD | | | | | | |
| 靶身高 | 158.8 | | | | | | |
| BMI 指数 | 13.80 | 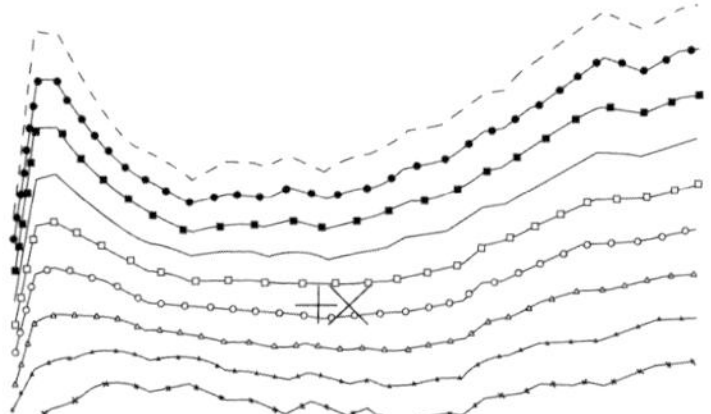<br>从上至下为：重度肥胖\|中度肥胖\|轻度肥胖\|超重\|正常\|偏瘦\|轻度营养不良\|中度营养不良\|重度营养不良 | | | | BMI 指数评价图 | |
| BMI 指数评价 | −0.63SD | | | | | | |
| 诊断意见： | | | | | | | |
| 读片日期： | | 评测人：________ | | 医师：________ | | 日期：________ | |

提示：复查时请携带此报告单和骨龄片　　石家庄展望未来科技有限公司　　网址：www. zwwl. cn

图 9　000234-1 评测报告

报告单 000234-1 解读：该女童第一次检测骨龄，年龄 7.8 岁，骨龄 8.6 岁，提前 0.8 岁，身高 134.6 厘米，相当于 CHN 骨龄 10.1 岁女童；与同龄儿童相比身高偏高 2.08 个标准差，与相同骨龄（发育程度相同）女童相比，身高偏高 1.35 个标准差，预测成年身高为 170.9 厘米左右，与全国城市成年身高相比偏高 2.25 个标准差，其遗传身高为 158.8 厘米左右，预测身高高于遗传身高 12.1 厘米；BMI13.8，低于相同发育程度女童 0.63 个标准差。预测初潮骨龄 12.5 岁左右。

**石家庄展望未来科技生长发育评价报告单**

| | | | | | | | |
|---|---|---|---|---|---|---|---|
| 编号 | 000234-7 | 性别 | 女 | 父身高 | 174 | 身高年增值 | |
| X 线片号 | 20090905 | 民族 | 汉 | 母身高 | 154 | 骨龄年增值 | |
| 姓名 | 章某某 | 籍贯 | | | | | |
| 测试日期 | 2009-09-05 | 通讯地址 | | | | | |
| 出生日期 | 1999-08-03 | 联系人 | | | 联系电话 | | |
| 体重 | 35 | 诊断印象 | | | | | |
| 现身高 | 147 | 备注 | 晚上 8：00 | | | | |
| 年龄 | 10.1 | 身高年龄 | 11.8 | | 预测初潮年龄 | 12.3 | |

| | |
|---|---|
| CHN 骨龄 | 10.6 |
| 骨龄与年龄差 | 0.5 |
| 骨发育评价 | 正常 |
| 生长发育阶段 | 加速 |
| 预测初潮骨龄 | 12.6 |

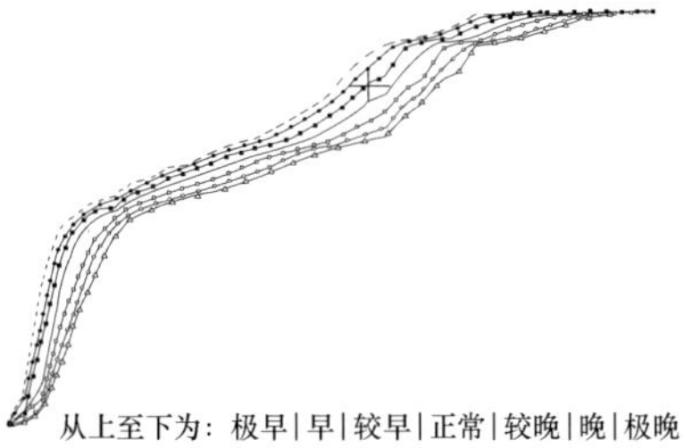


| | |
|---|---|
| 身高偏离度 | 2.05SD |
| CHN 法预测身高 | 169.9 |
| 现身高评价 | 1.47SD |
| CHN 法身高评价 | 2.06SD |
| 靶身高 | 159.7 |

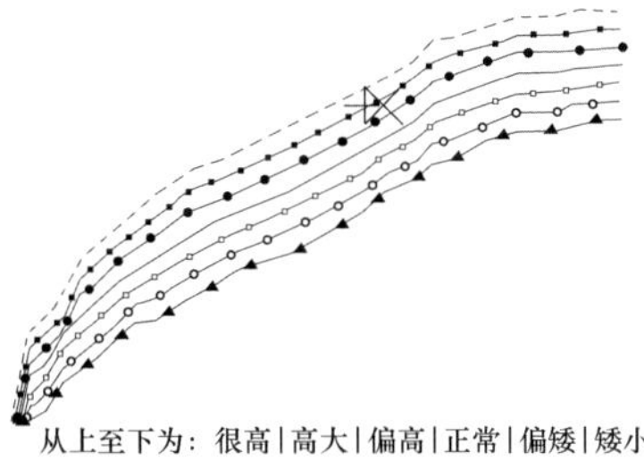


| | |
|---|---|
| BMI 指数 | 16.20 |
| BMI 指数评价 | 0.45SD |

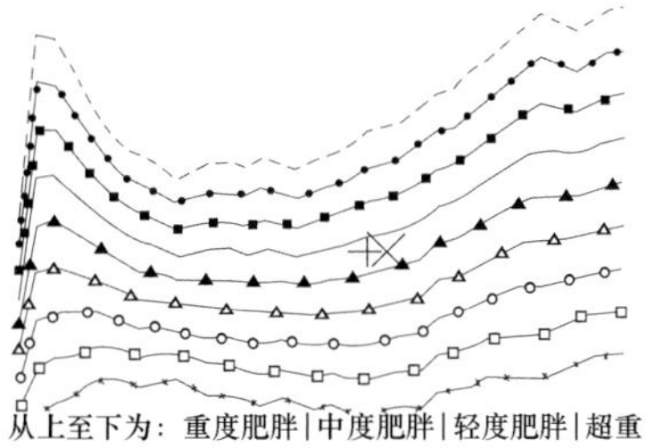


诊断意见：

读片日期：2012-08-15　评测人：__________　医师：__________　日期：__________

提示：复查时请携带此报告单和骨龄片　　石家庄展望未来科技有限公司　　网址：www. zwwl. cn

图 10　000234-7 评测报告

报告单 000234-7 解读：该女童第七次检测骨龄，年龄 10.1 岁，骨龄 10.6 岁，提前 0.5 岁，身高 147.0 厘米，相当于 CHN 骨龄 11.8 岁女童；与同龄儿童相比身高偏高 2.05 个标准差，与相同骨龄（发育程度相同）女童相比，身高偏高 1.47 个标准差，预测成年身高为 169.9 厘米左右，与全国城市成年身高相比偏高 2.06 个标准差，其遗传身高为 158.8 厘米左右，预测身高高于遗传身高 11.1 厘米；BMI16.2，高于相同发育程度女童 0.45 个标准差。预测初潮骨龄 12.6 岁左右。

跟踪档案 000234 历次监测、预测结果（表 21）：

**表 21　石家庄展望未来科技生长发育动态监测表**

编号：000234　姓名：章某某　性别：女　出生日期：1999-08-03　民族：汉　籍贯：

| 年龄 | CHN 骨龄 | 拍片日期 | 身高年龄 | 体重 | 预测身高 | 骨龄与年龄差 | BMI 指数 |
|---|---|---|---|---|---|---|---|
| 7.8 | 8.6 | 2007-05-31 | 10.1 | 25 | 170.9 | 0.8 | 13.80 |
| 8 | 8.9 | 2007-08-06 | 10.4 | 27 | 171.9 | 0.9 | 14.39 |
| 8.4 | 9.3 | 2007-12-14 | 10.5 | 30 | 170.3 | 0.9 | 15.75 |
| 8.7 | 9.5 | 2008-04-07 | 11.0 | 28 | 171.8 | 0.8 | 14.18 |
| 9.1 | 9.9 | 2008-08-21 | 13.3 | 31 | 171.5 | 0.8 | 15.16 |
| 9.6 | 10.5 | 2009-03-21 | 11.5 | 35 | 170.7 | 0.9 | 16.20 |
| 10.1 | 10.6 | 2009-09-05 | 11.8 | 35 | 169.9 | 0.5 | 16.20 |

评测人：__________　　日期：__________

000234-0 评测报告（专家版骨龄软件自动生的成动态监测表）

000234 号回访记录：

2010-08-31 早晨 160.5、晚上 159.5，2011-02-23 初潮，晚上 163，2011-07-09 晚上 165，2011-09-20 晚上 167，2012-01-25 晚 169，2014-04-30 晚上 171，20170520 晚上 172。

**石家庄展望未来科技生长发育评价报告单**

| | | | | | | | |
|---|---|---|---|---|---|---|---|
| 编号 | 000459-1 | 性别 | 男 | 父身高 | 170 | 身高年增值 | |
| X 线片号 | 1612 | 民族 | 汉 | 母身高 | 160 | 骨龄年增值 | |
| 姓名 | 成某某 | 籍贯 | | | | | |
| 测试日期 | 2006-02-15 | 通讯地址 | | | | | |
| 出生日期 | 1995-08-24 | 联系人 | | | 联系电话 | | |
| 体重 | 26 | 诊断印象 | | | | | |
| 现身高 | 132 | 备注 | 上午 9：00 | | | | |
| 年龄 | 10.5 | 身高年龄 | 9.5 | | 预测初潮年龄 | | |

| | |
|---|---|
| CHN 骨龄 | 7.3 |
| 骨龄与年龄差 | -3.2 |
| 骨发育评价 | 极晚 |
| 生长发育阶段 | |
| 预测初潮骨龄 | |

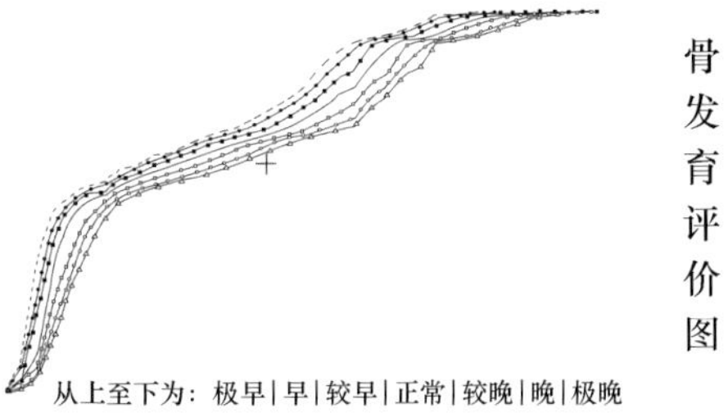


| | |
|---|---|
| 身高偏离度 | -0.70SD |
| TW2 法预测身高 | 171.9 |
| 现身高评价 | 1.66SD |
| TW2 法身高评价 | 0.44SD |
| 靶身高 | 170.5 |

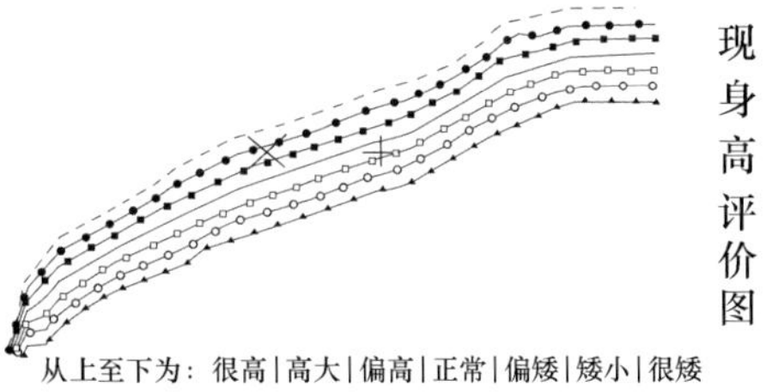


| | |
|---|---|
| BMI 指数 | 14.92 |
| BMI 指数评价 | -0.08SD |

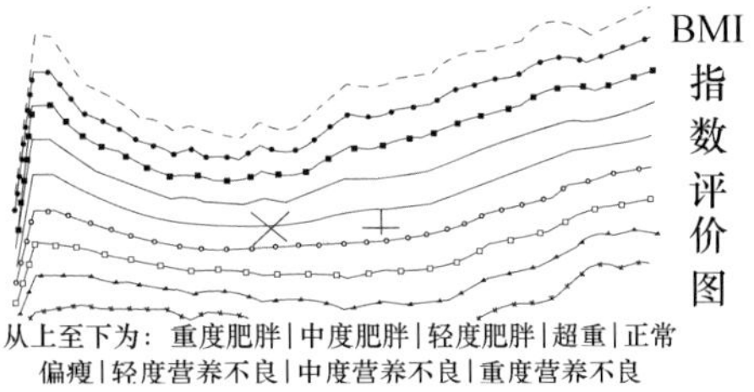


诊断意见：

读片日期：2009-08-14　　评测人：＿＿＿＿＿　　医师：＿＿＿＿＿　　日期：＿＿＿＿＿

提示：复查时请携带此报告单和骨龄片　　石家庄展望未来科技有限公司　　网址：www. zwwl. cn

图 11　000459-1 评测报告（所有报告单抬头均修改为 CHN 法骨龄评定与生长发育评价报告单）

报告单 000459-1 解读：该男童第一次检测骨龄，年龄 10.5 岁，骨龄 7.3 岁，延迟 3.2 岁，身高 132.0 厘米，相当于 CHN 骨龄 9.5 岁男童；与同龄儿童相比身高偏低 0.70 个标准差，与相同骨龄（发育程度相同）男童相比，身高偏高 1.66 个标准差，预测成年身高为 171.9 厘米左右（男童 6 岁以上，CHN 骨龄 13.5 岁以下用 TW2 法预测身高更准确），与全国城市成年身高相比偏高 0.44 个标准差，其遗传身高为 170.5 厘米左右，预测身高高于遗传身高 1.4 厘米；BMI14.92，低于相同发育程度男童 0.08 个标准差。

**石家庄展望未来科技生长发育评价报告单**

| | | | | | | | |
|---|---|---|---|---|---|---|---|
| 编号 | 000459-7 | 性别 | 男 | 父身高 | 170 | 身高年增值 | |
| X 线片号 | 15051171 | 民族 | 汉 | 母身高 | 160 | 骨龄年增值 | |
| 姓名 | 成某某 | 籍贯 | | | | | |
| 测试日期 | 2011-11-18 | 通讯地址 | | | | | |
| 出生日期 | 1995-08-24 | 联系人 | | | 联系电话 | | |
| 体重 | 45 | 诊断印象 | | | | | |
| 现身高 | 168 | 备注 | 上午 | | | | |
| 年龄 | 16.2 | 身高年龄 | 15.9 | | 预测初潮年龄 | | |
| CHN 骨龄 | 15.6 | 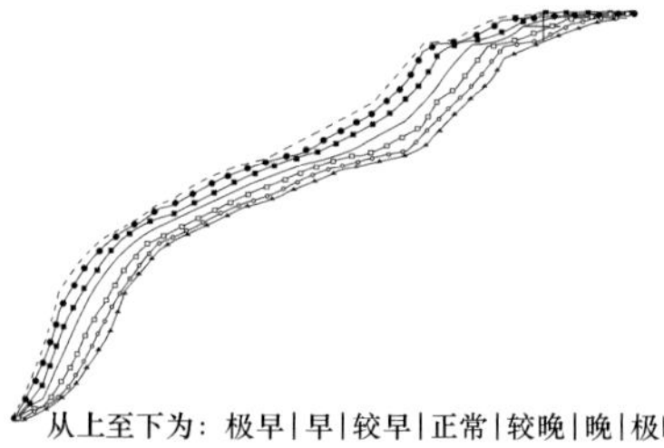  骨发育评价图 | | | | | |
| 骨龄与年龄差 | -0.6 | | | | | | |
| 骨发育评价 | 正常 | | | | | | |
| 生长发育阶段 | 减速 | | | | | | |
| 预测初潮骨龄 | | | | | | | |
| 身高偏离度 | -0.09SD | 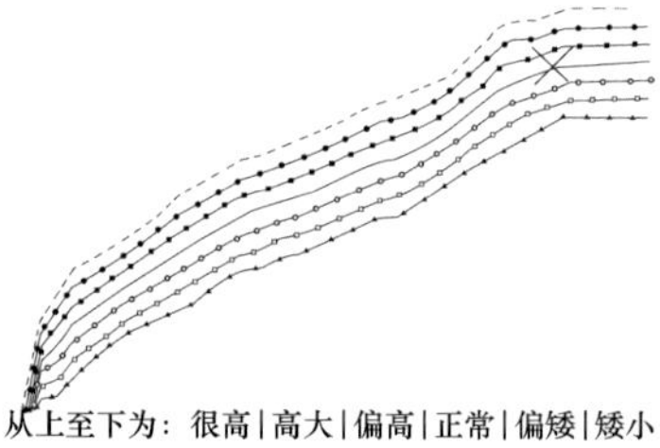  现身高评价图 | | | | | |
| CHN 法预测身高 | 172.7 | | | | | | |
| 现身高评价 | 0.20SD | | | | | | |
| CHN 法身高评价 | 0.58SD | | | | | | |
| 靶身高 | 170.5 | | | | | | |
| BMI 指数 | 15.94 | 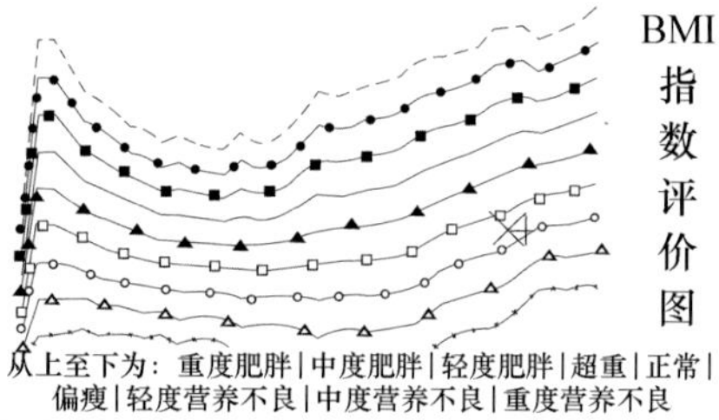  BMI 指数评价图 | | | | | |
| BMI 指数评价 | -1.54SD | | | | | | |
| 诊断意见：体重不足，注意营养均衡、充足，避免出现营养不良；建议查微量元素、血红蛋白、碱性磷酸酶等，防止结构性营养不良。 | | | | | | | |
| 读片日期：2011-12-28 | | 评测人：________ | | 医师：________ | | 日期：________ | |

提示：复查时请携带此报告单和骨龄片　　石家庄展望未来科技有限公司　　网址：www. zwwl. cn

图 12　000459-7 评测报告

报告单 000459-7 解读：该男童第七次检测骨龄，年龄 16.2 岁，骨龄 15.6 岁，延迟 0.6 岁，身高 168.0 厘米，相当于 CHN 骨龄 15.9 岁男童；与同龄儿童相比身高偏低 0.09 个标准差，与相同骨龄（发育程度相同）男童相比，身高偏高 0.20 个标准差，预测成年身高为 172.7 厘米左右，与全国城市成年身高相比偏高 0.58 个标准差，其遗传身高为 170.5 厘米左右，预测身高高于遗传身高 2.2 厘米；BMI15.94，低于相同发育程度男童 1.54 个标准差。

000459 号回访记录：

2011-09-20 上午 168，2014-06-24 下午 170，2016-07-15 晚上 172。

# 第四章　中国儿童手腕骨发育标准 CHN 法参考图谱

CHN
法
评测

本图谱共收录 72 幅手腕部骨发育 X 线影像，其中女性 2 个月至 17.3 岁共 36 幅，男性 4 个月至 18.4 岁共 36 幅。所有原始影像均为 2015 年之后的 DR 摄影，0～5 岁样片和 15 岁以上样片来自多家三甲医院儿保、内分泌、儿科门诊中已确认无重大疾病史、无长期慢性病史，发育基本正常的健康儿童；6～15 岁儿童样本来自于温岭市中小学儿童生长发育普查，经确认生长发育正常的健康儿童。所有骨龄片均由多名从事临床和放射摄影工作，并长期使用《中国人手腕骨发育标准 CHN 法》的专家依据 CHN 法初选后，与该方法的主要完成人之一邵伟东先生共同在医用影像终端上再次评测确认所有样本的发育指征，最后按骨龄大小排序挑选出共同认可的我国当代儿童手腕骨发育 X 线参考图谱。

由于所有骨发育成熟指征均是骨发育连续过程中易于辨识的特定节点，虽然评价多个参照骨可以显著提高互补性，得到相对更加连续的评测结果，但成熟指征的阶段性和样本资源的有限性使得我们挑选的参考图谱无法做到完全等间距。考虑幼儿期间年龄基数小，生长发育迅速，我们缩小了骨龄图谱的间隔时间，以便使用者能更及时、准确地分辨出骨龄偏离的程度和变化速度；女性 14 岁、男性 15 岁以上，发育进入减速期，随着未成熟的骨块逐渐减少，有明显变化的特征也越来越少，因此参考图谱的骨龄间隔大一些。

由于大多数儿童手腕各骨发育成熟程度不完全一致，尤其是患有生长发育障碍或疾病的儿童，各骨成熟程度差异可能更大，因此，在使用参考图谱时应避免只比较少数骨块而忽略其他骨块的做法，依次比较桡骨骺、头状骨、钩骨、第一、三、五掌骨骺和指骨骺再综合确定受测人骨龄会更准确。

目前我们还没有做依照 CHN 法参考图谱评测准确性的统计分析，美国 G-P 图谱的作者曾经做过使用 G-P 图谱评测准确性的相关统计：临床医生用 G-P 图谱法评测的结果平均误差达 10 个月。

参考图谱仅用于临床即时估测骨龄，不能替代按《中国人手腕骨发育标准 CHN 法》准确的评测骨龄，我们强烈建议用本图谱估测后，应及时按照《中国人手腕骨发育标准 CHN 法》进行准确的评测。

根据我们的实践经验，依照《中国人手腕骨发育标准 CHN 法》连续仔细研读 200 张骨龄片后，就可以条件反射般的快捷、准确的评定成熟指征，如同时使用“展望未来－中国人骨发育（骨龄）评定应用软件”，1～2 分钟即可完成一个儿童的骨龄评测、身高预测、生长发育评价、身高评价、BMI 评价、初潮预测（女）等全部工作。

图谱的右（左）上角标注了性别和该骨龄片的 CHN 法骨龄，图谱的下面标注了在医学影像终端上依据 CHN 法判读的各骨成熟指征。标注的顺序与成熟指征详解中的次序相同，依次为：桡骨骺、第一掌骨骺、第三掌骨骺、第五掌骨骺、第一近节指骨骺、第三近节指骨骺、第五近节指骨骺、第三中节指骨骺、第五中节指骨骺、第一远节指骨骺、第三远节指骨骺、第五远节指骨骺、头状骨、钩骨。

由于制版、印刷过程会导致影像（尤其是细节部分）有一定程度的失真，因此评定结果仅供参考。

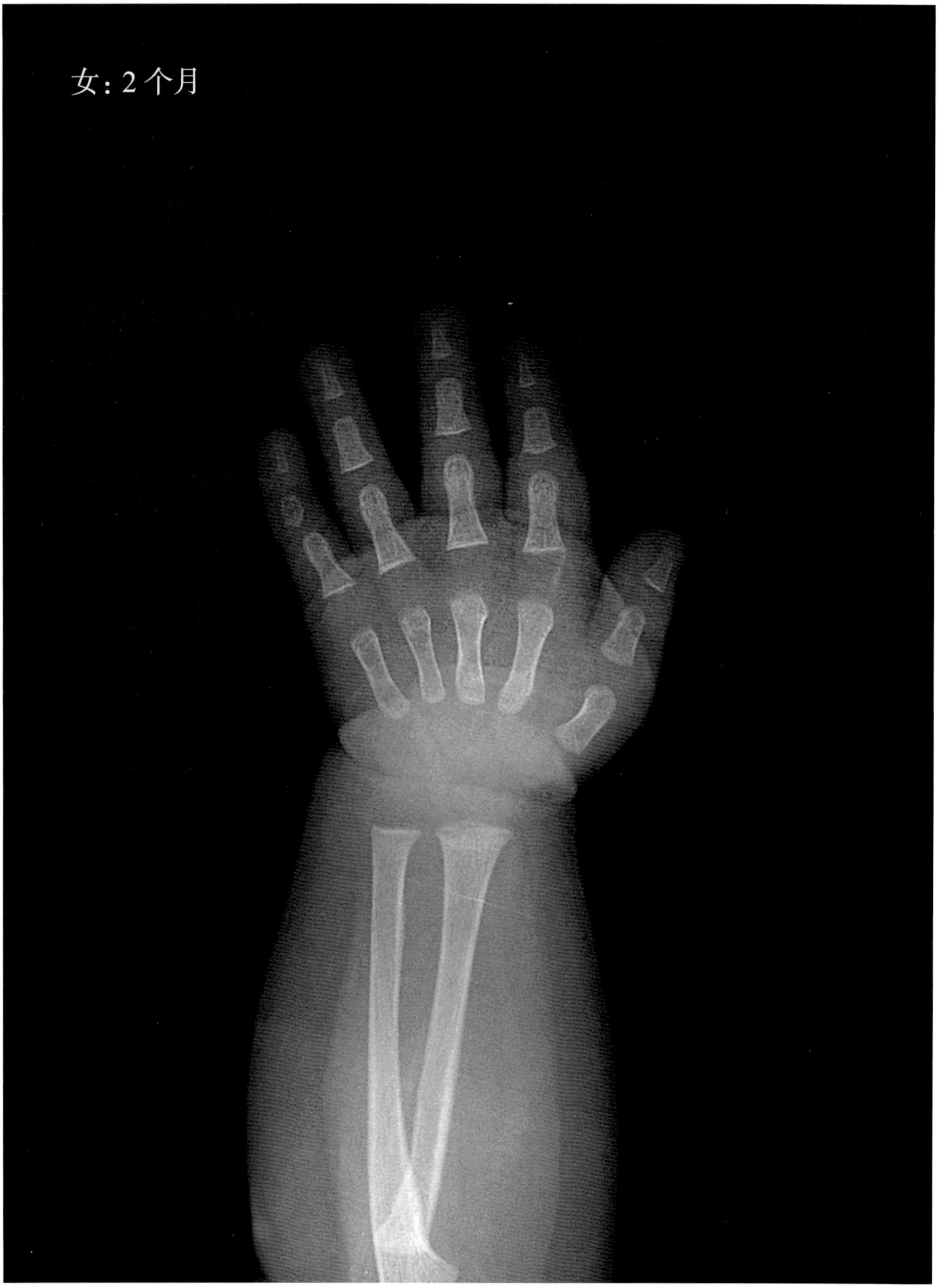


女：2 个月
CHN 法各骨发育分期：0、000、000、00、000、20

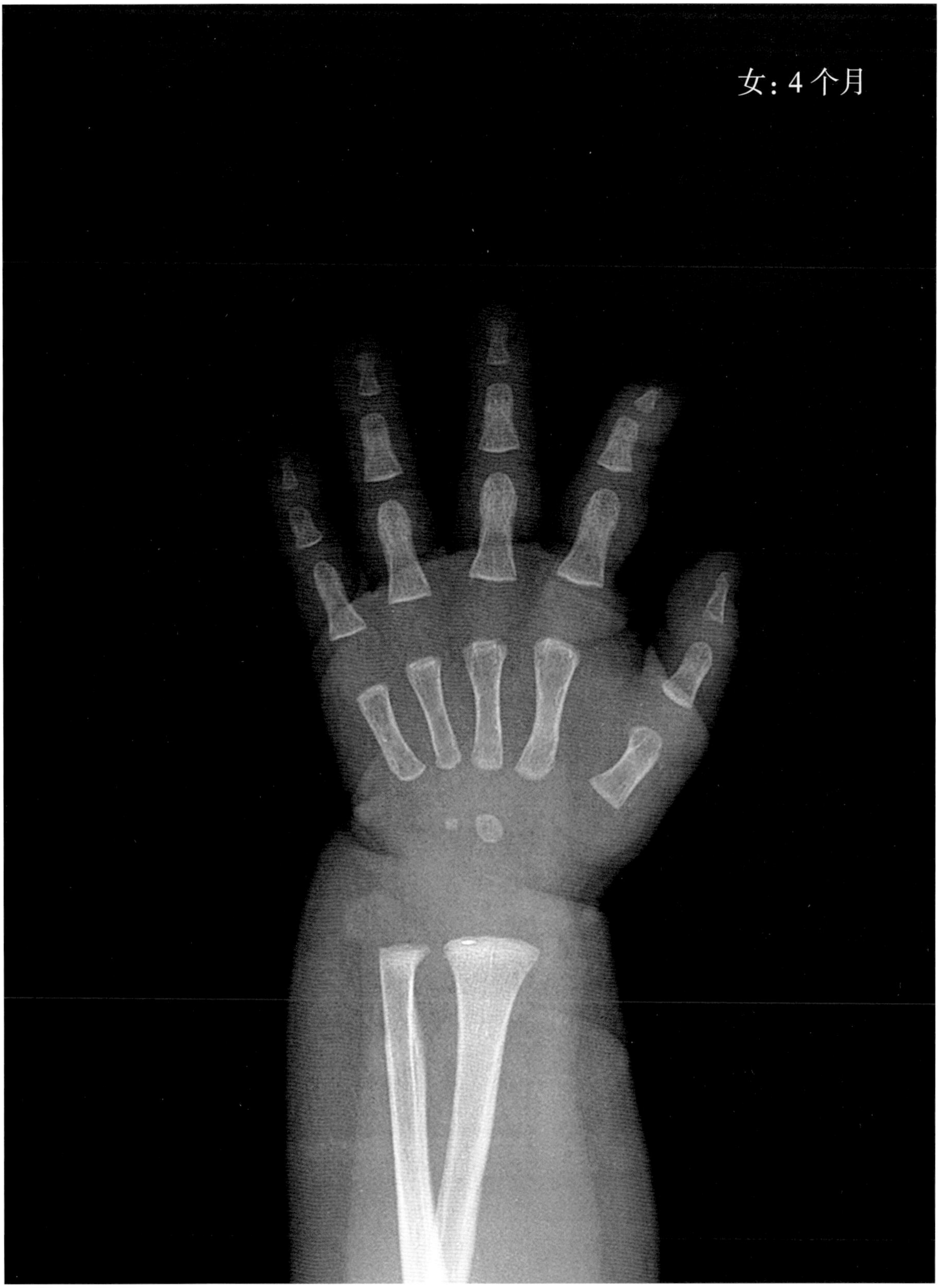


女：4 个月
CHN 法各骨发育分期：0、000、000、00、000、21

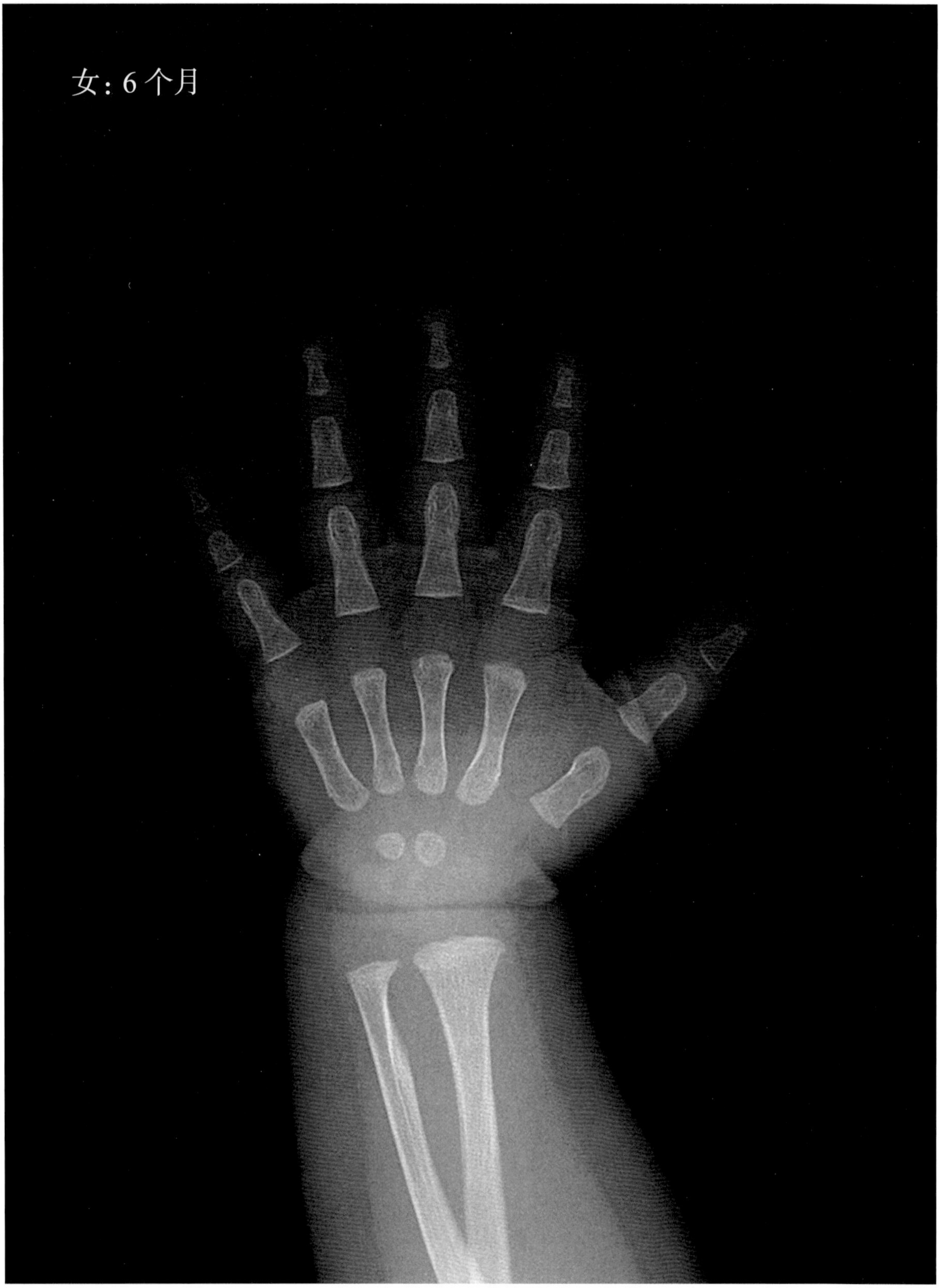


女：6 个月
CHN 法各骨发育分期：0、000、000、00、000、22

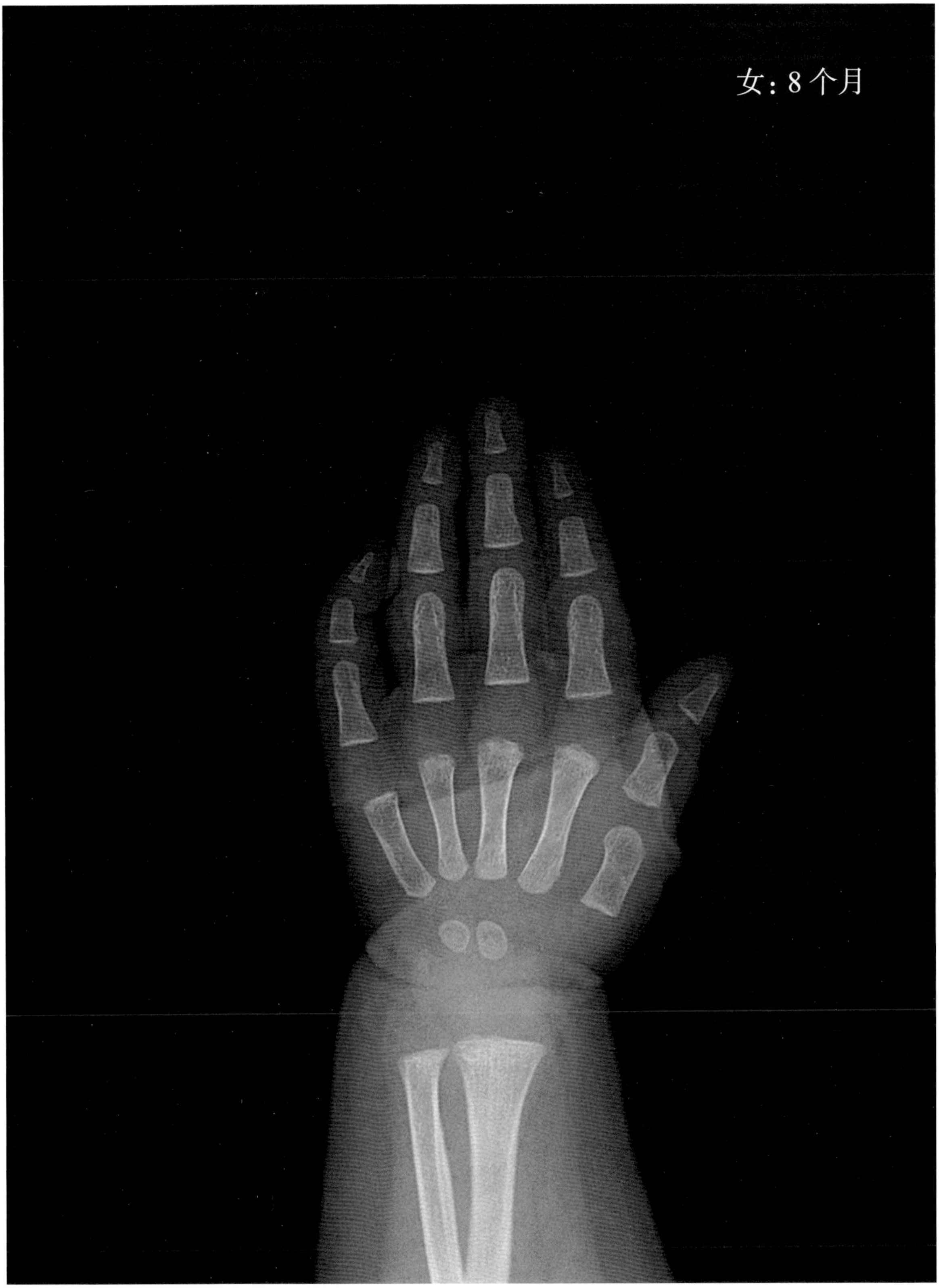


女：8 个月
CHN 法各骨发育分期：0、000、000、00、000、32

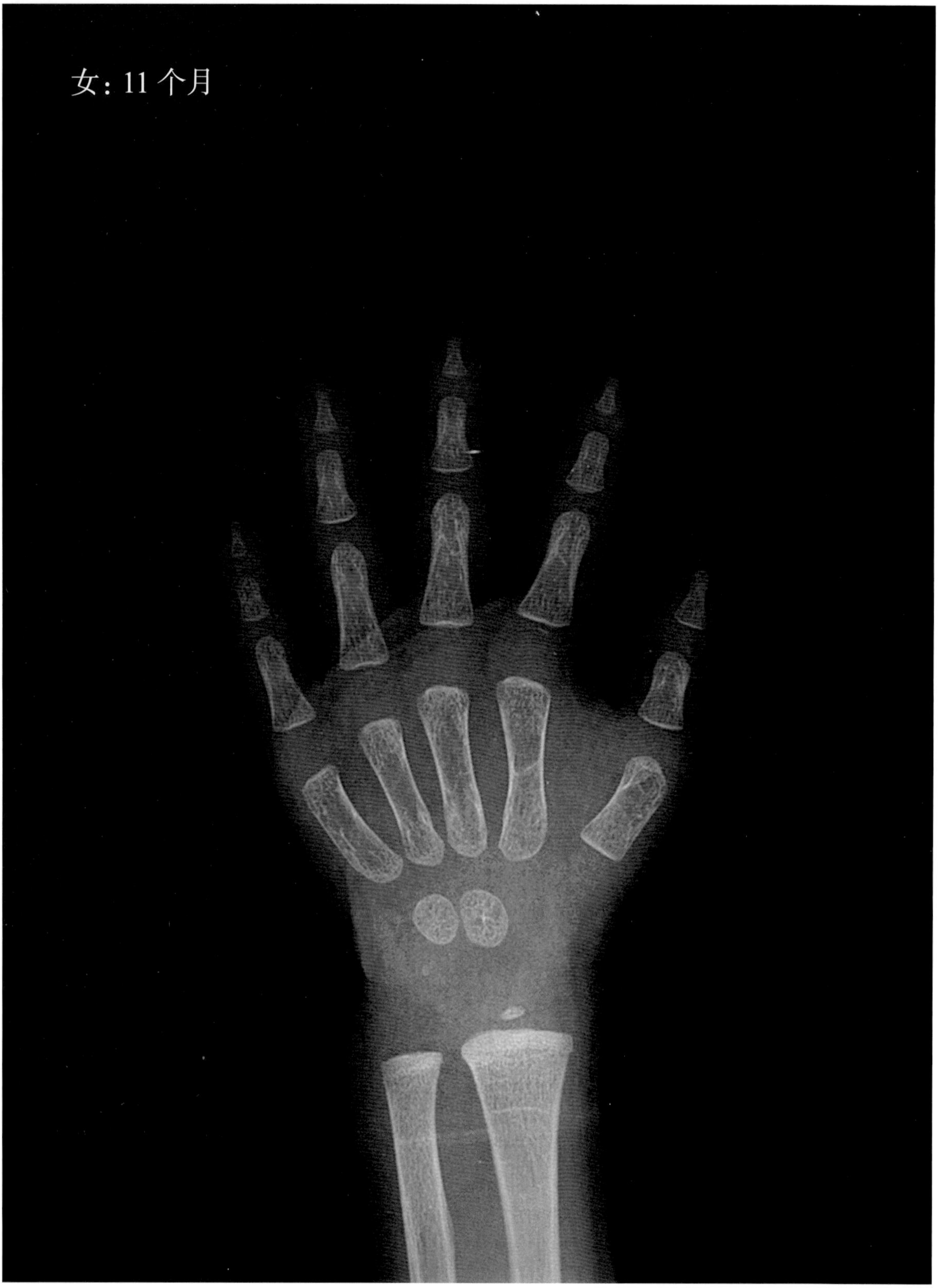


女：11 个月
CHN 法各骨发育分期：2、000、000、00、100、32

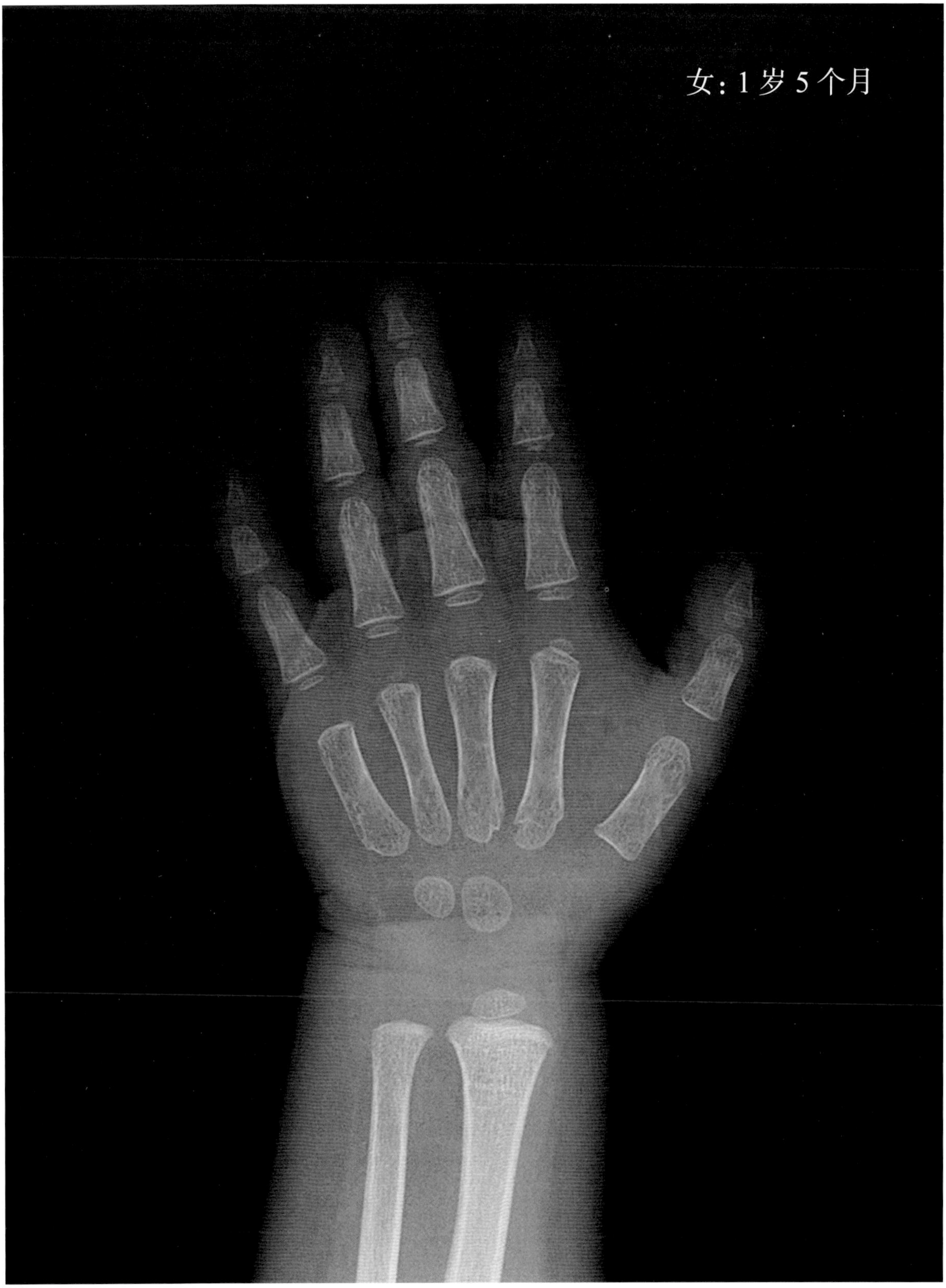


女：1 岁 5 个月
CHN 法各骨发育分期：3、000、033、21、320、32

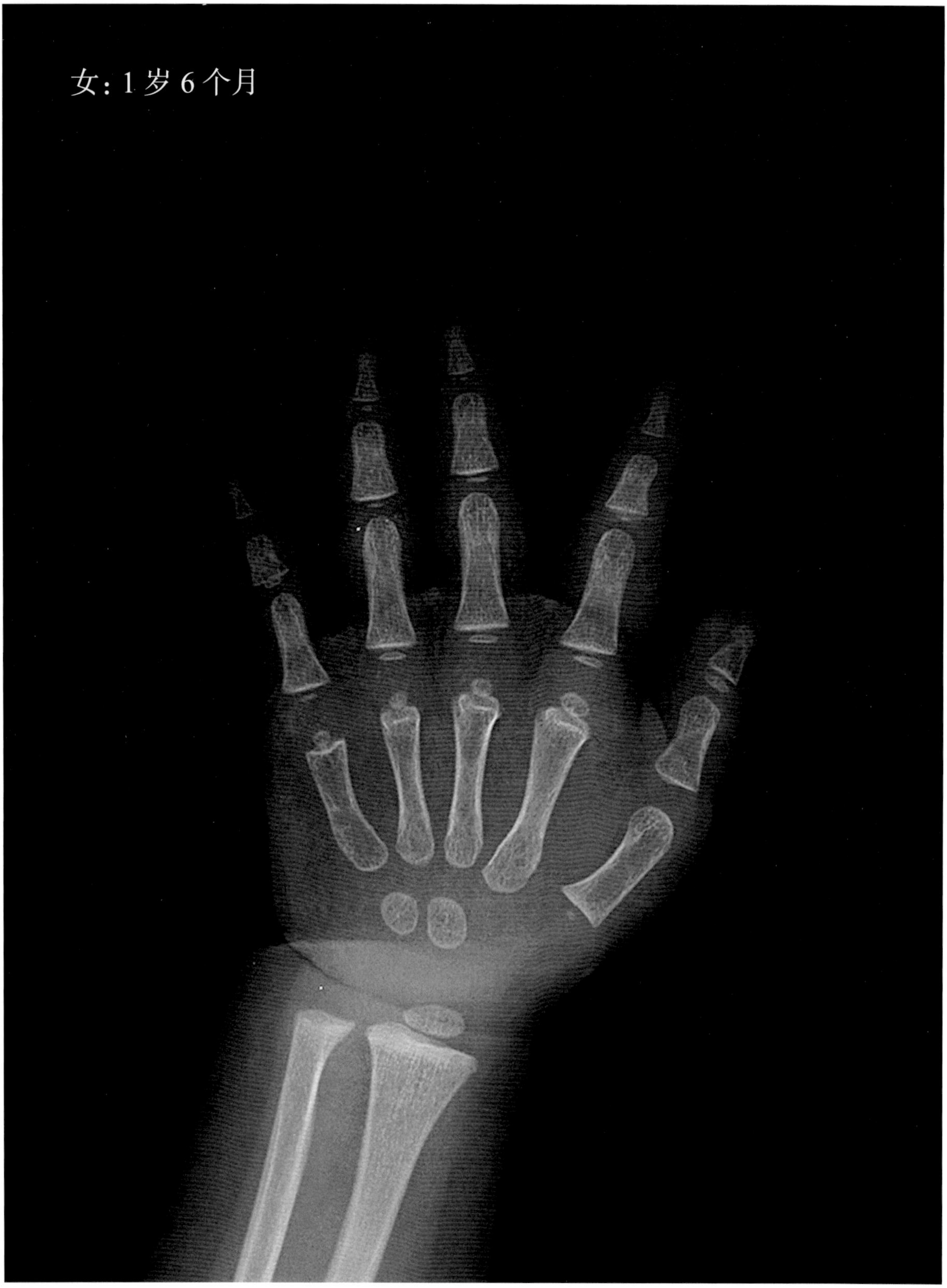


女: 1 岁 6 个月
CHN 法各骨发育分期: 3、122、022、22、311、32

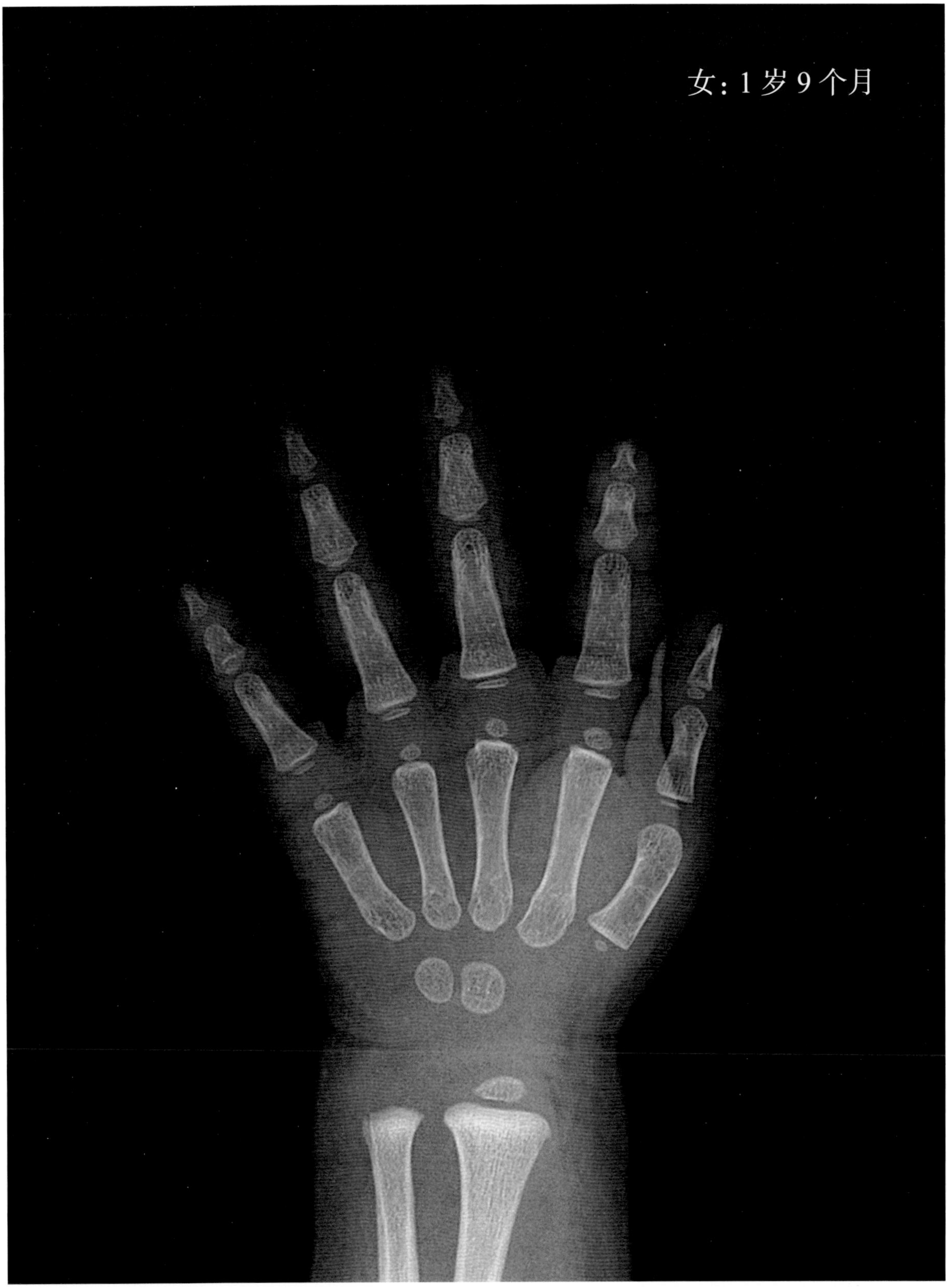


女：1 岁 9 个月
CHN 法各骨发育分期：3、222、232、22、320、32

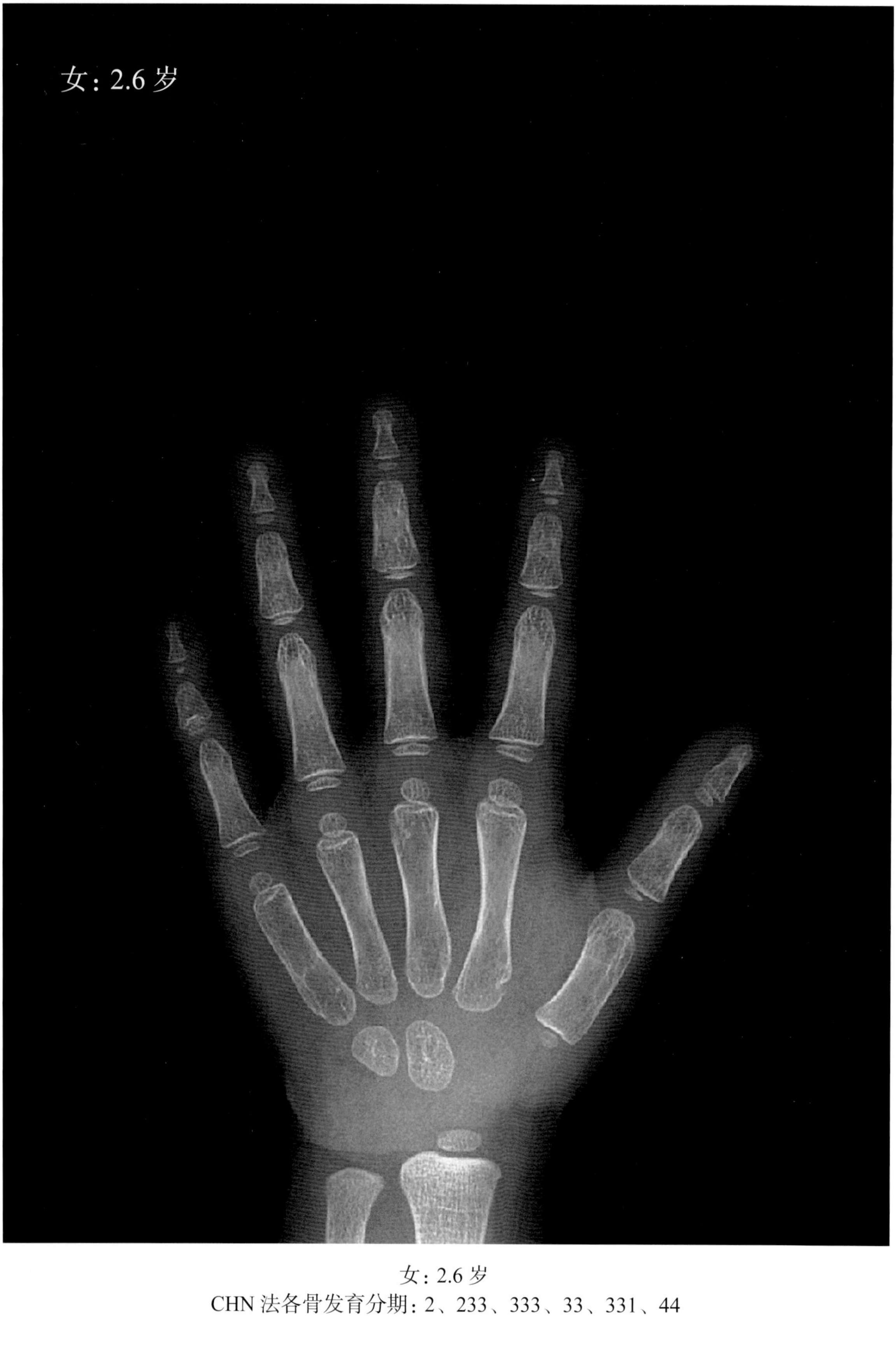


女：2.6 岁
CHN 法各骨发育分期：2、233、333、33、331、44

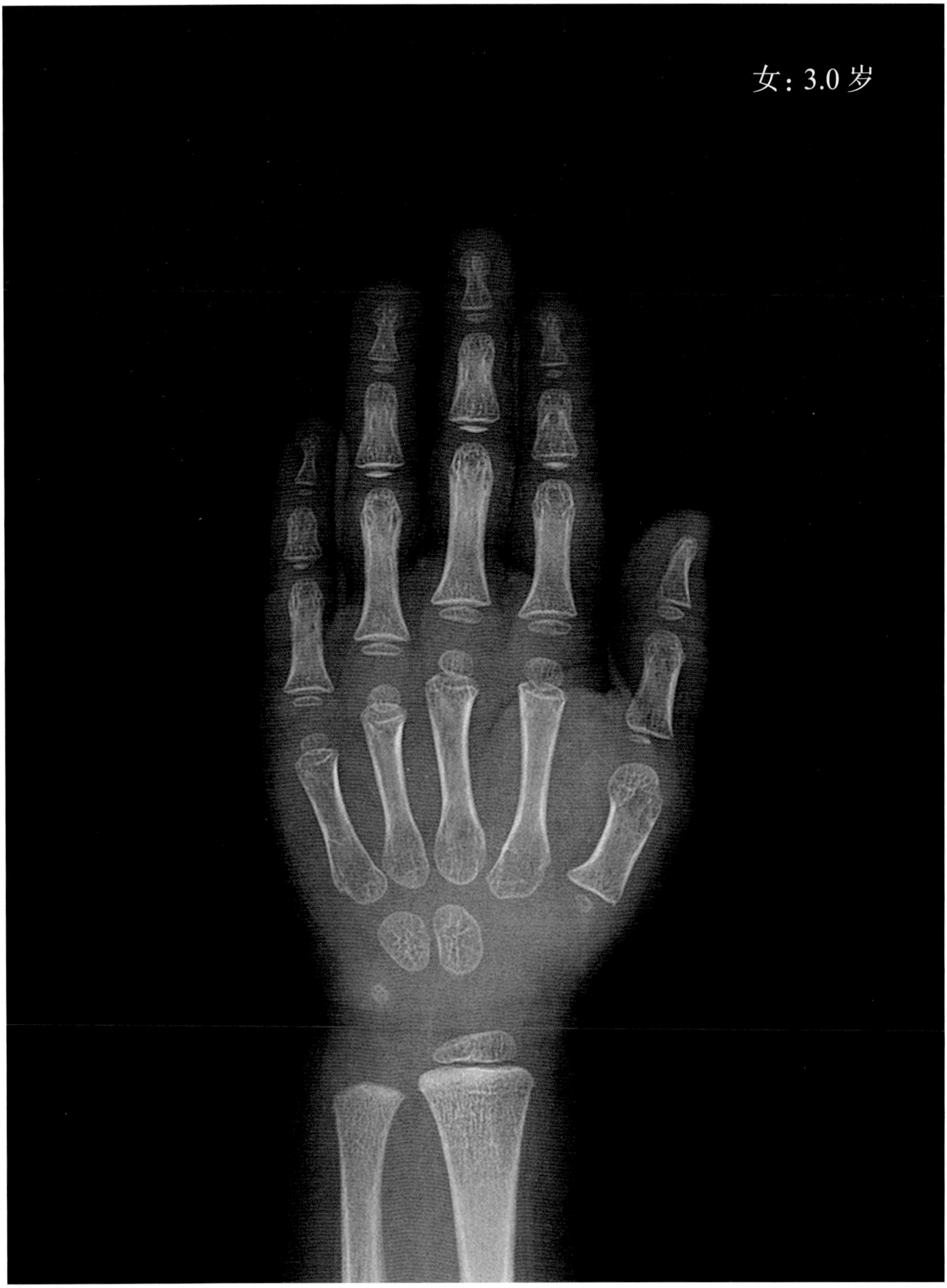


女: 3.0 岁
CHN 法各骨发育分期: 4、233、233、32、333、44

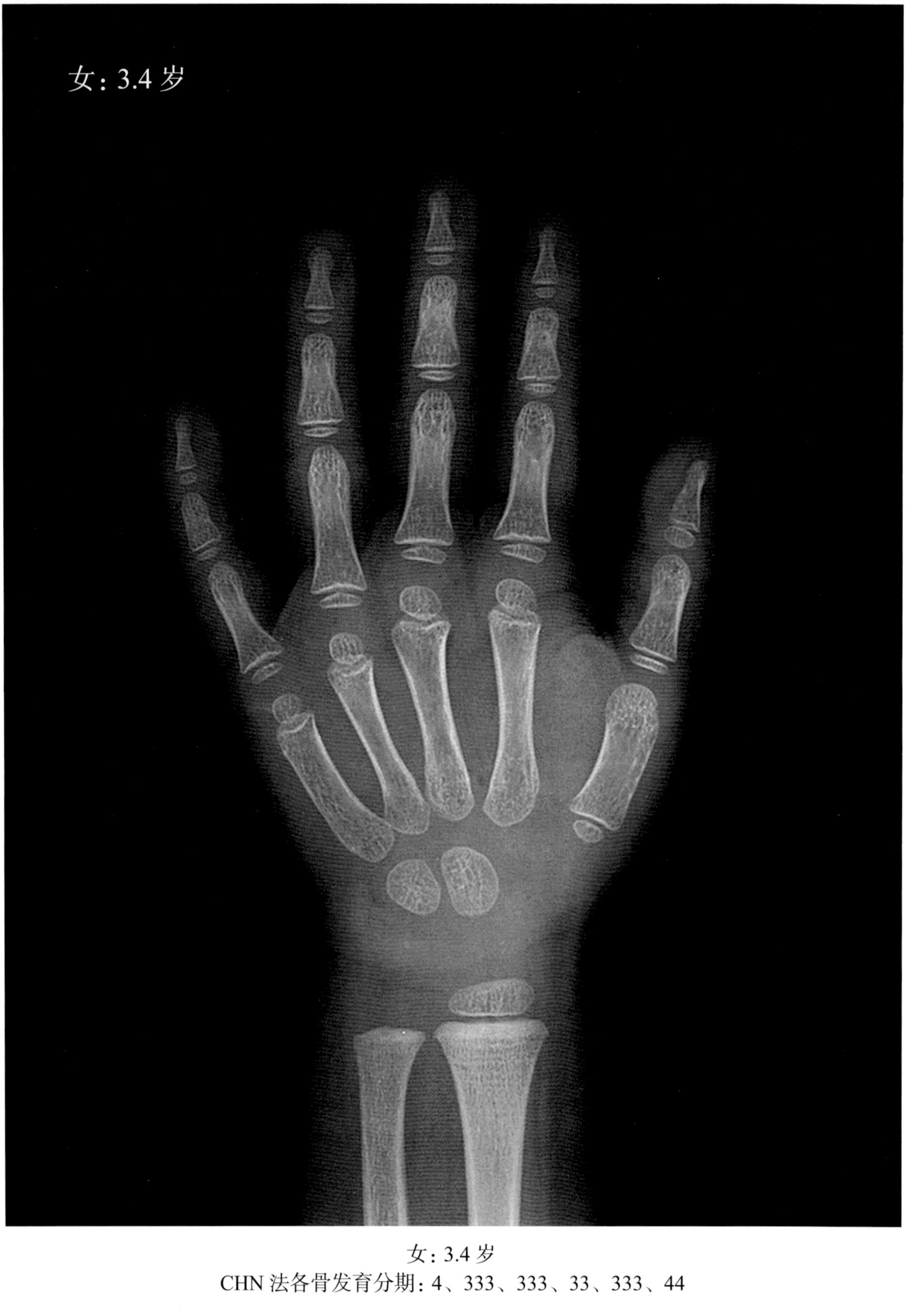


女：3.4 岁
CHN 法各骨发育分期：4、333、333、33、333、44

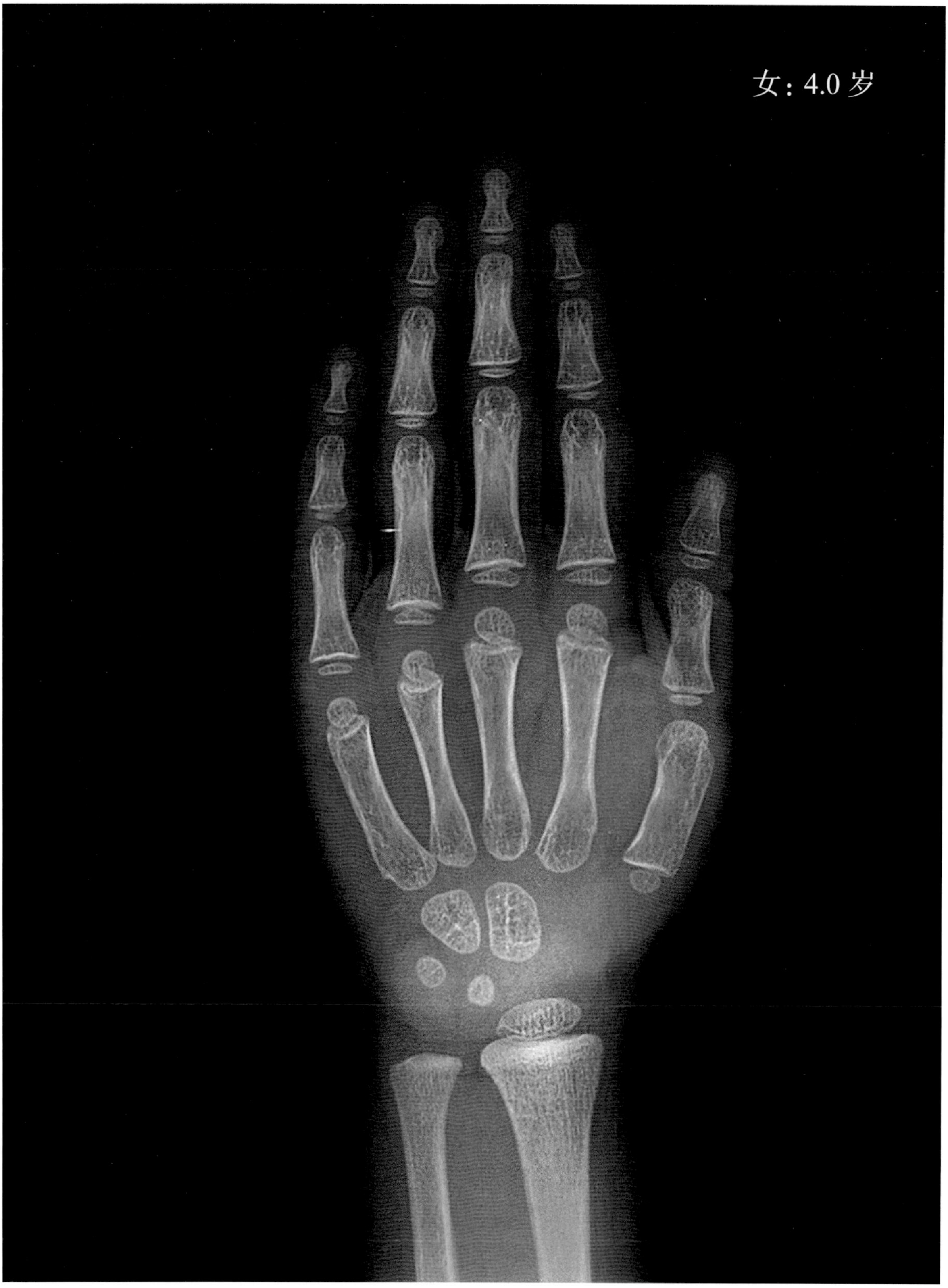


女：4.0 岁
CHN 法各骨发育分期：4、333、343、33、333、44

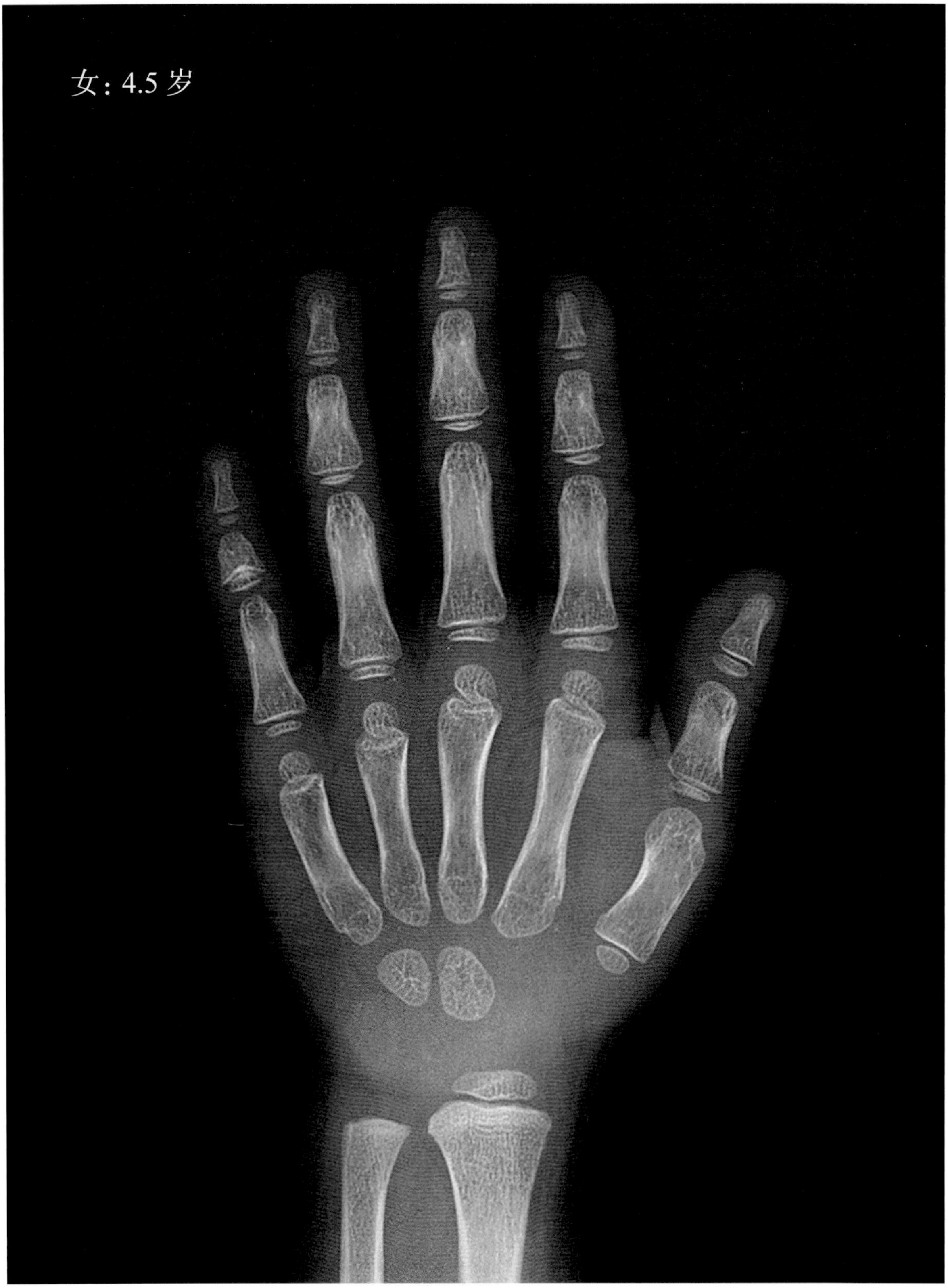


女：4.5 岁

CHN 法各骨发育分期：5、333、444、33、333、44

锥形骨骺是指骨骺形态像锥子，中部明显凸起指向干骺端、对应的干骺端大多凹陷，严重的骨骺可和骨干连为一体，通常出现锥形骨骺的骨干有短指变异。第五中节指骨发生率较高、女性多于男性，通常无不良反应。若多个长骨出现锥形或其他形态的变异，应结合临床进一步检查。评测非正常形态的骨骺，应重点参考同排、相邻掌指骨骨骺。本图第五中节指骨骺参考第四中节指骨骺评定为 3 期。若多个骨化中心呈非正常形态，可用 CHN2 法计算骨龄。

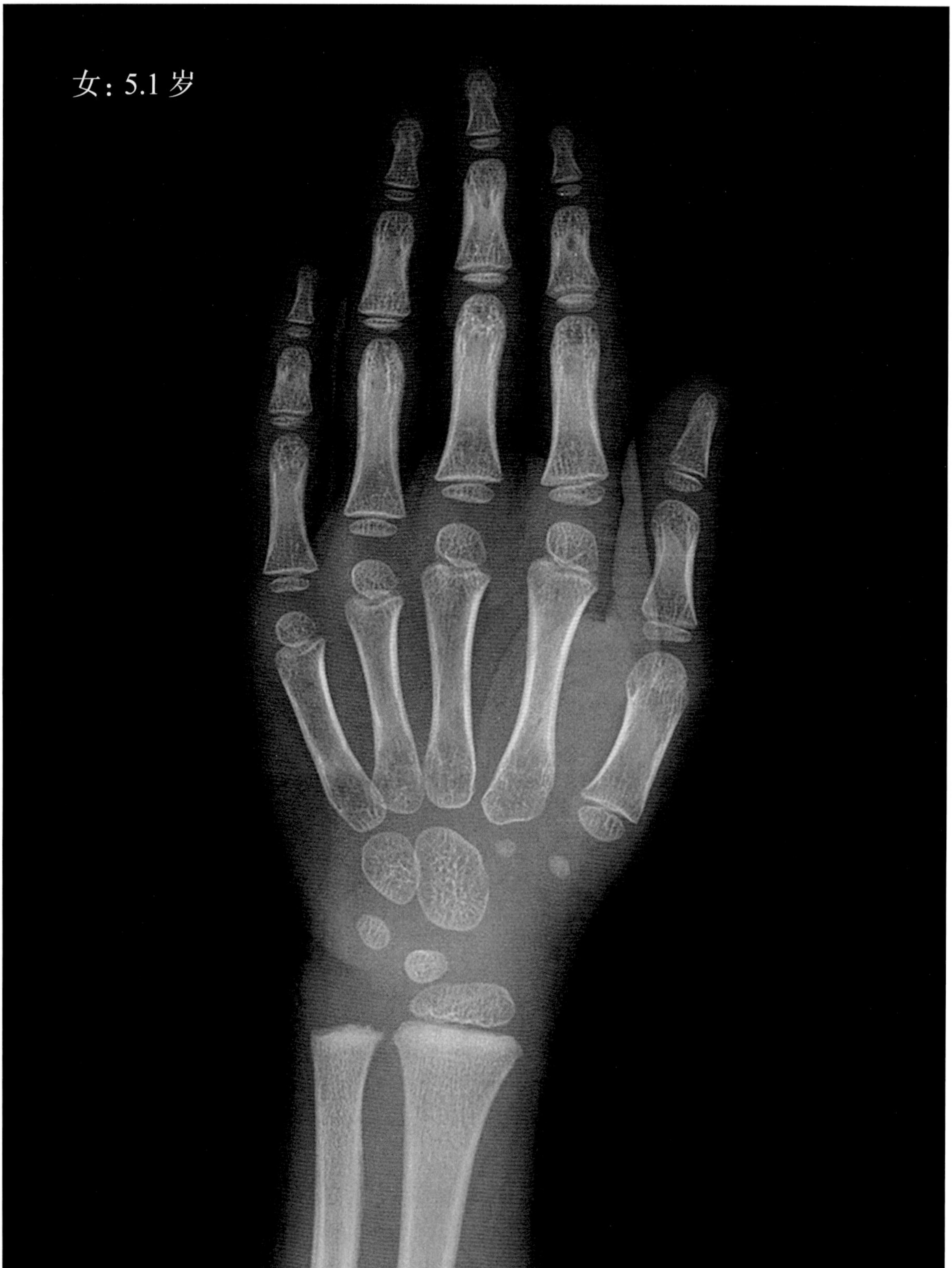


女：5.1 岁

CHN 法各骨发育分期：5、333、444、44、333、44

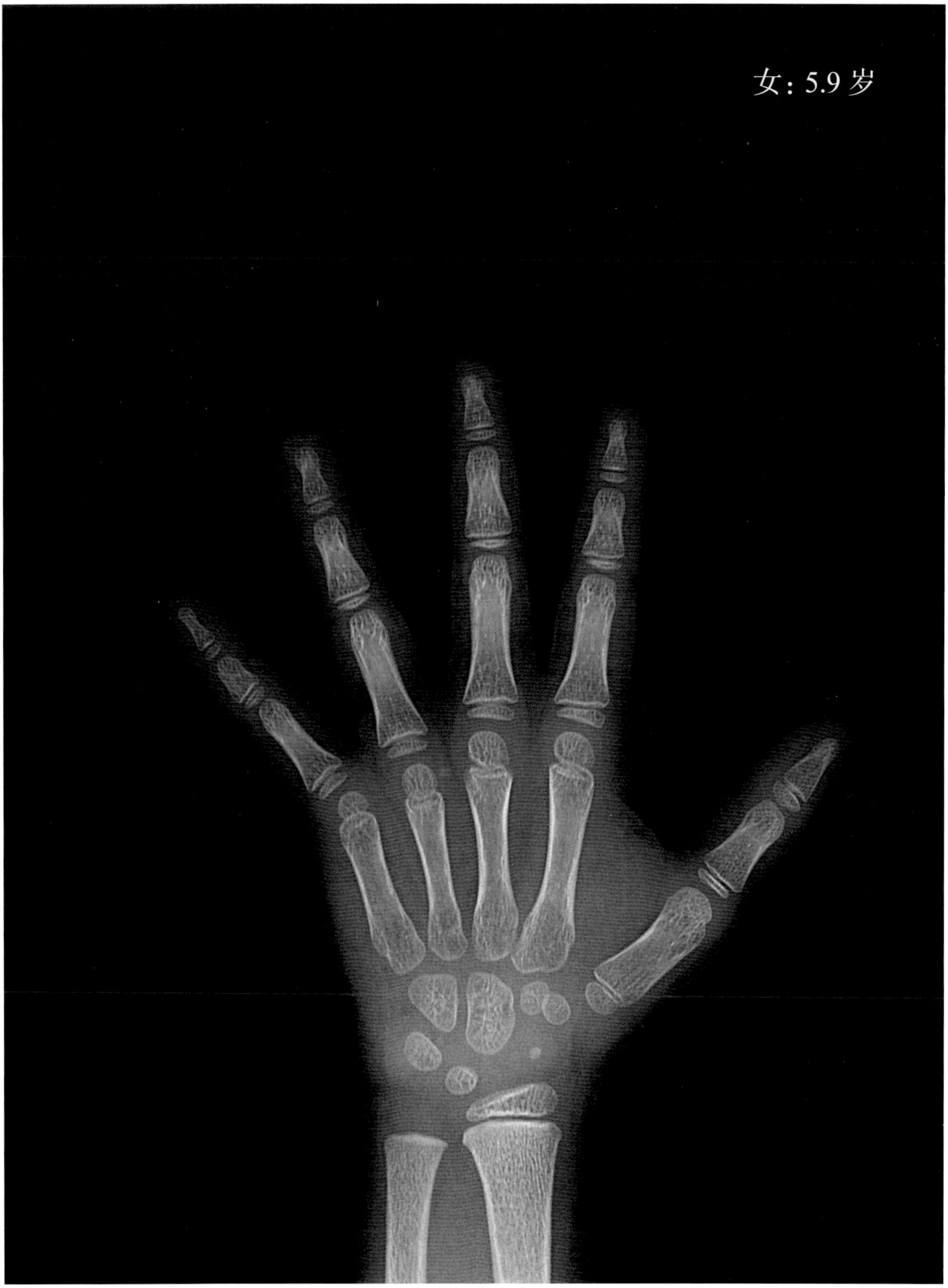


女：5.9 岁
CHN 法各骨发育分期：5、443、443、44、444、54

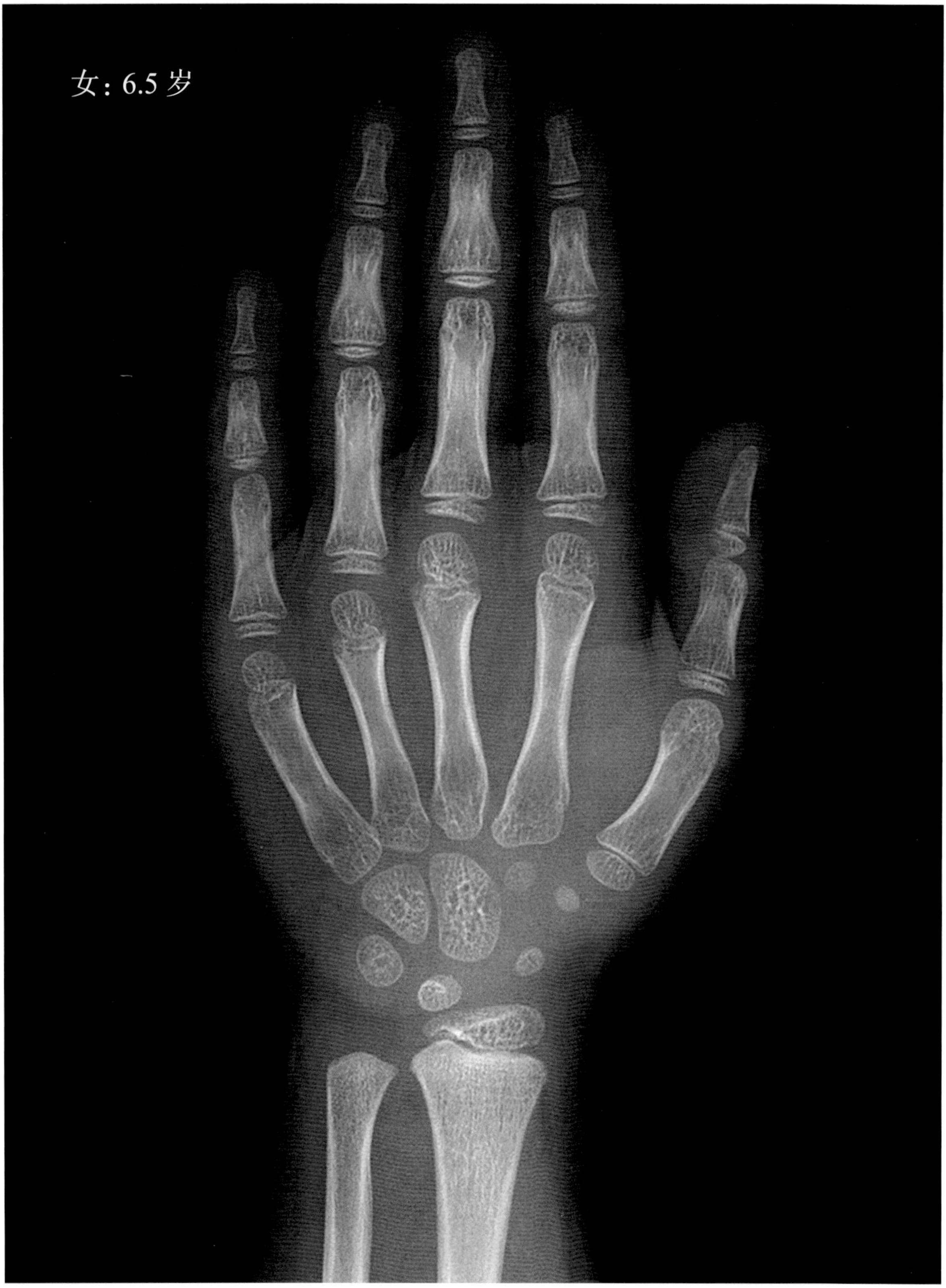


女：6.5 岁

CHN 法各骨发育分期：5、443、444、44、443、55

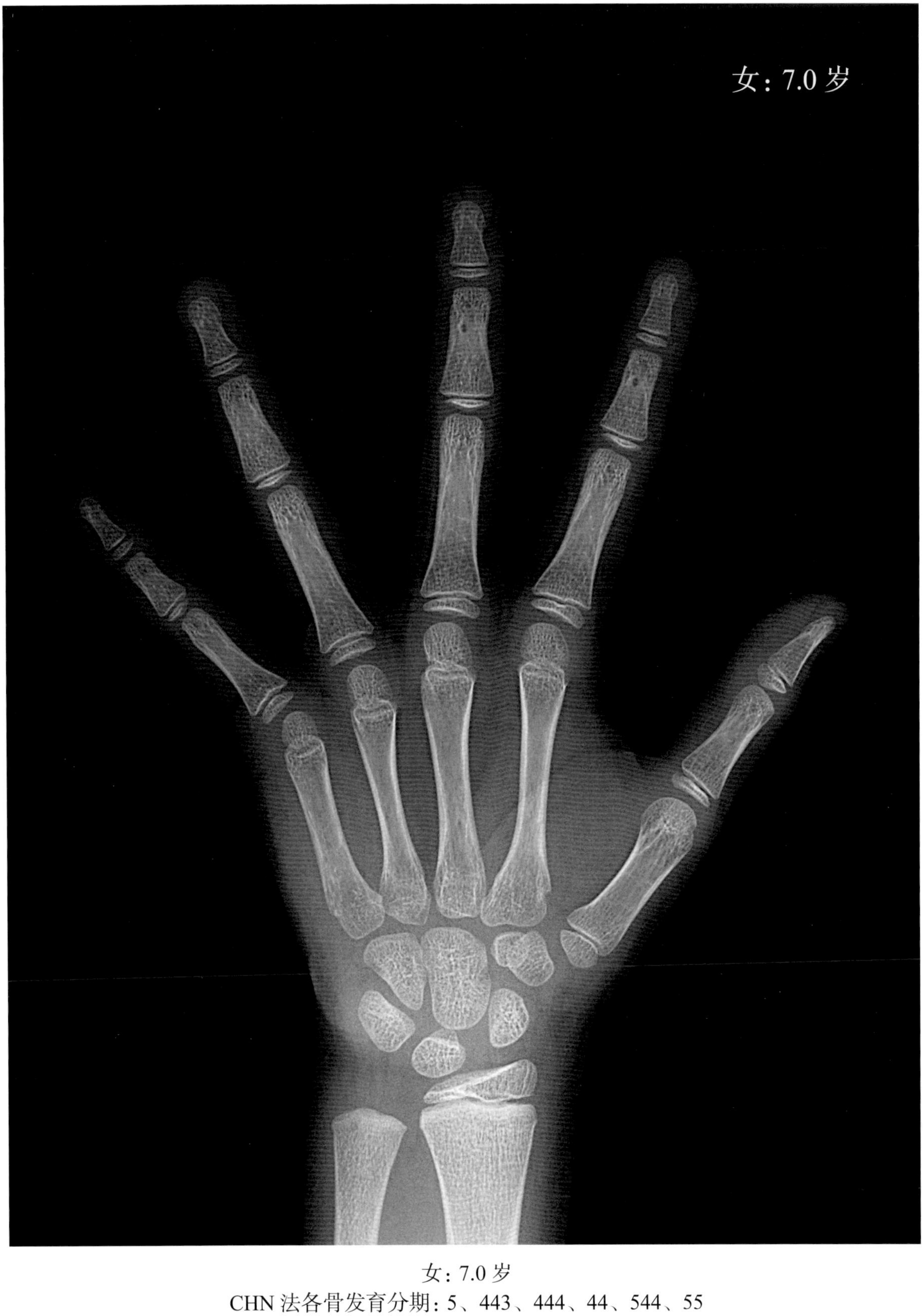


女：7.0 岁
CHN 法各骨发育分期：5、443、444、44、544、55

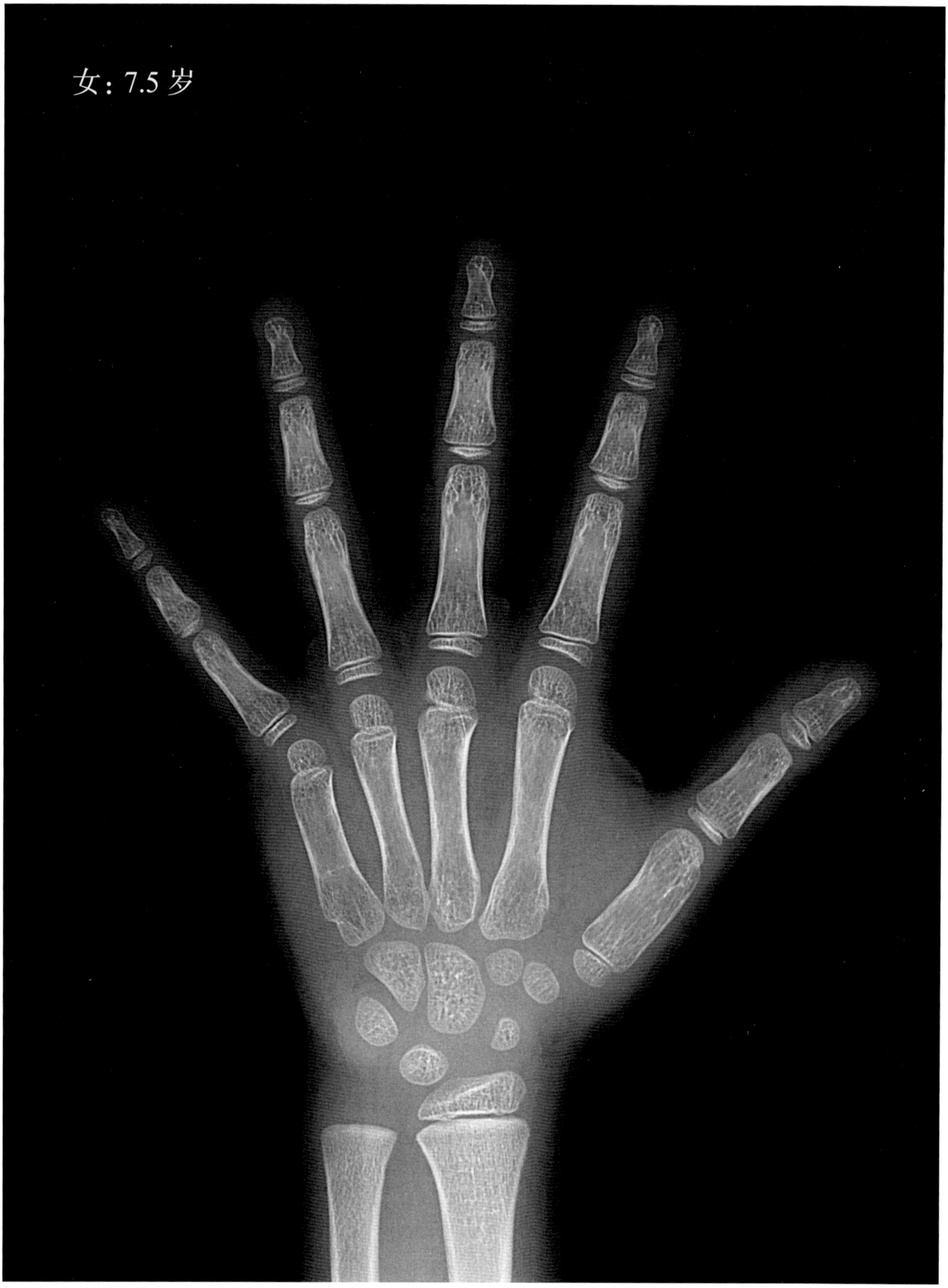


女：7.5 岁
CHN 法各骨发育分期：5、343、444、44、554、65

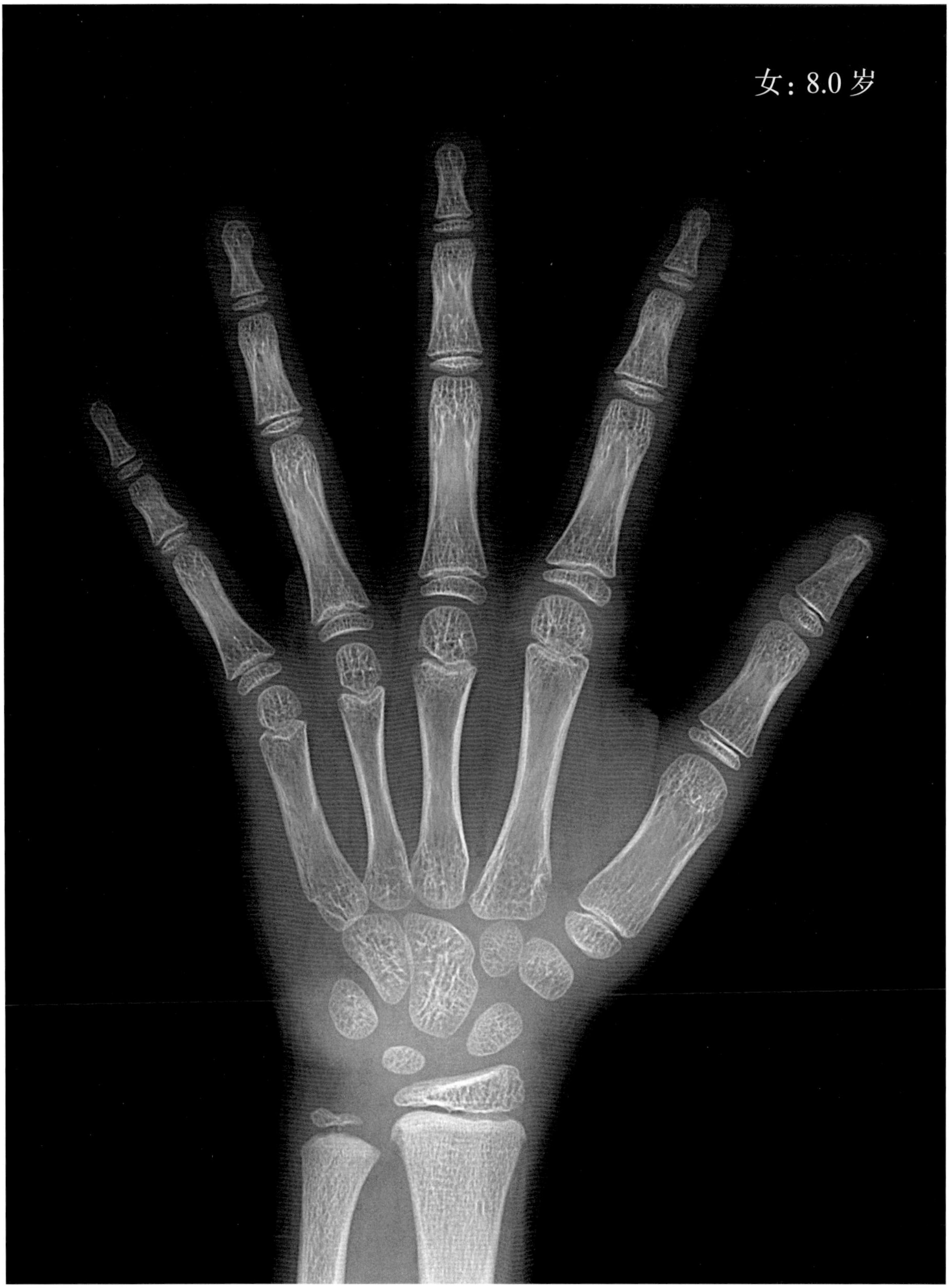


女：8.0 岁
CHN 法各骨发育分期：5、444、444、44、554、65

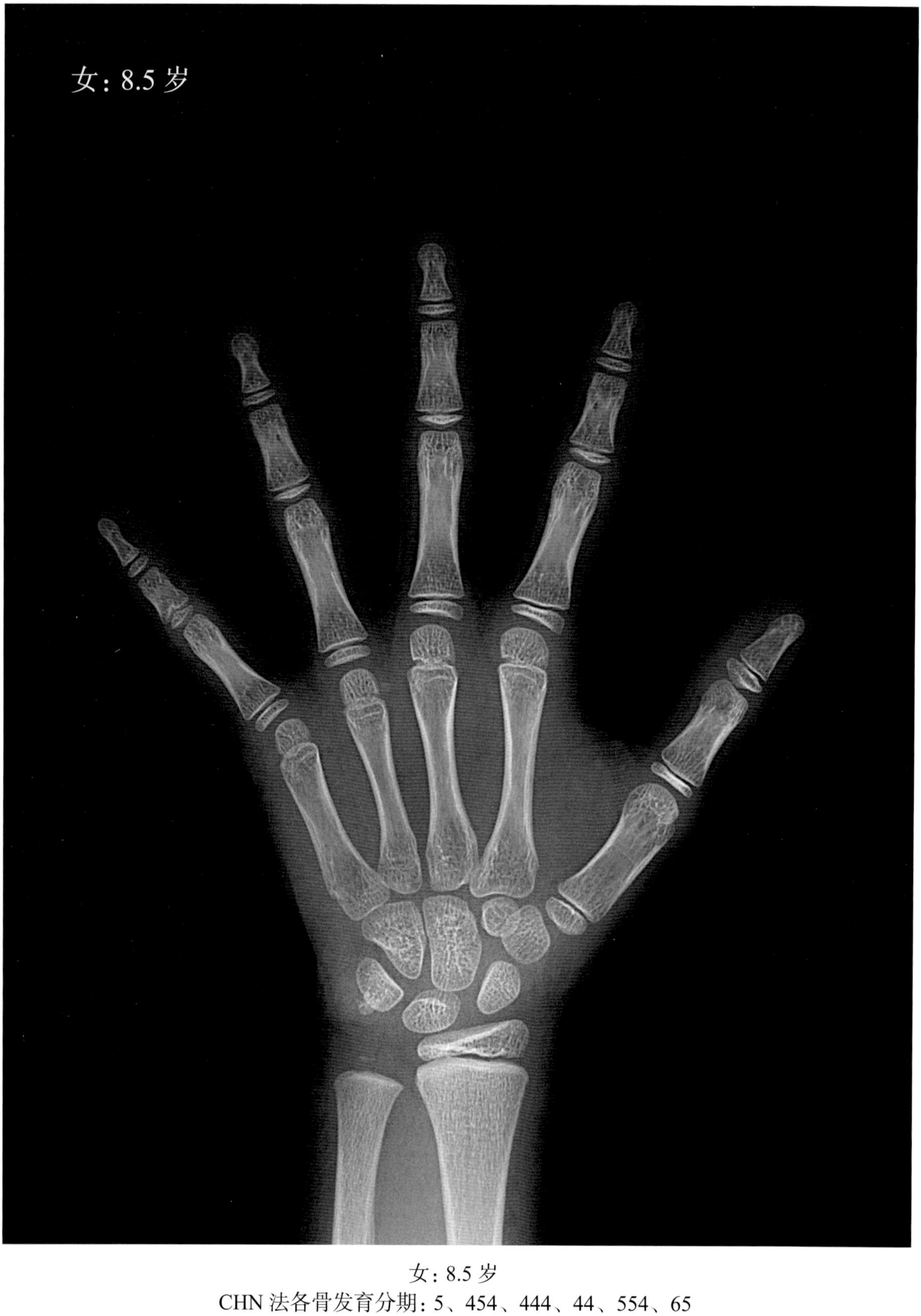


女：8.5 岁
CHN 法各骨发育分期：5、454、444、44、554、65

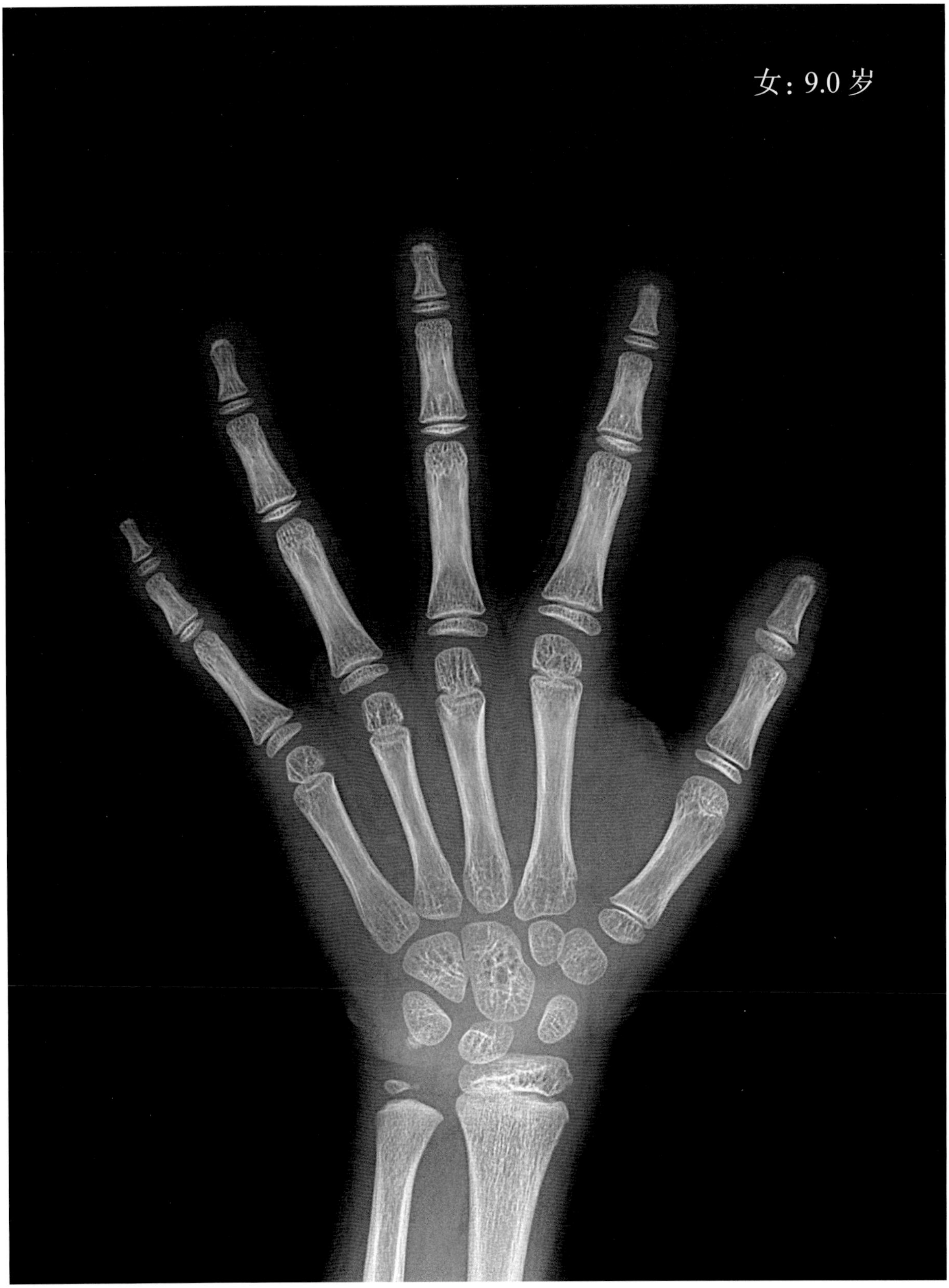


女：9.0 岁
CHN 法各骨发育分期：5、454、554、54、554、55

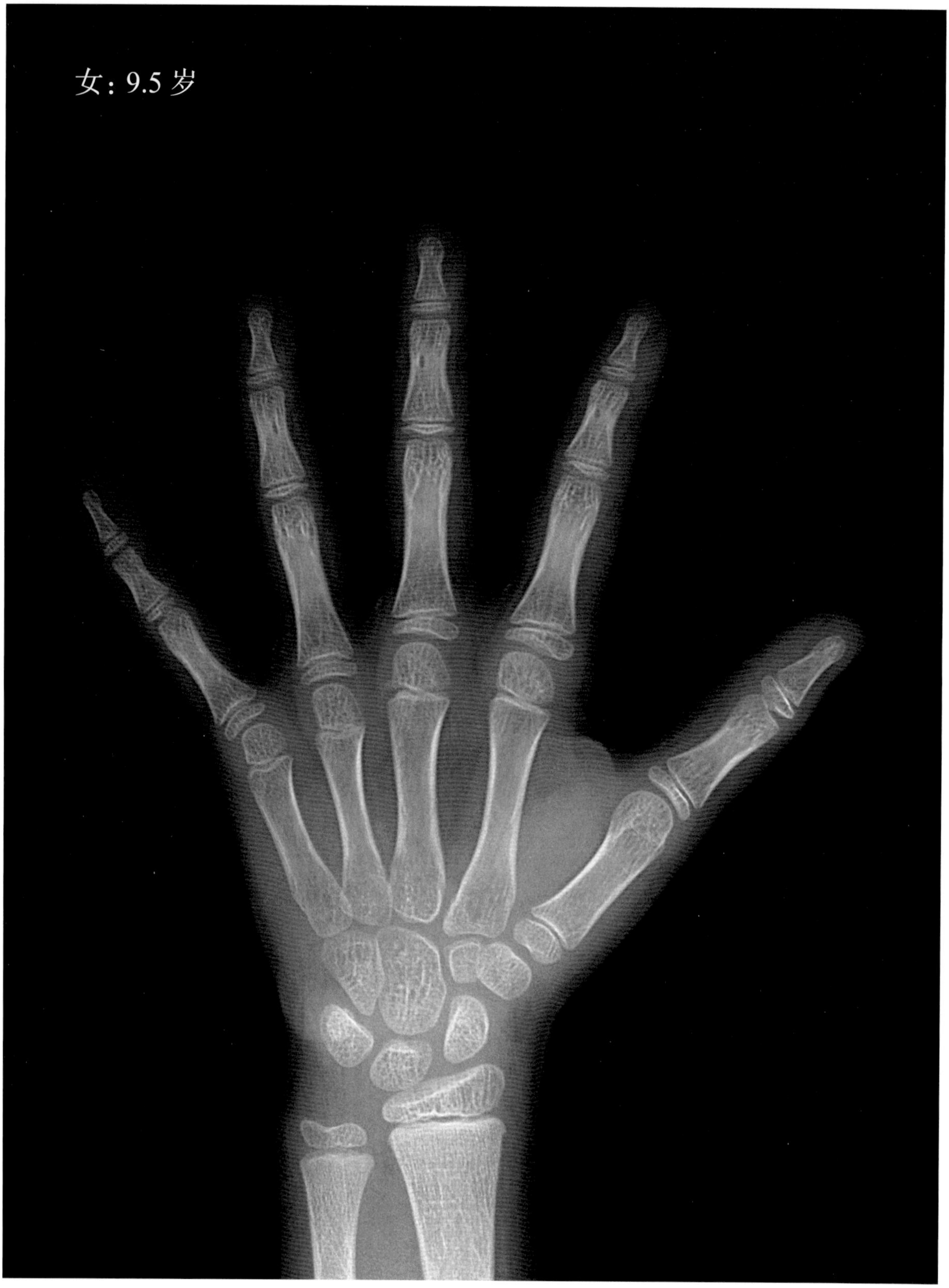


女：9.5 岁
CHN 法各骨发育分期：5、555、555、54、554、66

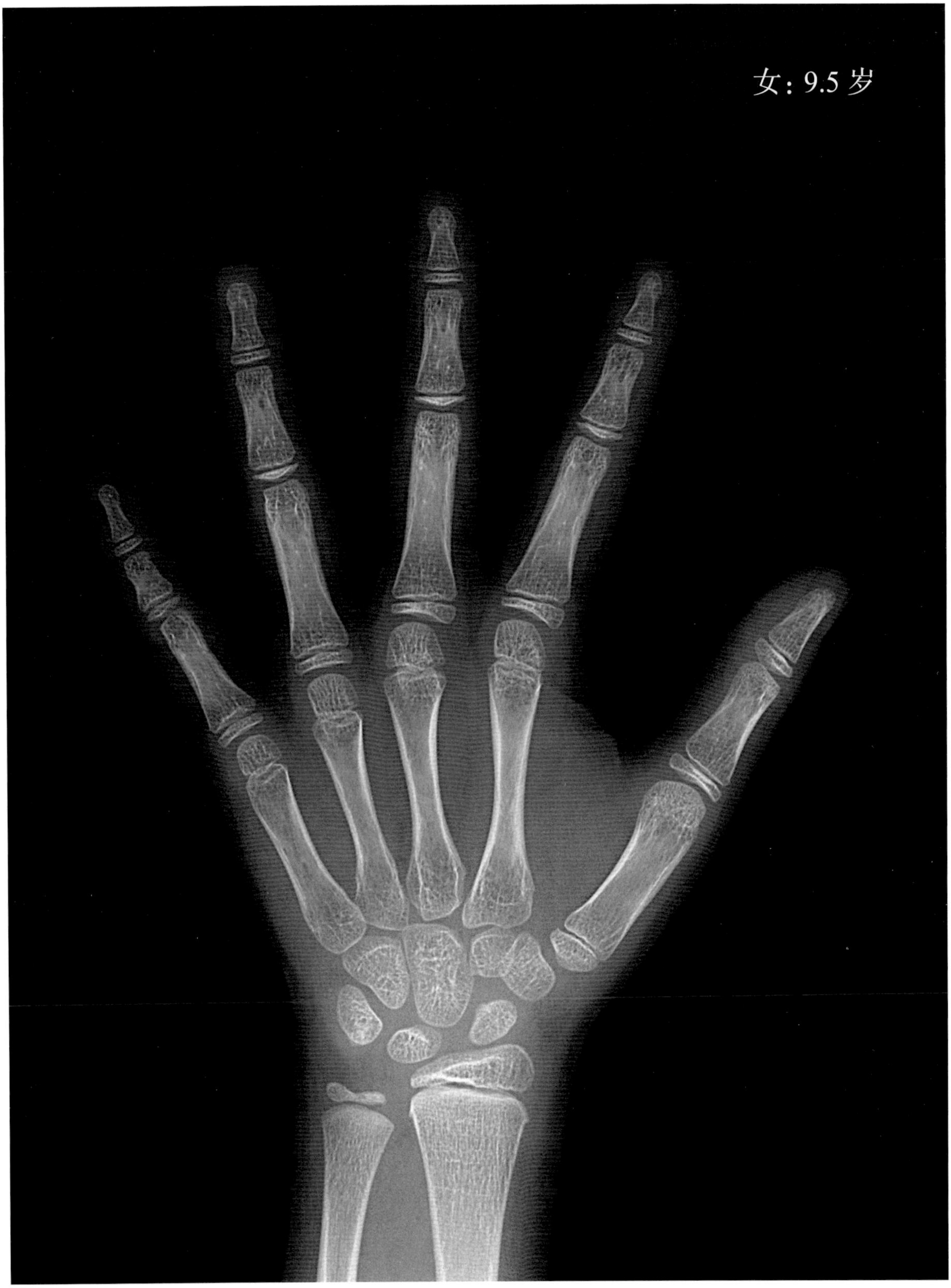


女：9.5 岁
CHN 法各骨发育分期：5、554、554、55、654、66

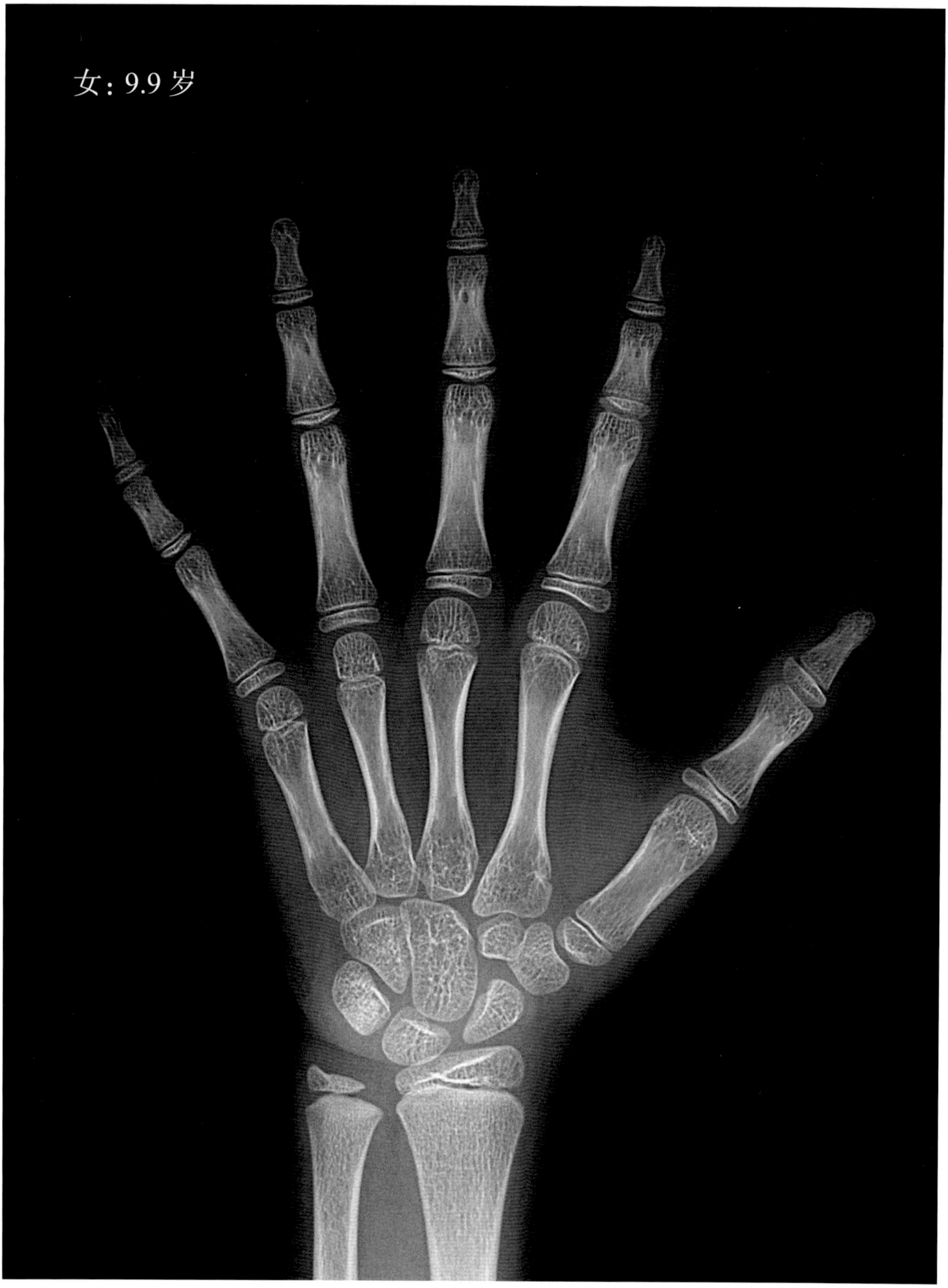


女：9.9 岁

CHN 法各骨发育分期：5、655、555、54、655、66

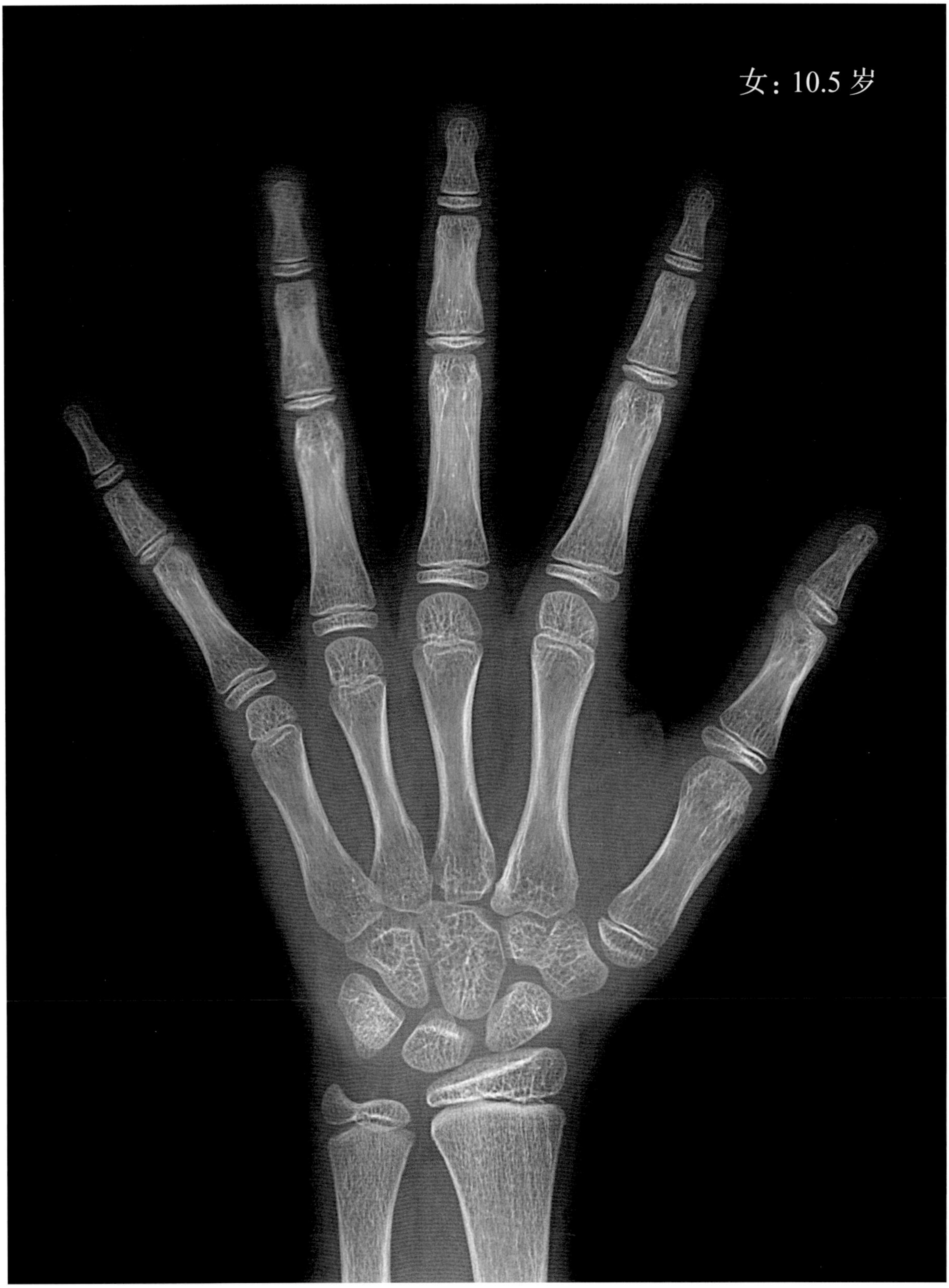


女：10.5 岁
CHN 法各骨发育分期：5、655、555、55、555、77

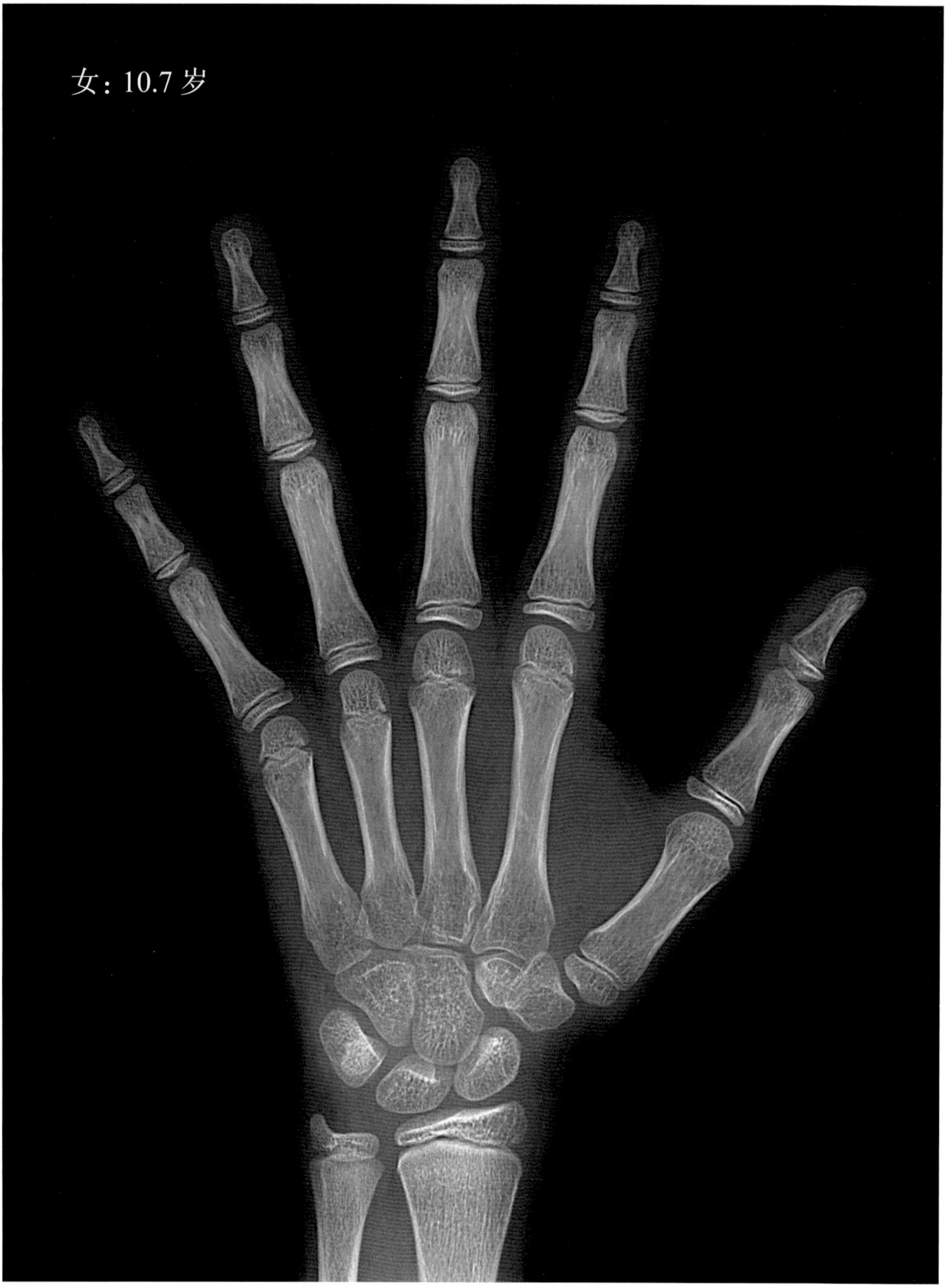


女：10.7 岁

CHN 法各骨发育分期：6、555、655、55、566、77

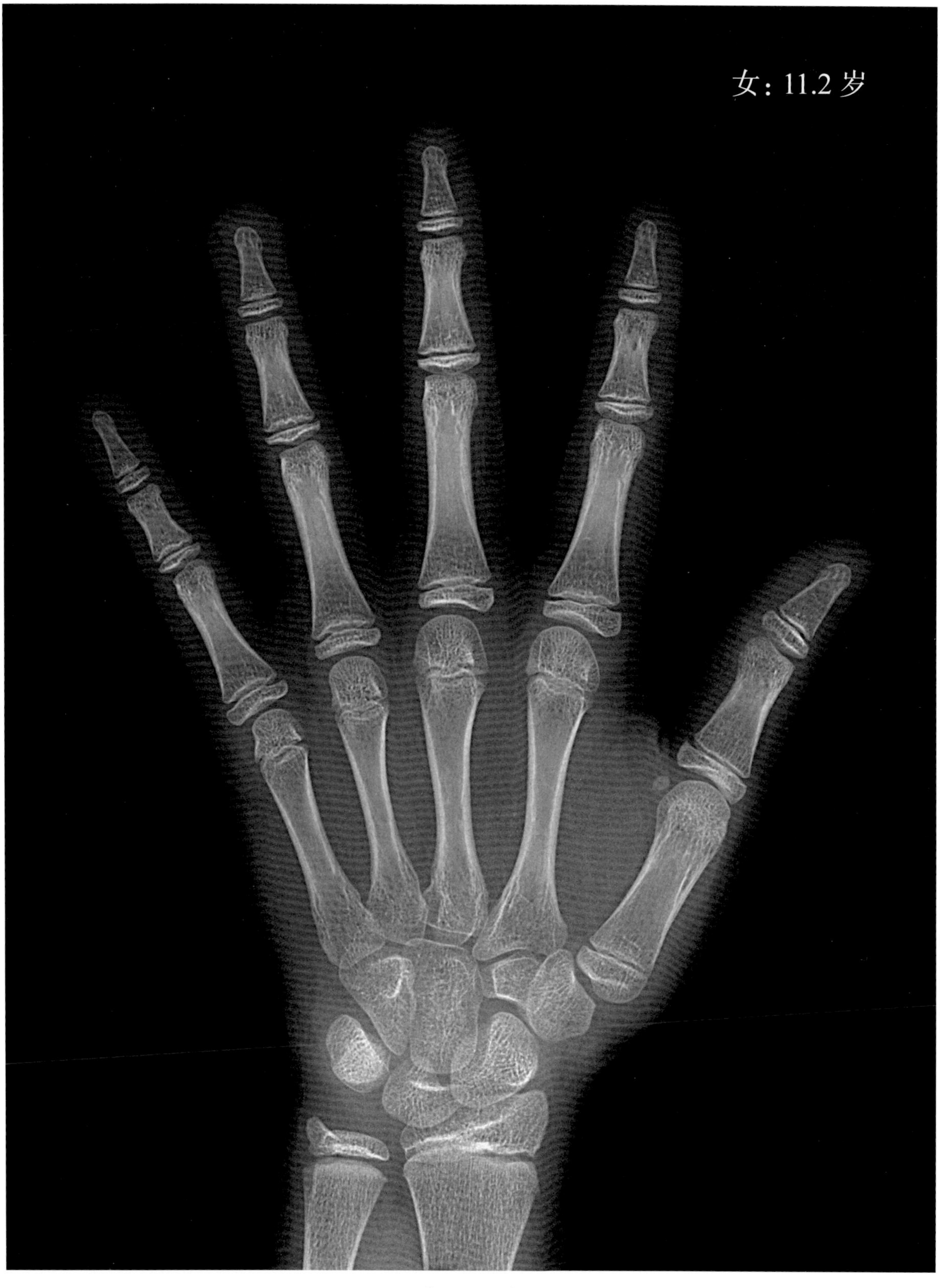


女：11.2 岁
CHN 法各骨发育分期：6、656、655、65、666、78

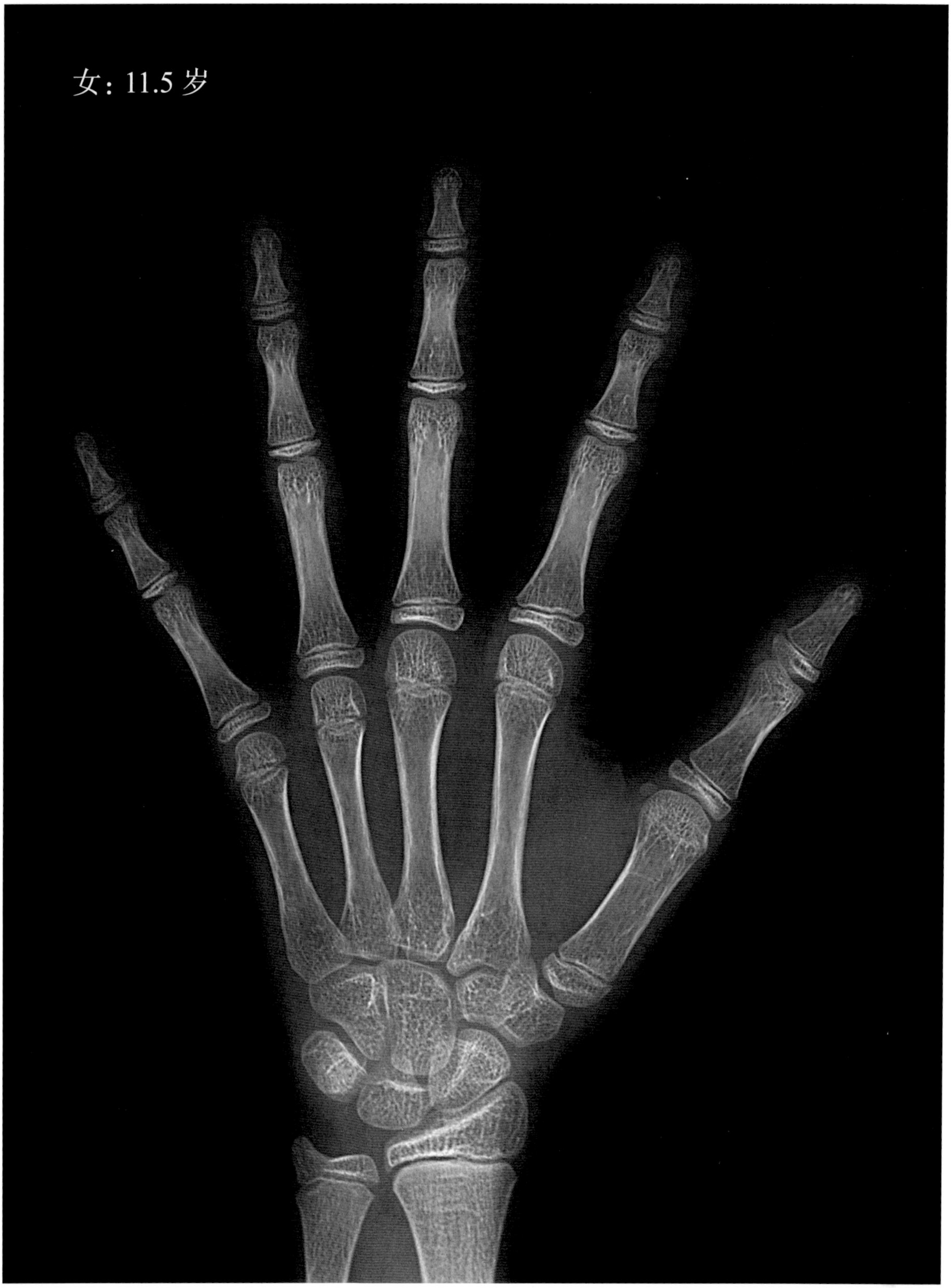


女：11.5 岁
CHN 法各骨发育分期：7、666、655、65、666、78

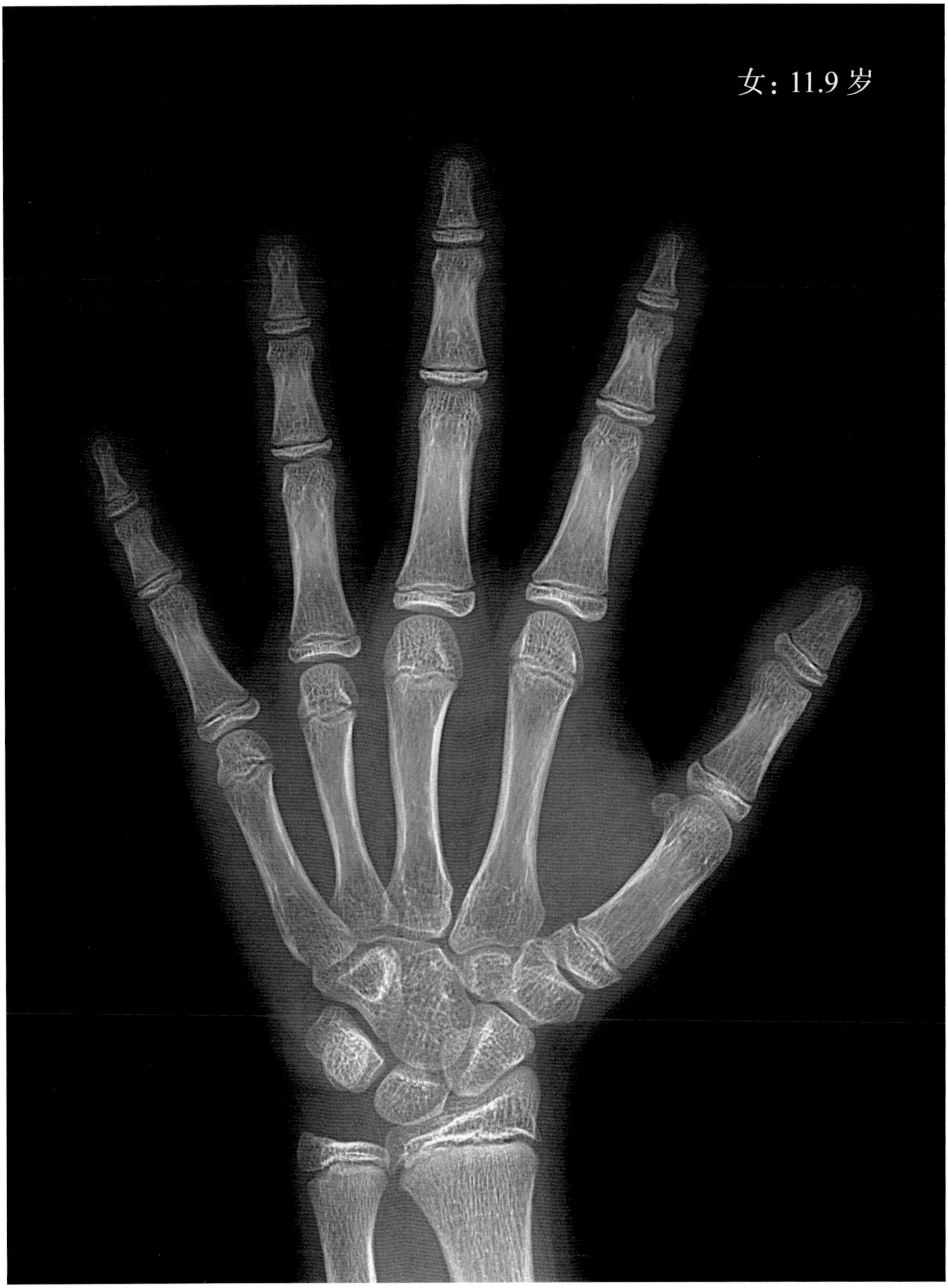


女：11.9 岁
CHN 法各骨发育分期：7、666、666、66、666、78

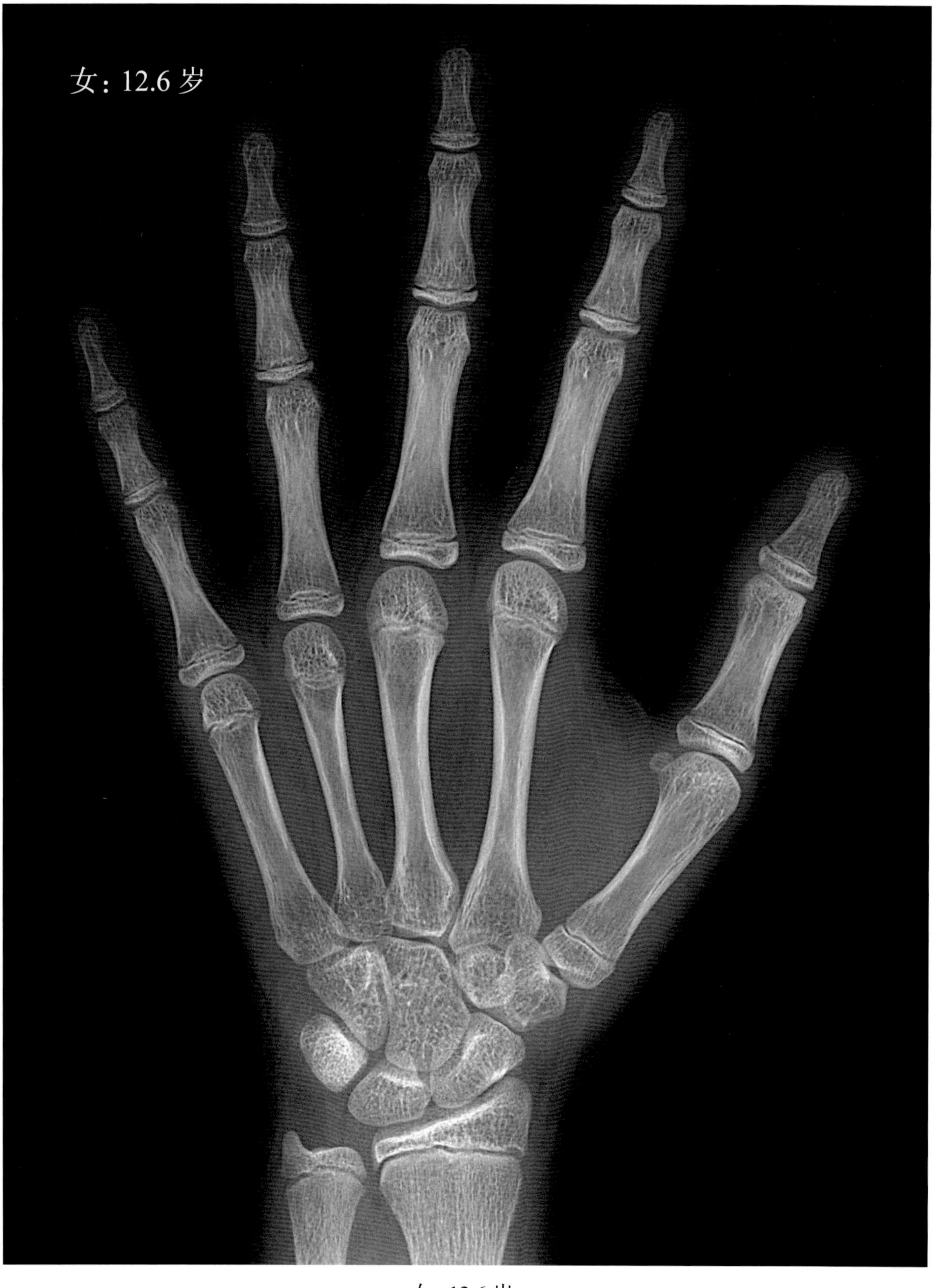


女：12.6 岁
CHN 法各骨发育分期：7、666、666、66、677、78

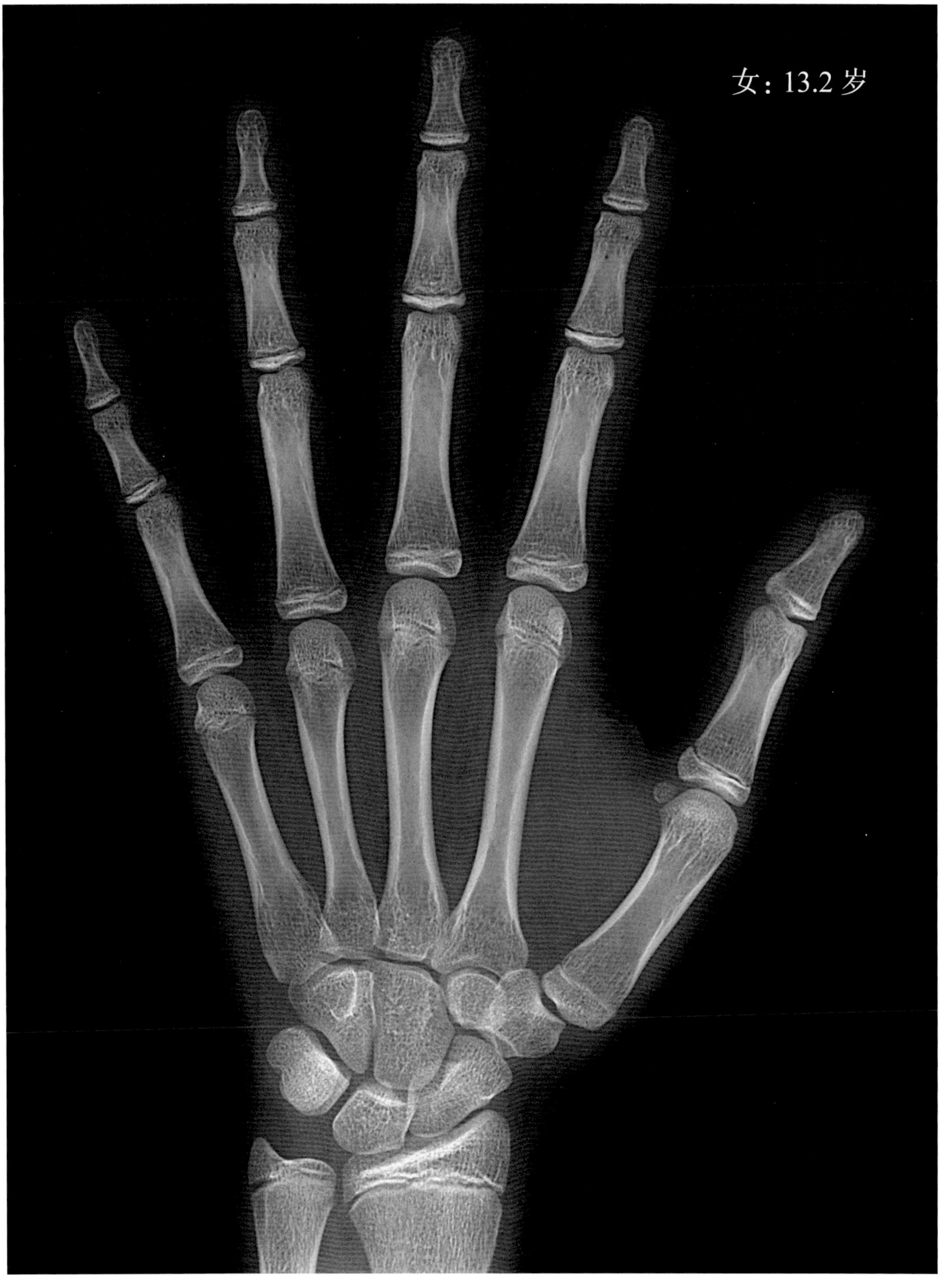


女：13.2 岁
CHN 法各骨发育分期：7、766、677、66、878、78

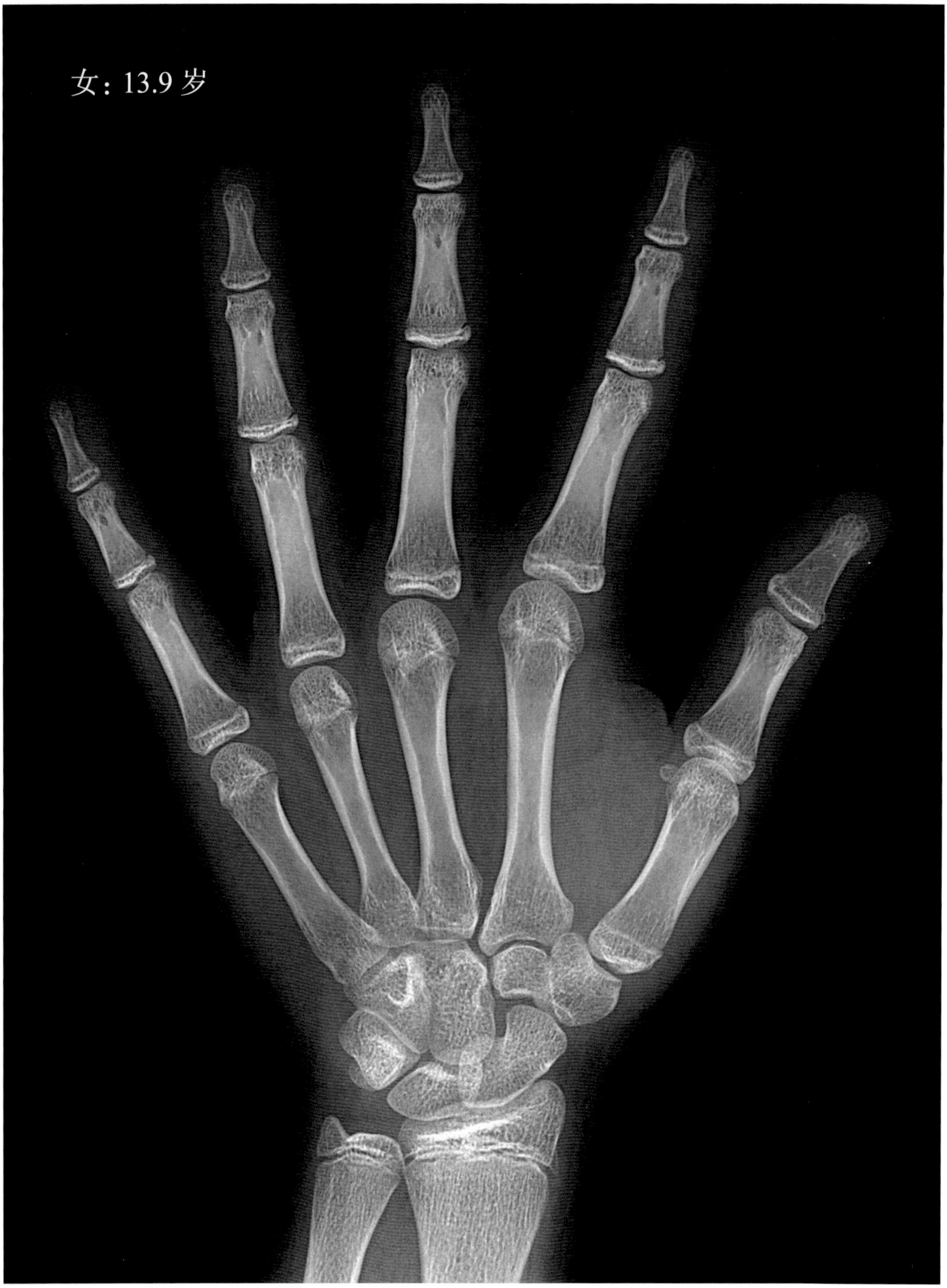


女：13.9 岁
CHN 法各骨发育分期：8、777、777、77、888、78

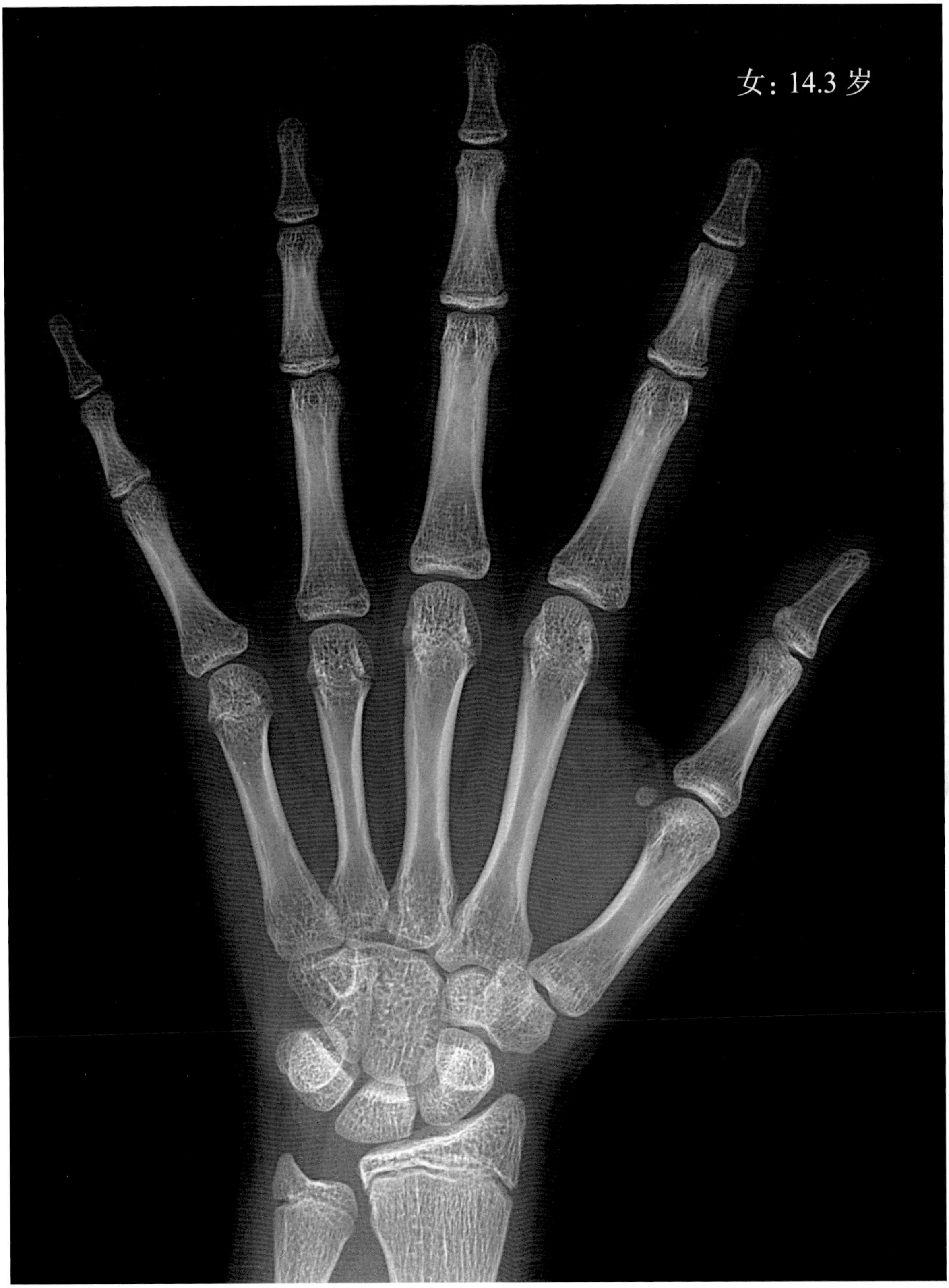


女：14.3 岁
CHN 法各骨发育分期：8、876、888、77、888、78

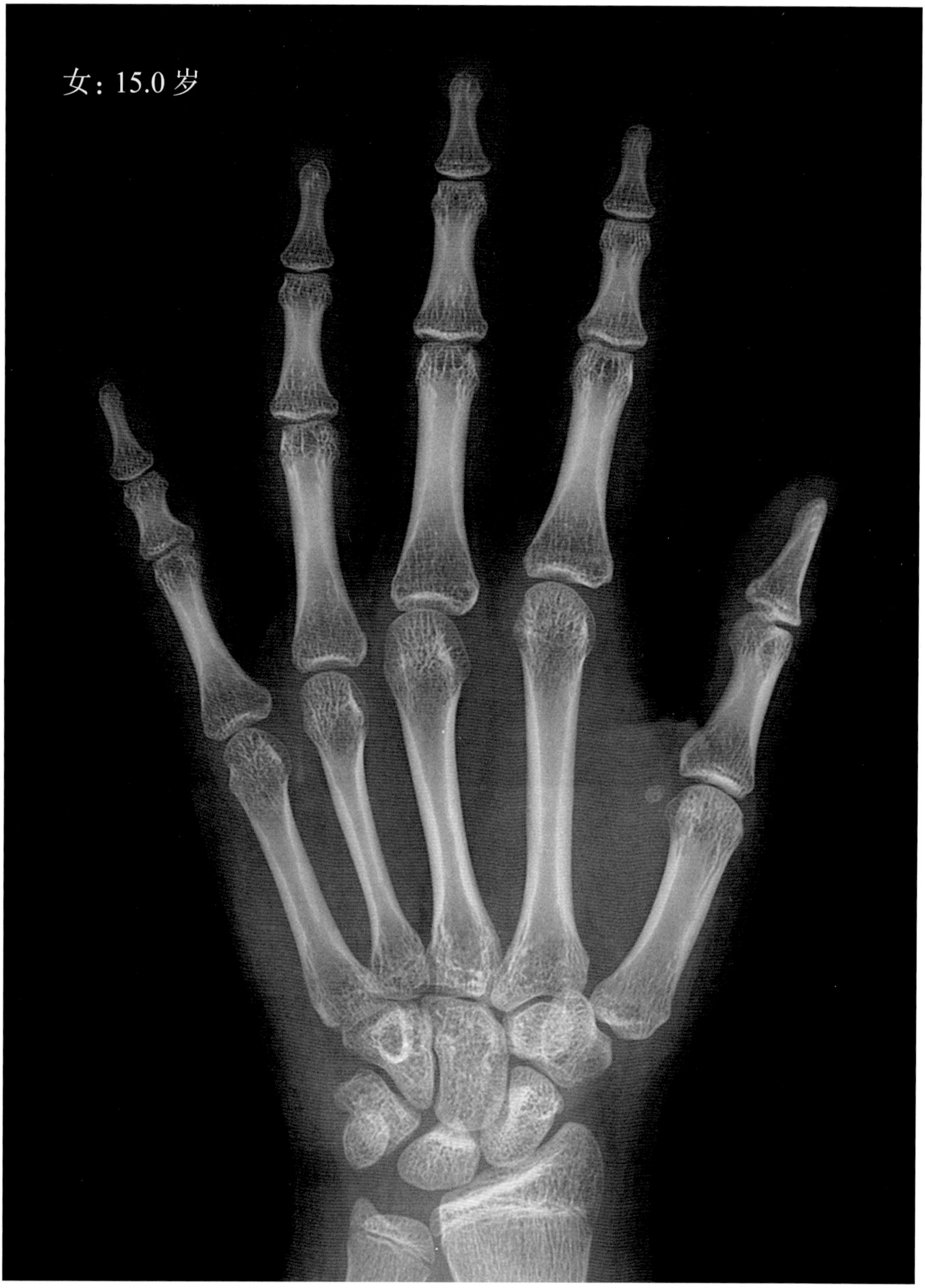


女：15.0 岁
CHN 法各骨发育分期：8、878、888、88、888、78

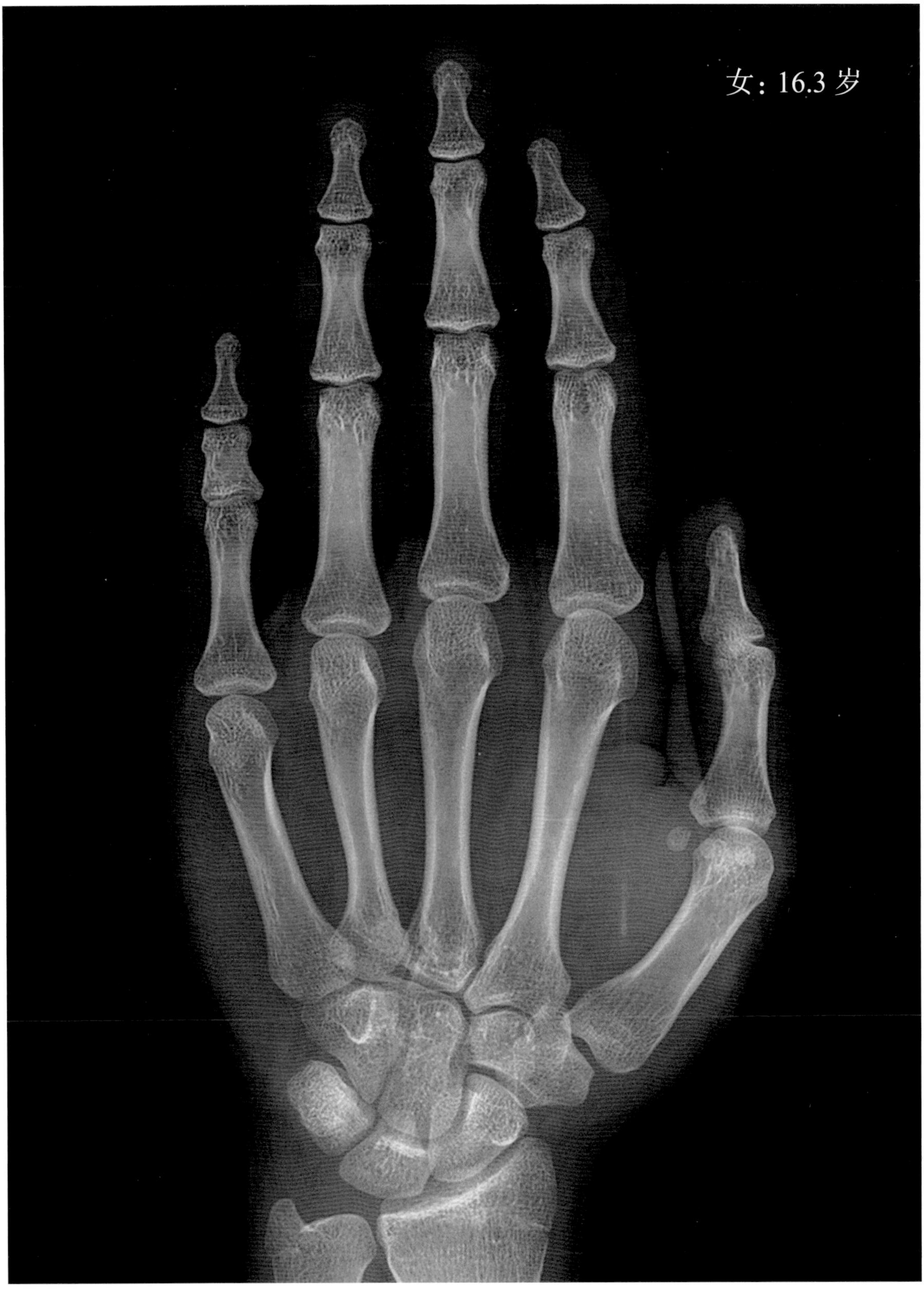


女：16.3 岁
CHN 法各骨发育分期：9、888、888、88、888、78

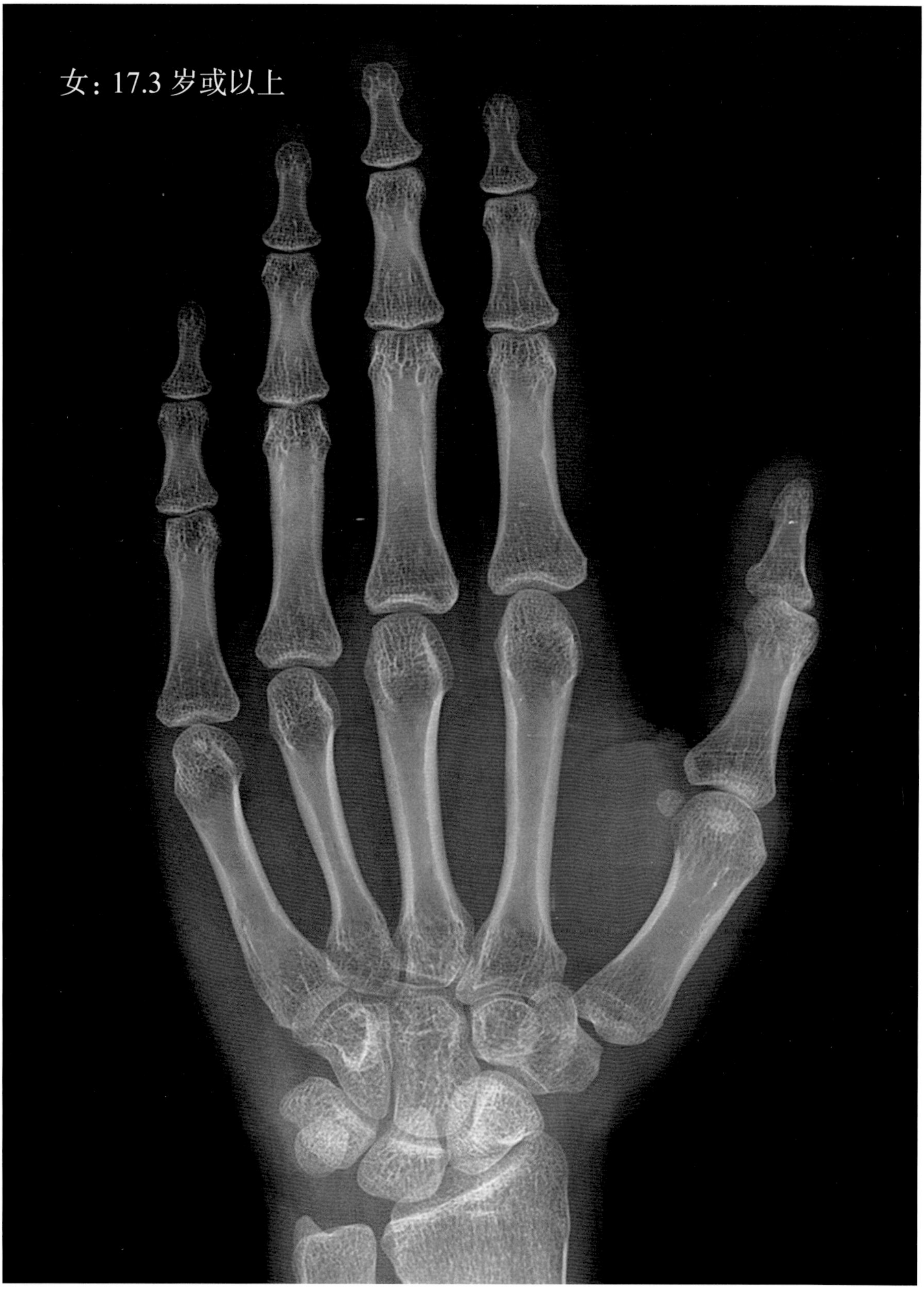


女：17.3 岁或以上
CHN 法各骨发育分期：10、888、888、88、888、78

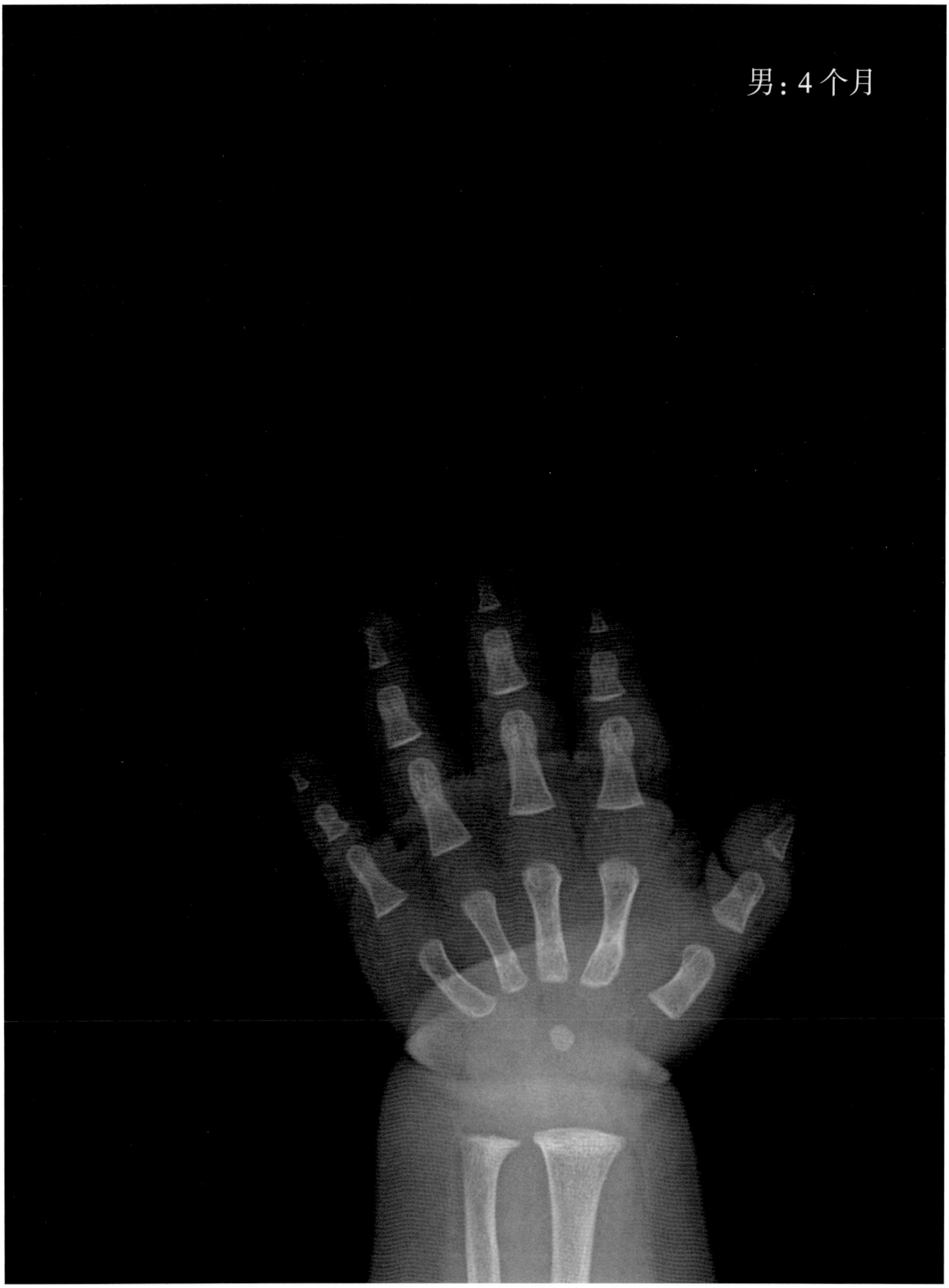


男：4 个月
CHN 法各骨发育分期：0、000、000、00、000、20

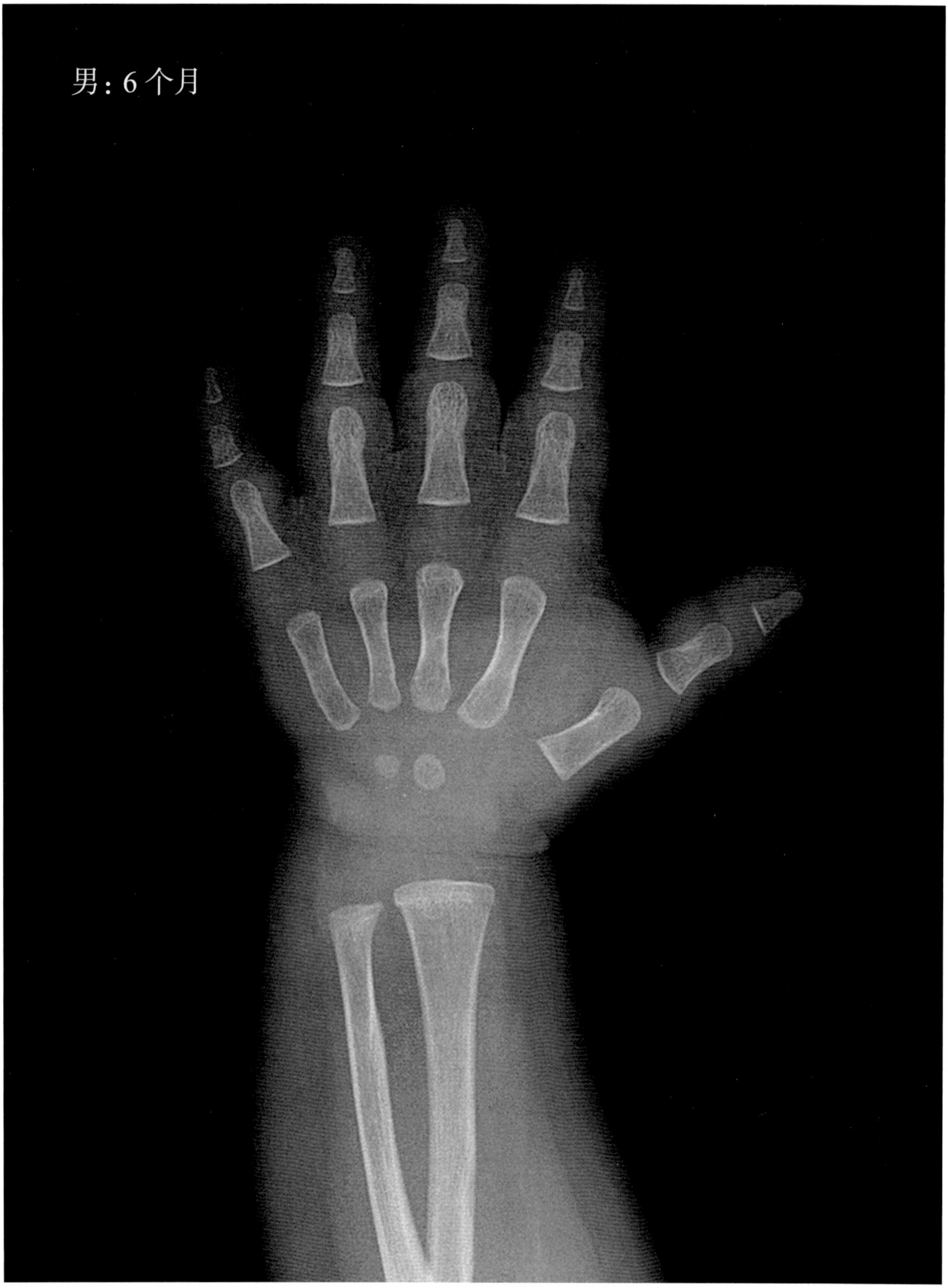


男：6 个月
CHN 法各骨发育分期：0、000、000、00、000、22

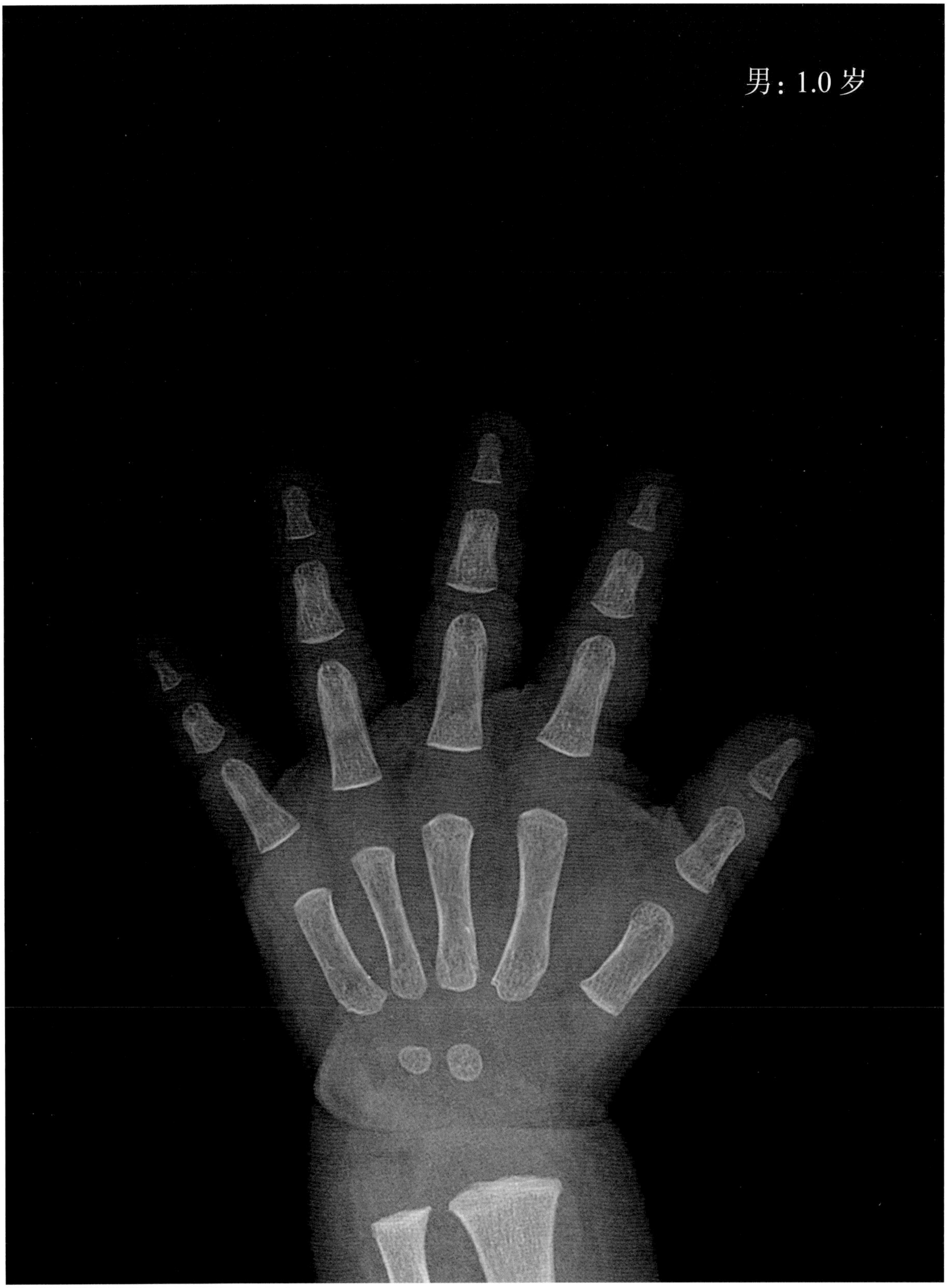


男：1.0 岁
CHN 法各骨发育分期：0、000、000、00、100、22

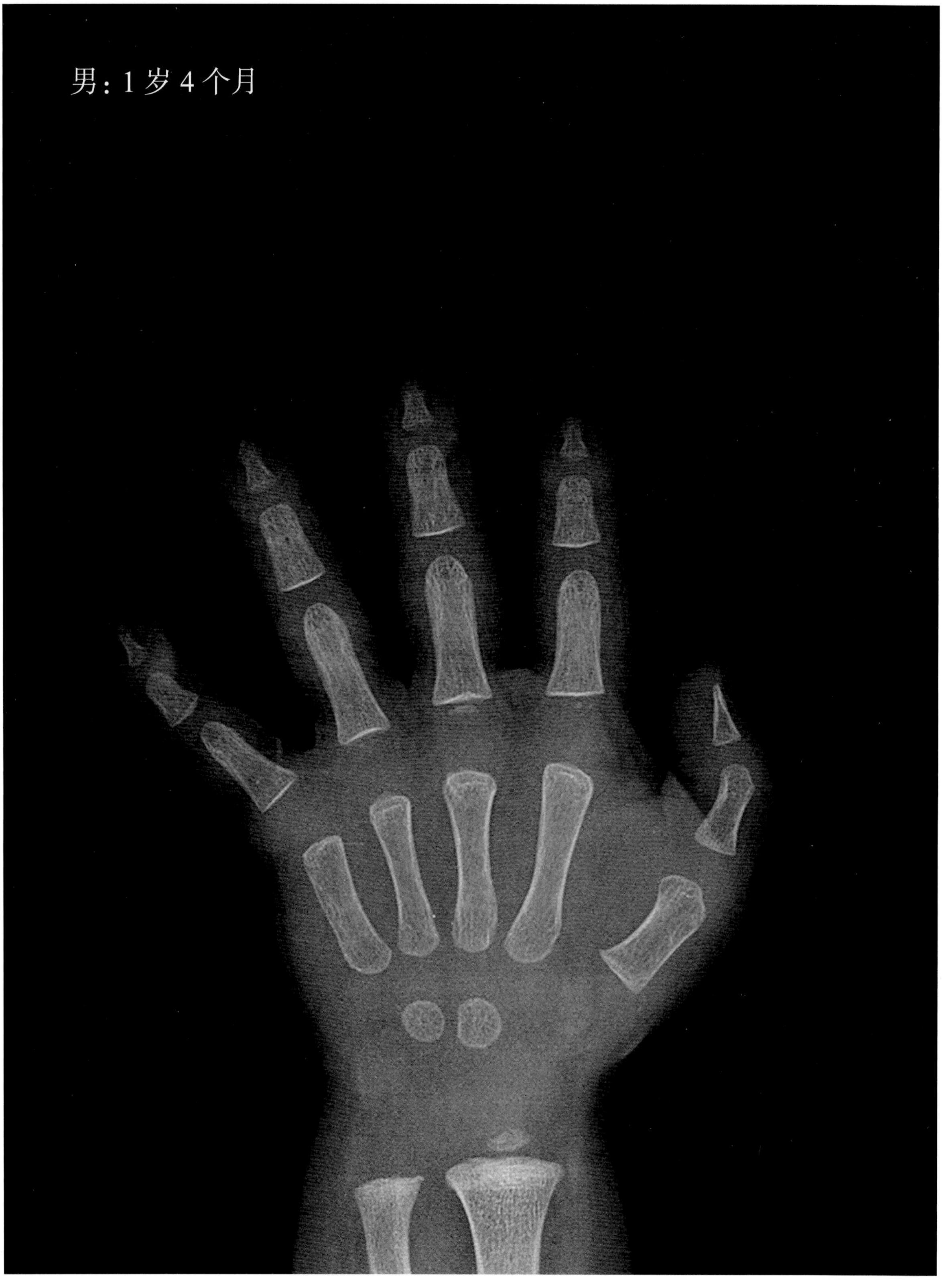


男：1 岁 4 个月
CHN 法各骨发育分期：2、000、020、00、000、32

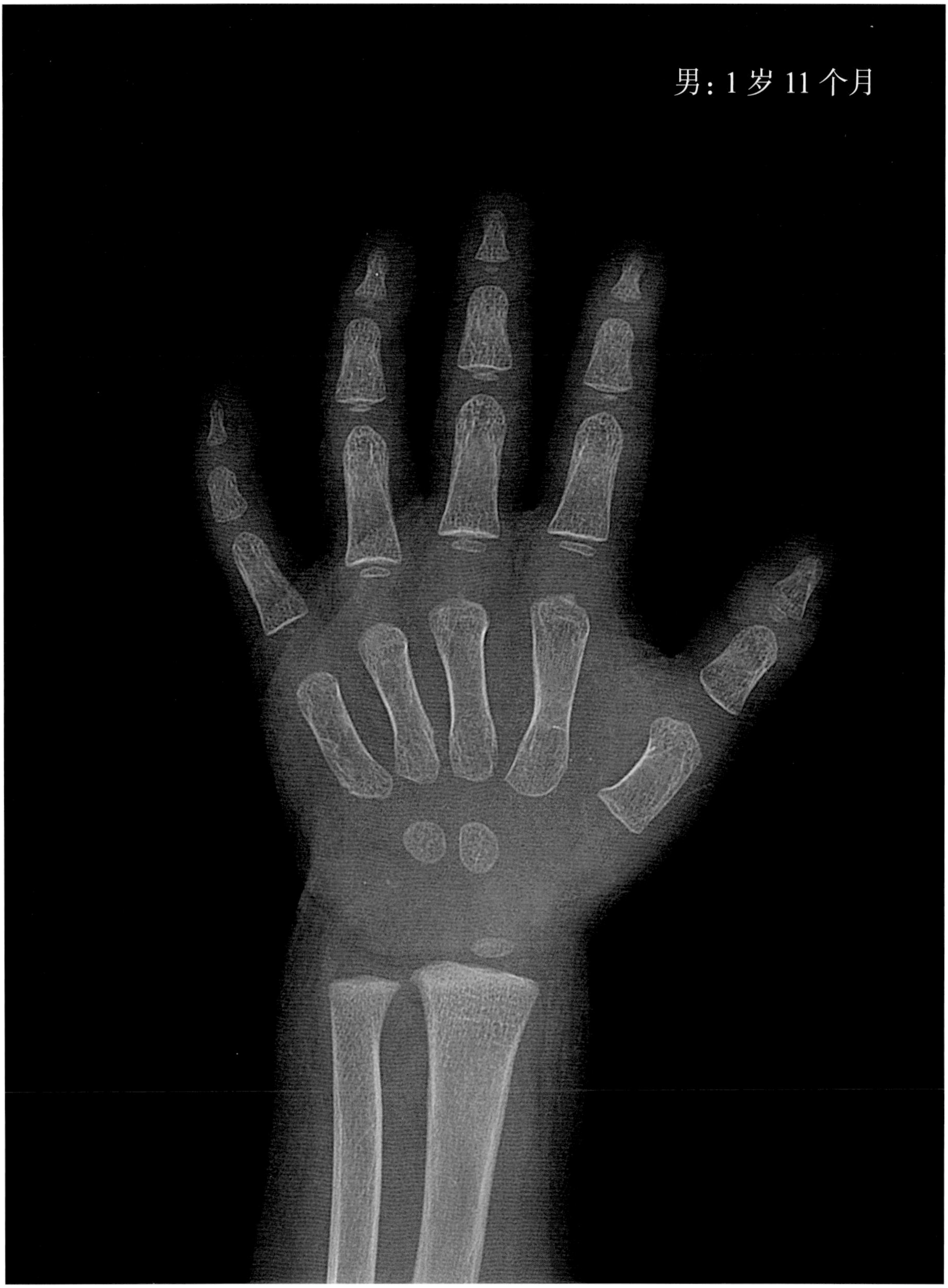


男：1 岁 11 个月
CHN 法各骨发育分期：2、010、121、20、220、32

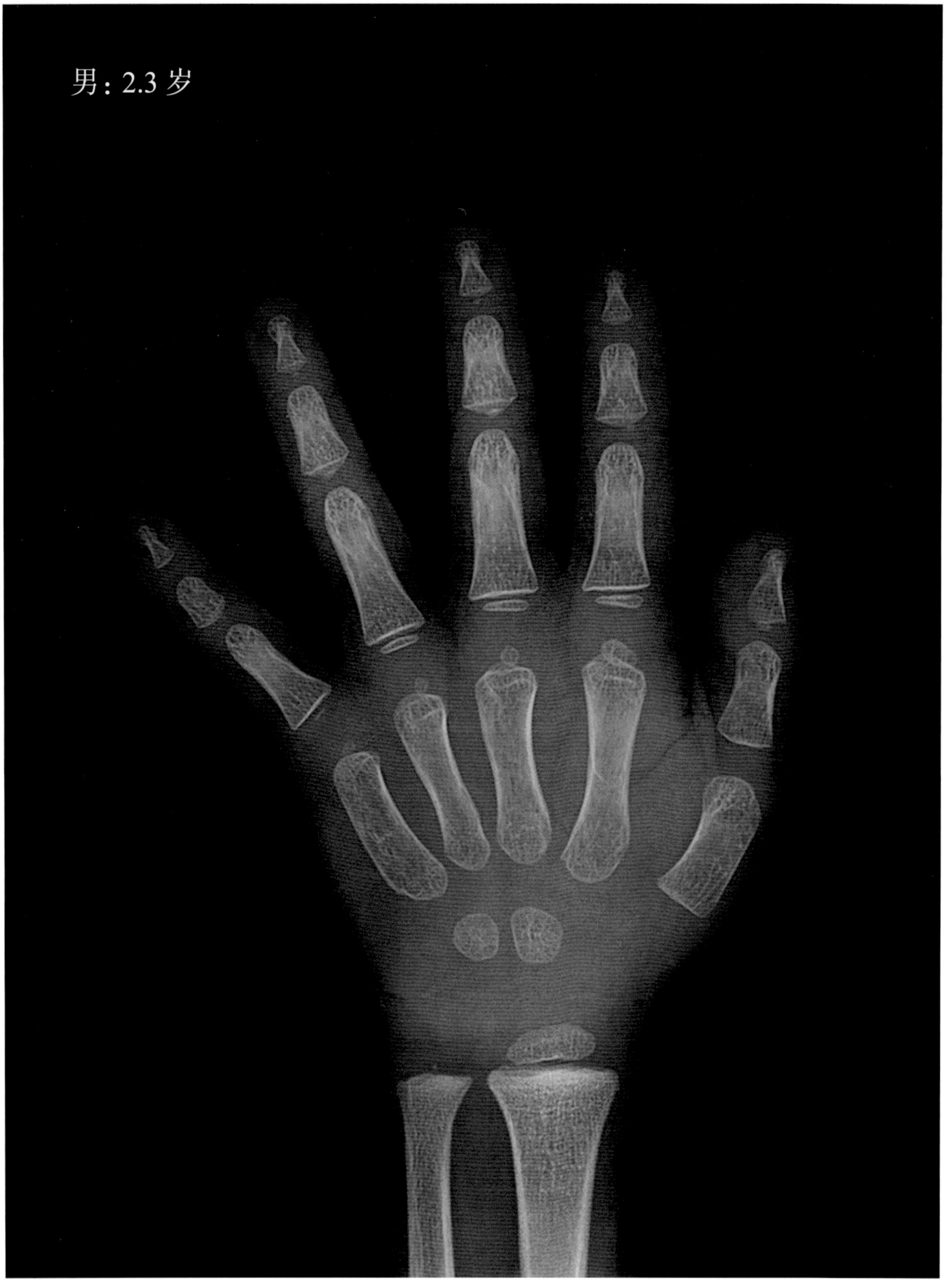


男：2.3 岁
CHN 法各骨发育分期：3、022、131、20、210、32

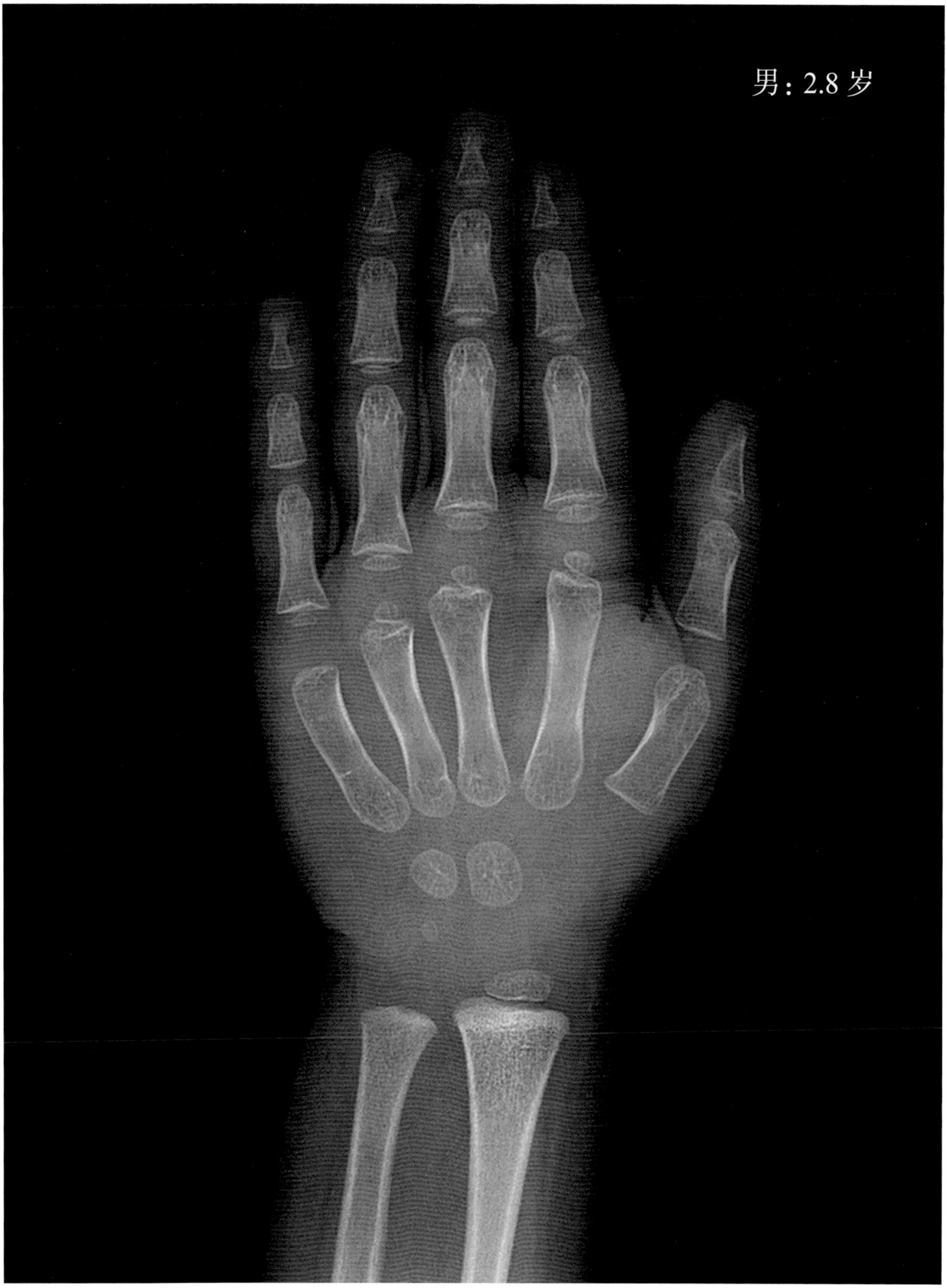


男：2.8 岁
CHN 法各骨发育分期：3、020、032、30、320、43

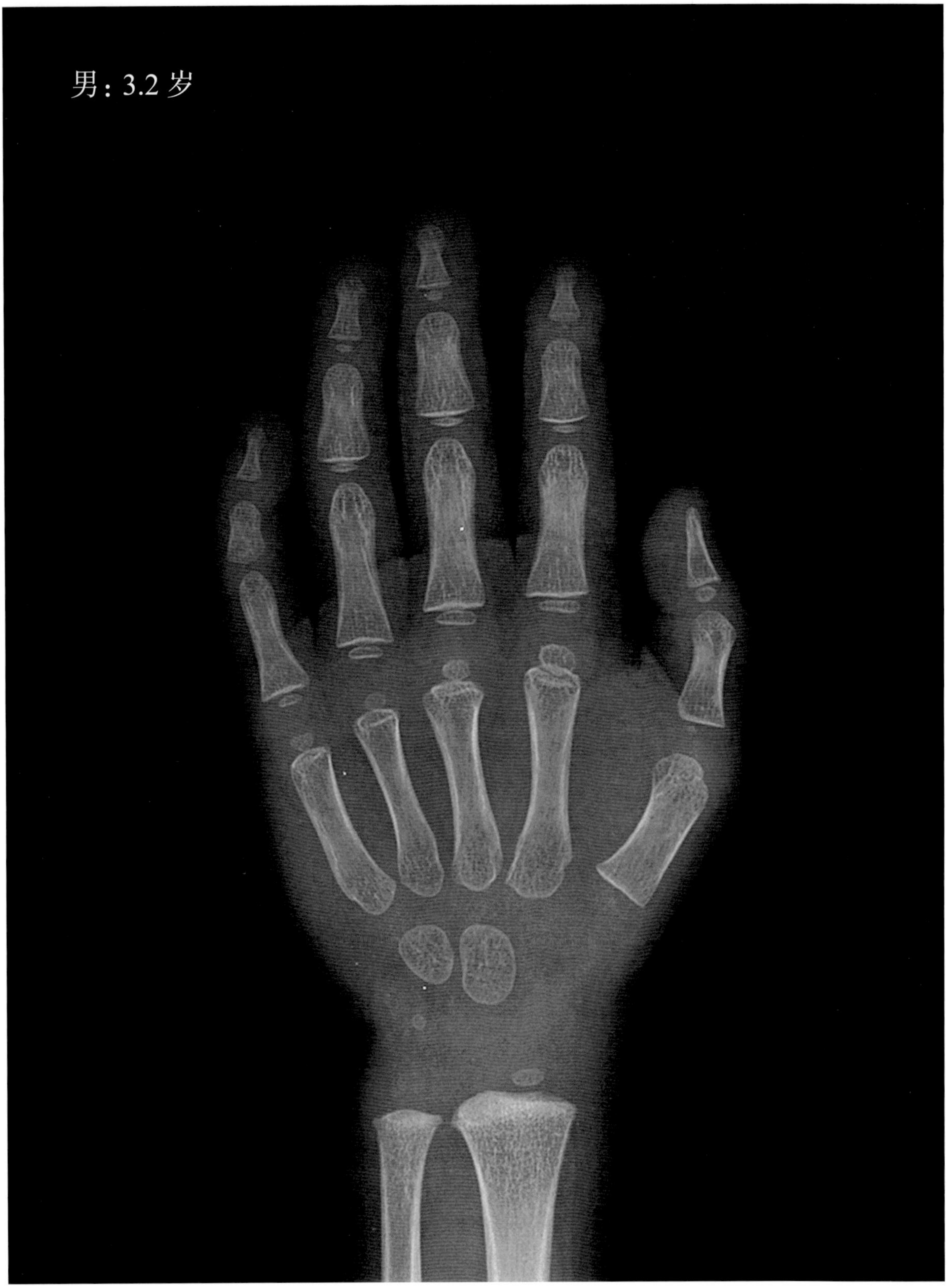


男：3.2 岁
CHN 法各骨发育分期：2、122、132、30、320、44

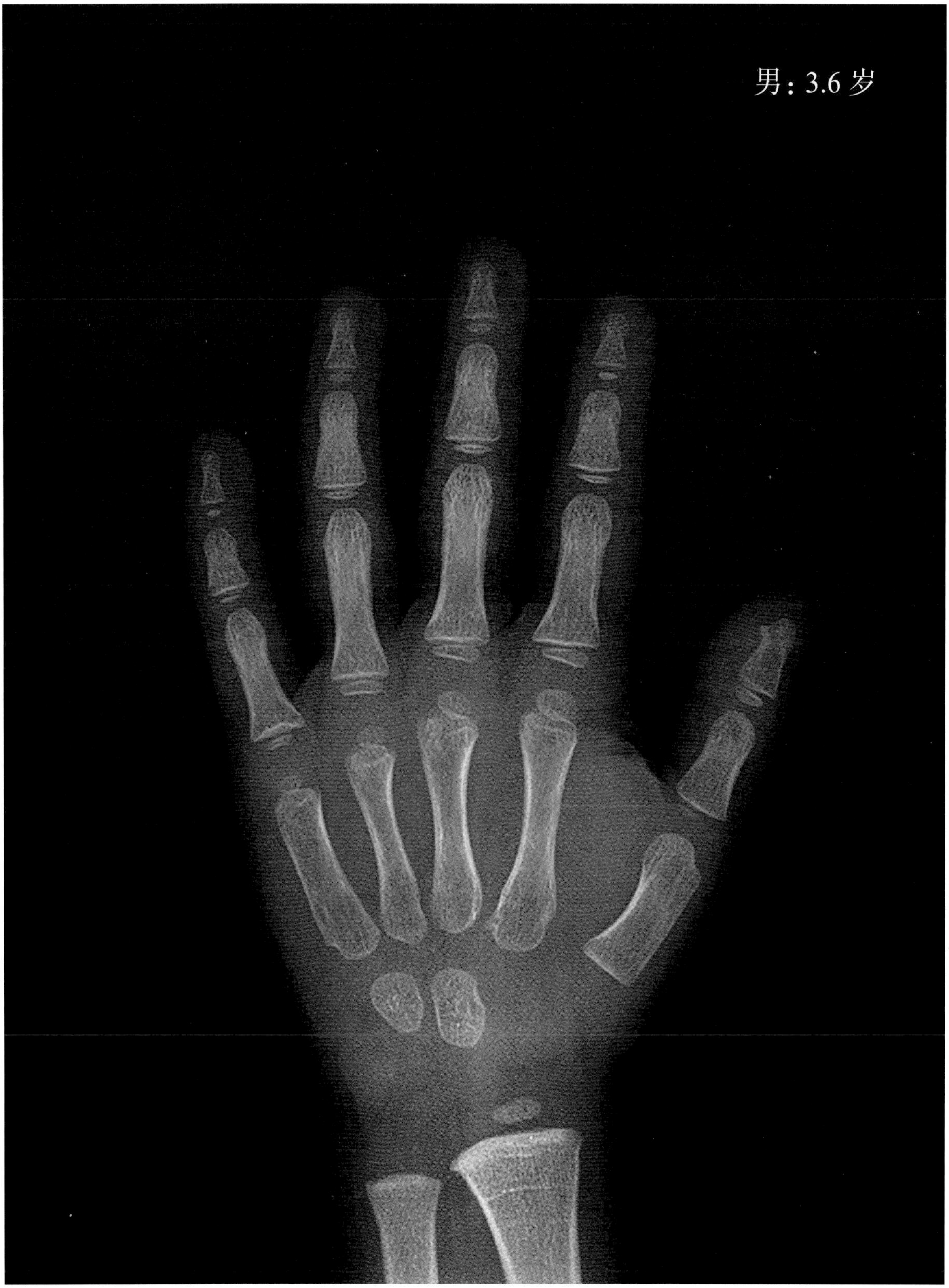


男：3.6 岁

CHN 法各骨发育分期：2、032、232、32、332、44

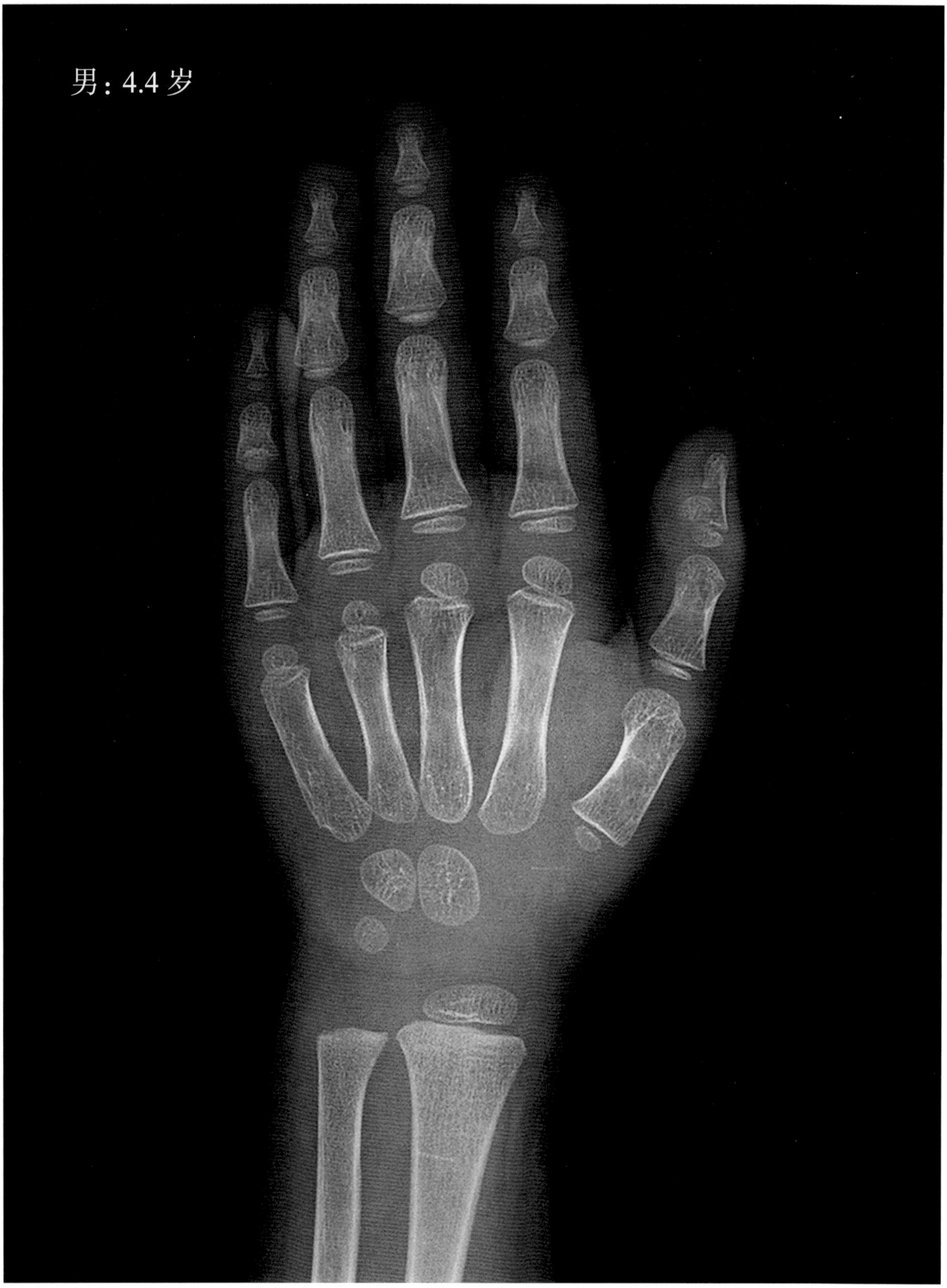


男：4.4 岁
CHN 法各骨发育分期：5、233、333、33、333、43

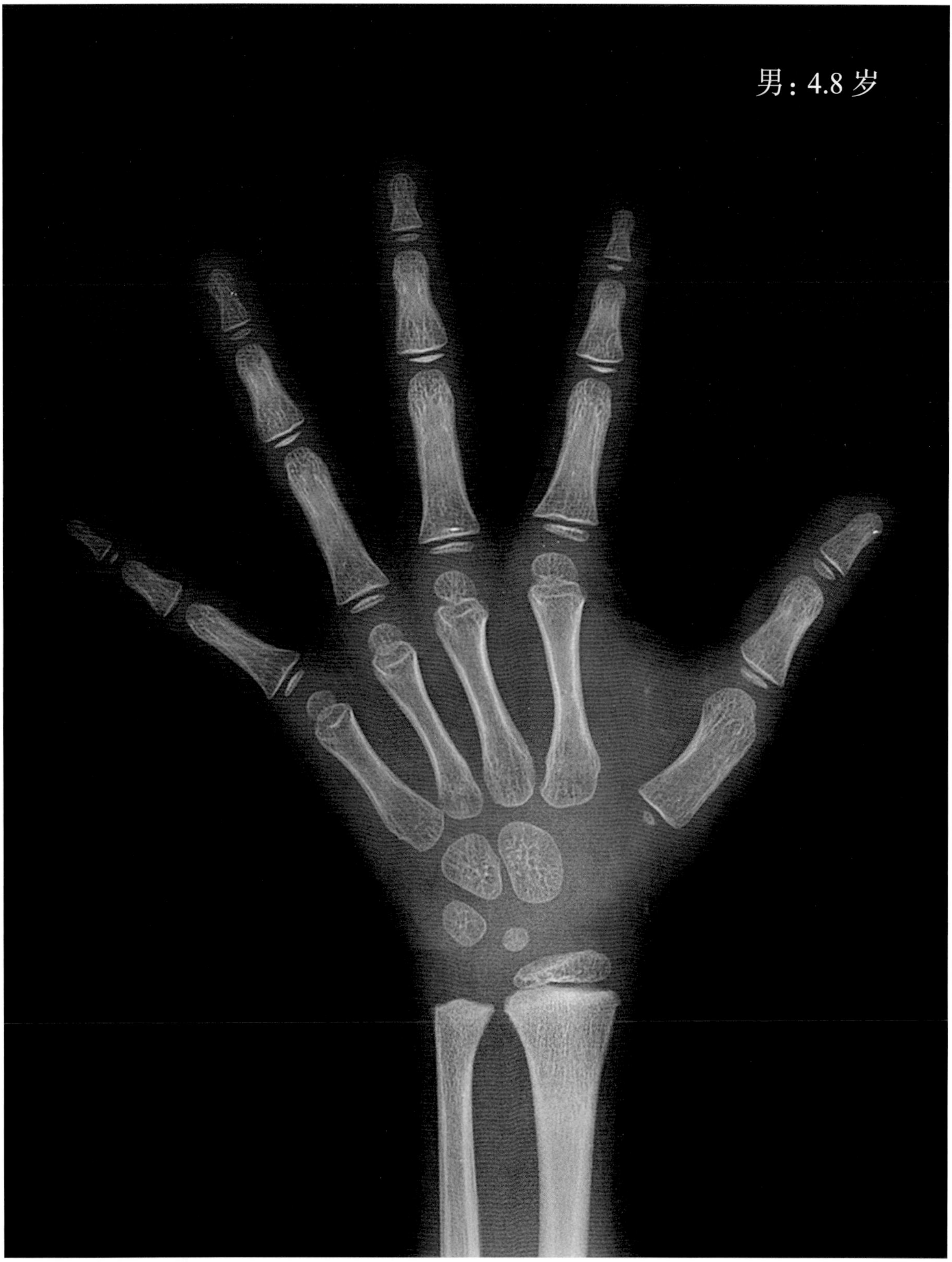


男：4.8 岁
CHN 法各骨发育分期：5、233、333、31、332、44

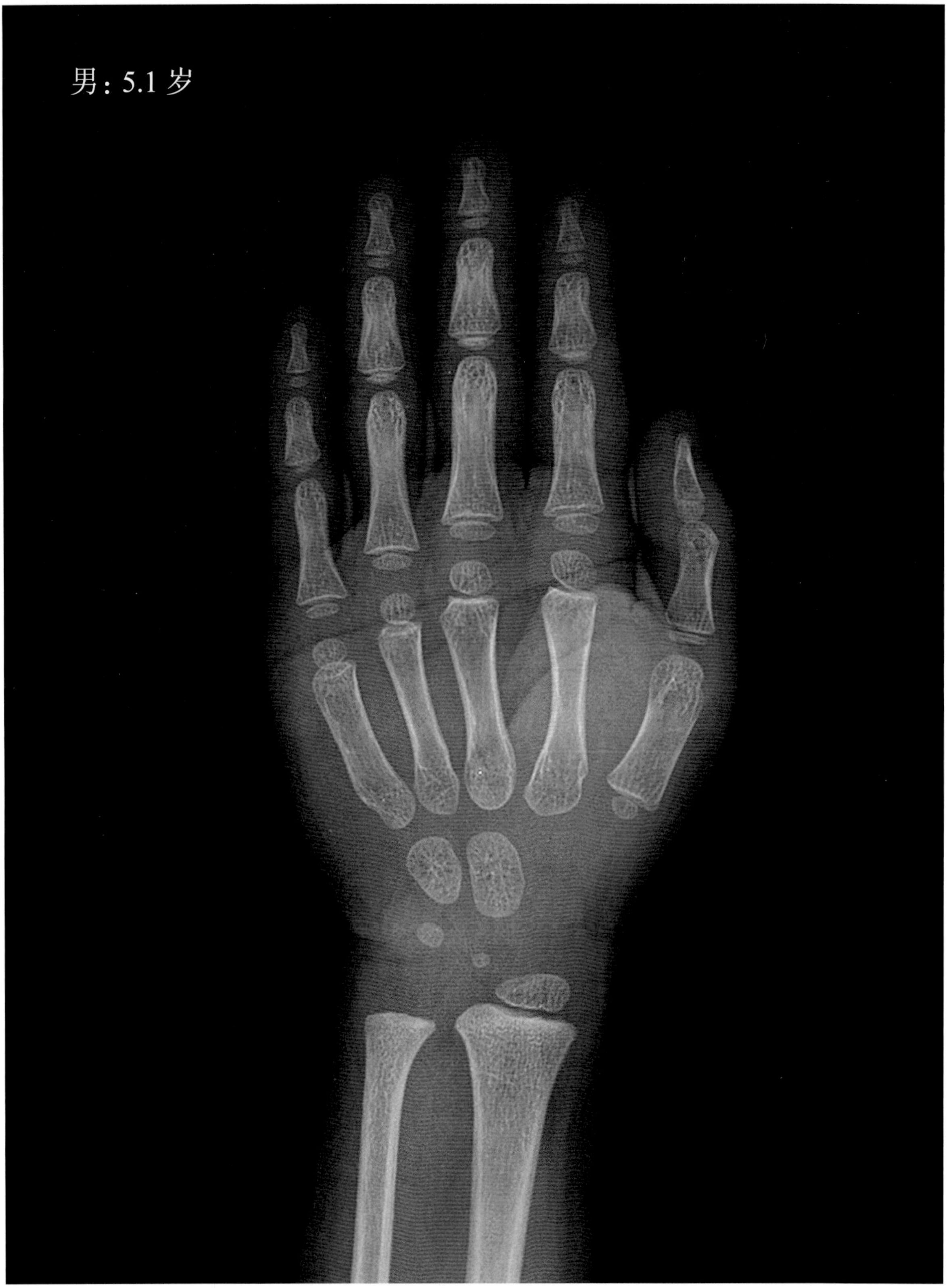


男：5.1 岁
CHN 法各骨发育分期：4、333、333、32、333、54

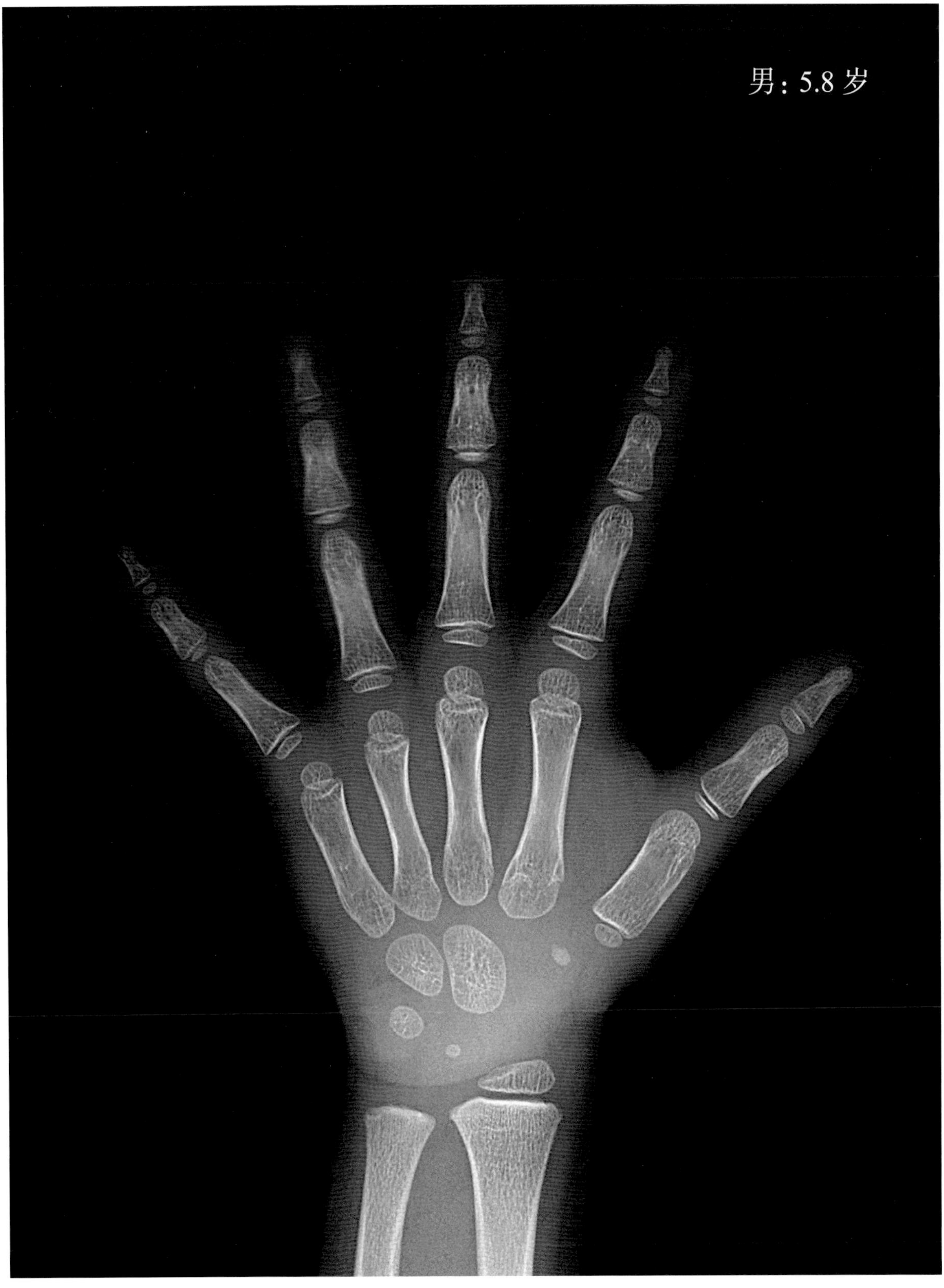


男：5.8 岁
CHN 法各骨发育分期：4、333、443、33、333、54

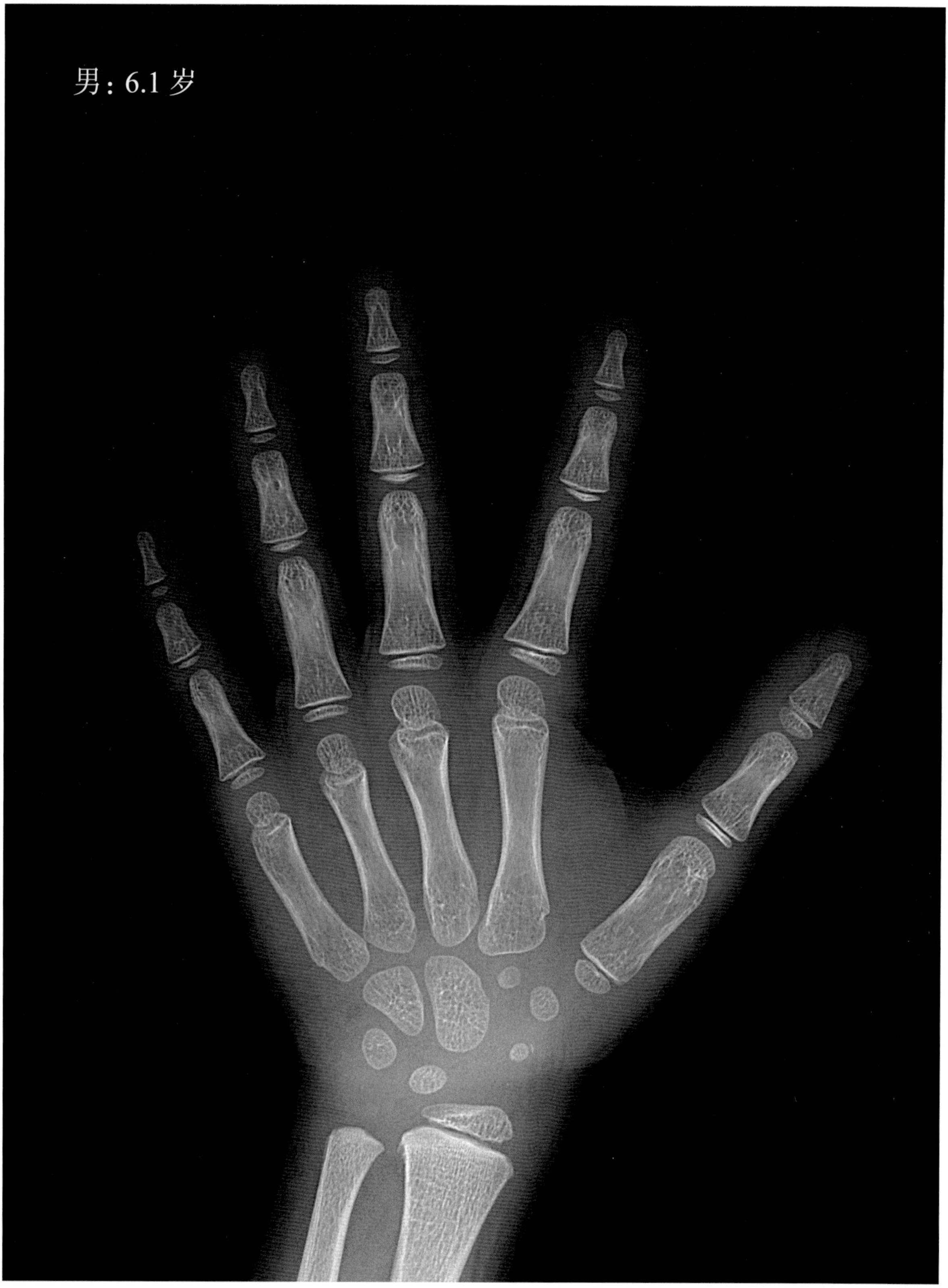


男: 6.1 岁
CHN 法各骨发育分期: 4、333、443、33、333、55

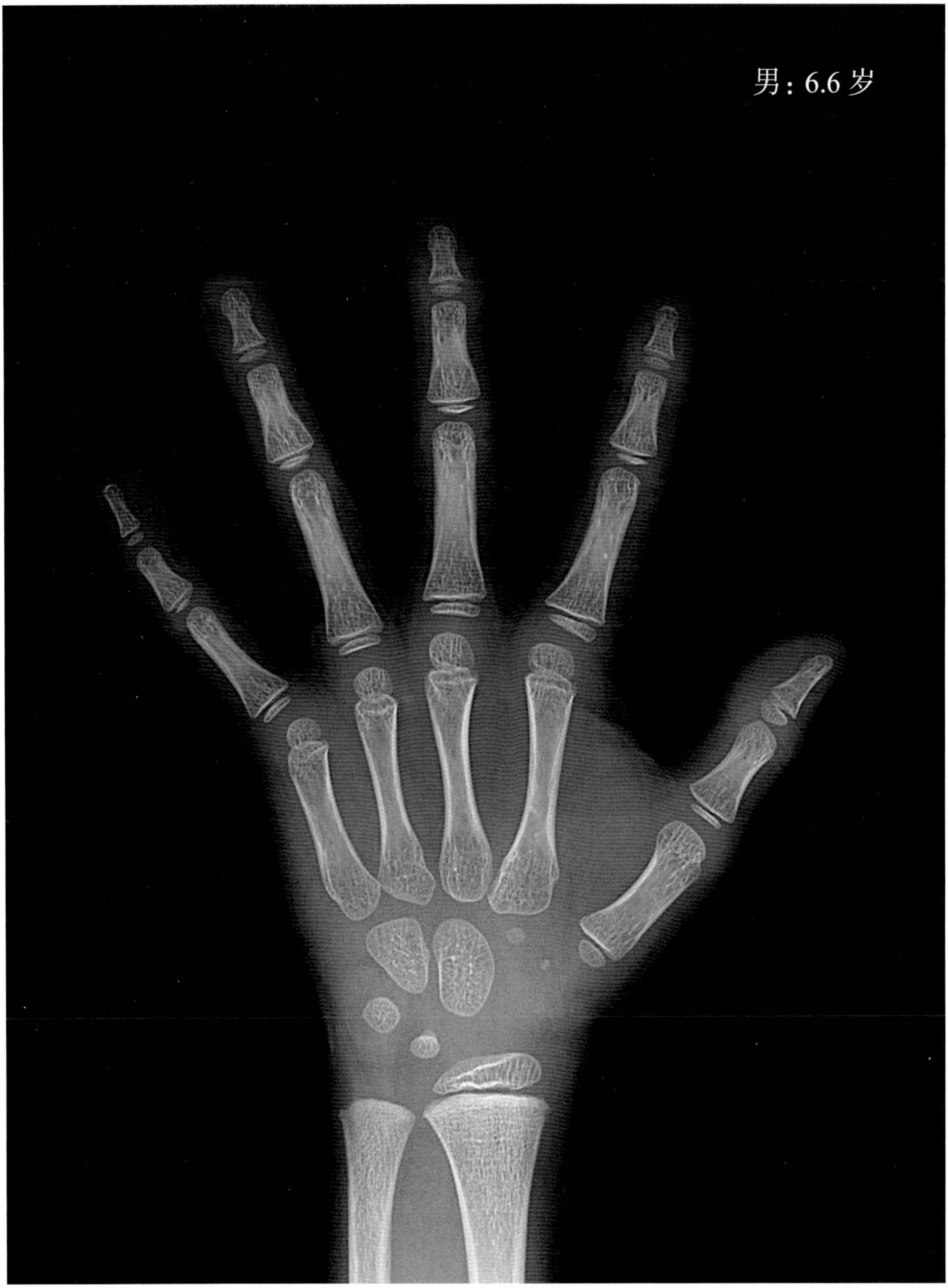


男：6.6 岁
CHN 法各骨发育分期：5、333、344、33、333、55

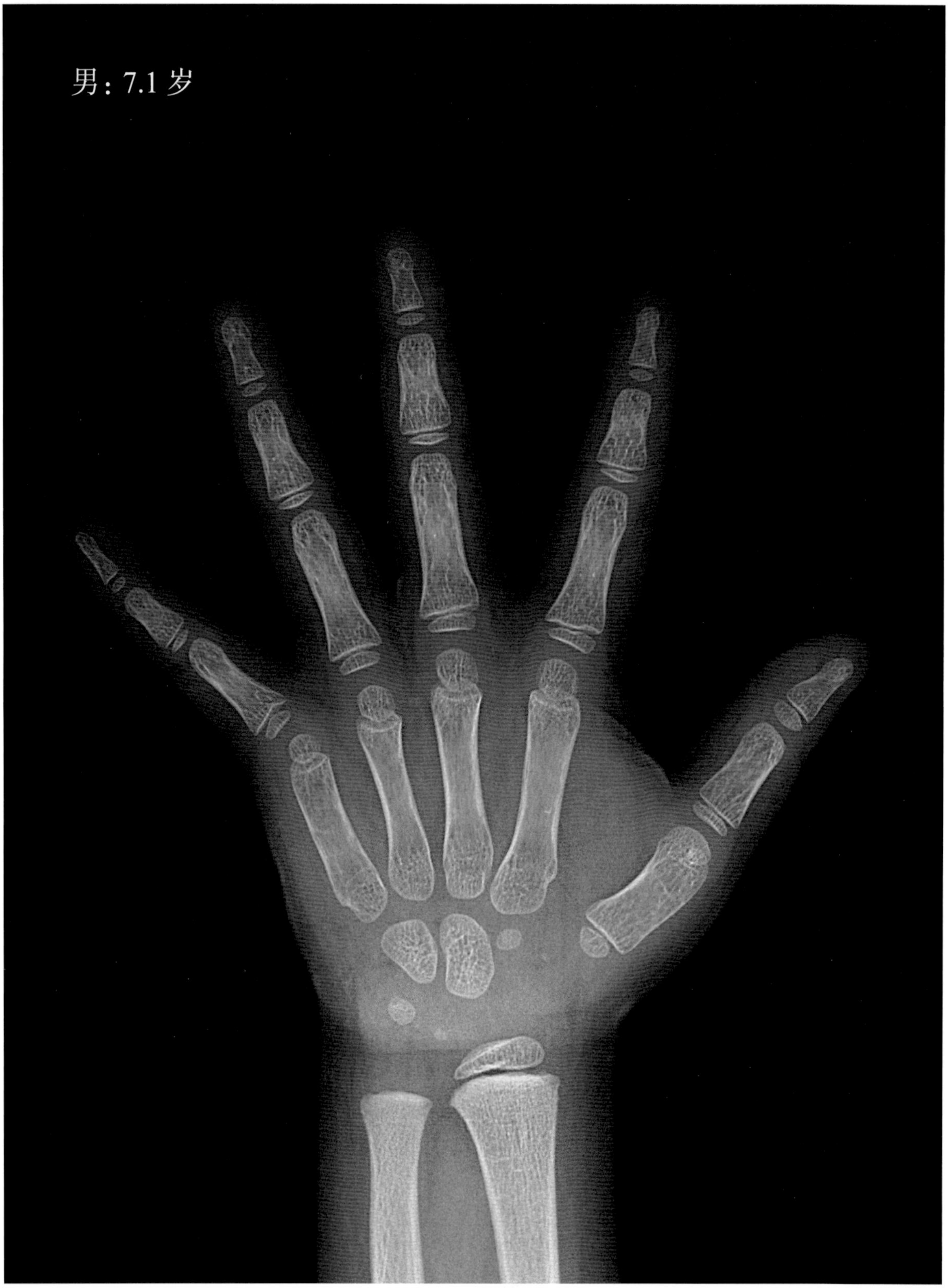


男：7.1 岁
CHN 法各骨发育分期：5、333、444、33、433、55

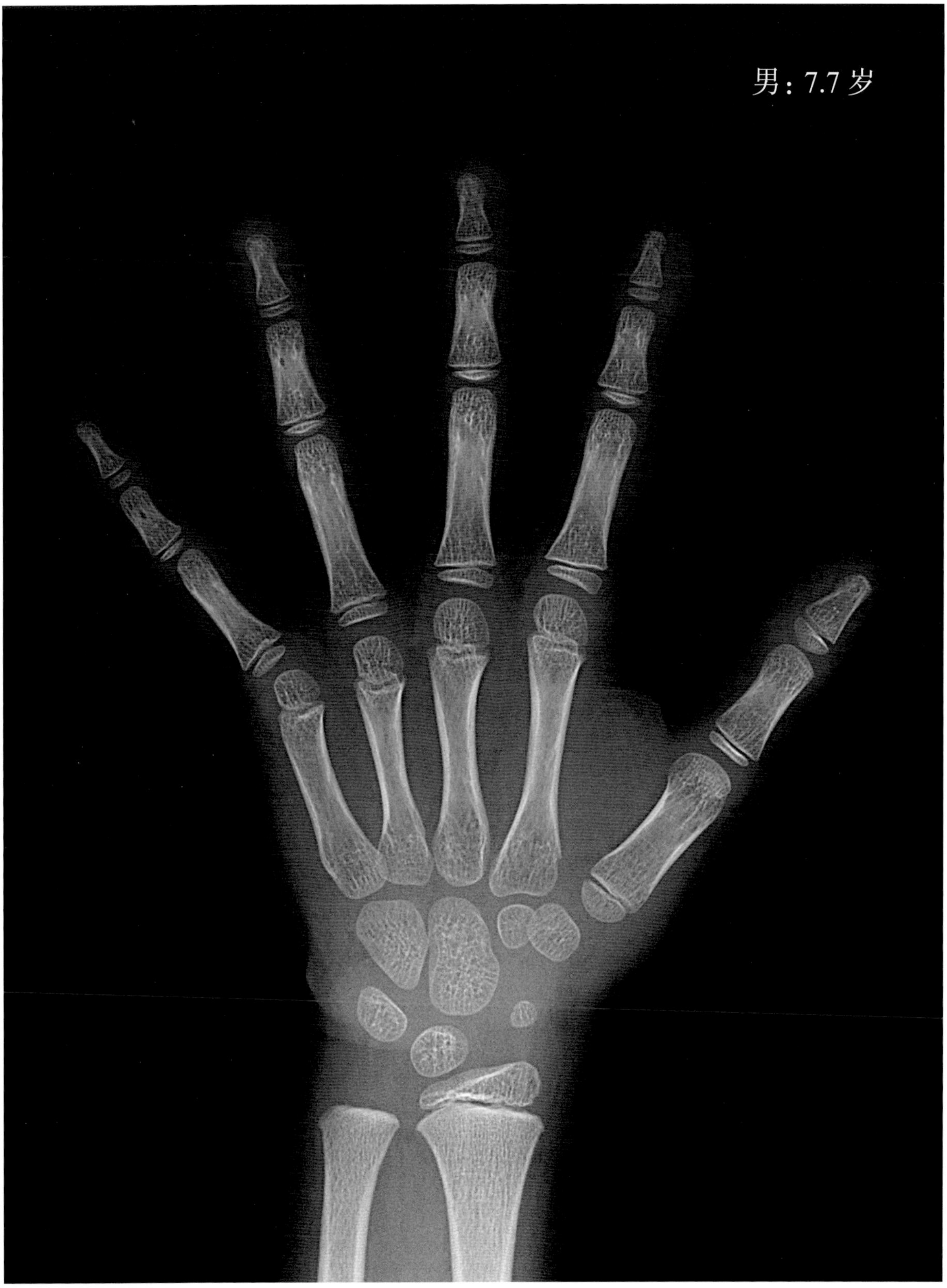


男：7.7 岁
CHN 法各骨发育分期：5、343、444、33、544、54

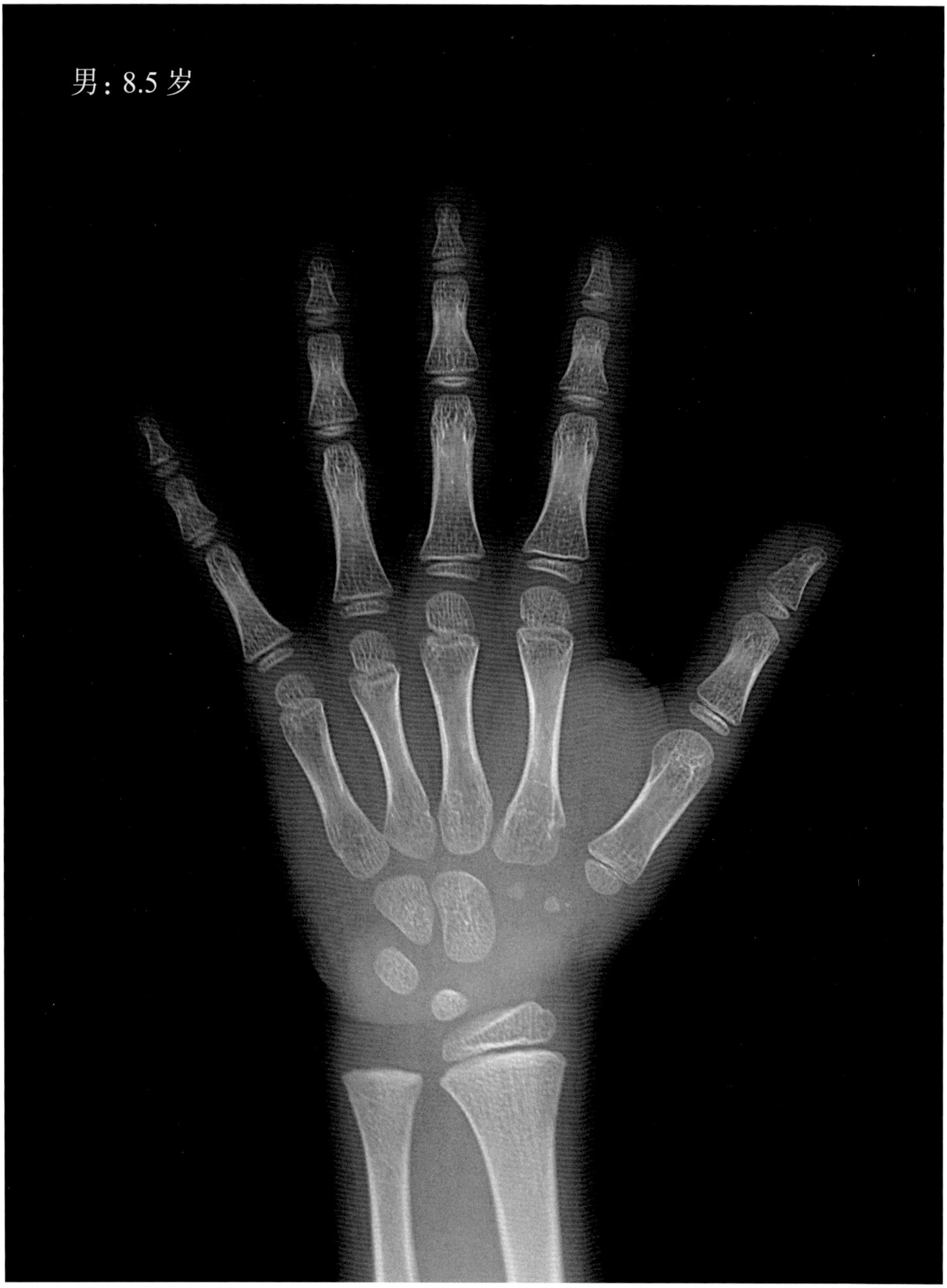


男：8.5 岁
CHN 法各骨发育分期：5、343、444、43、443、65

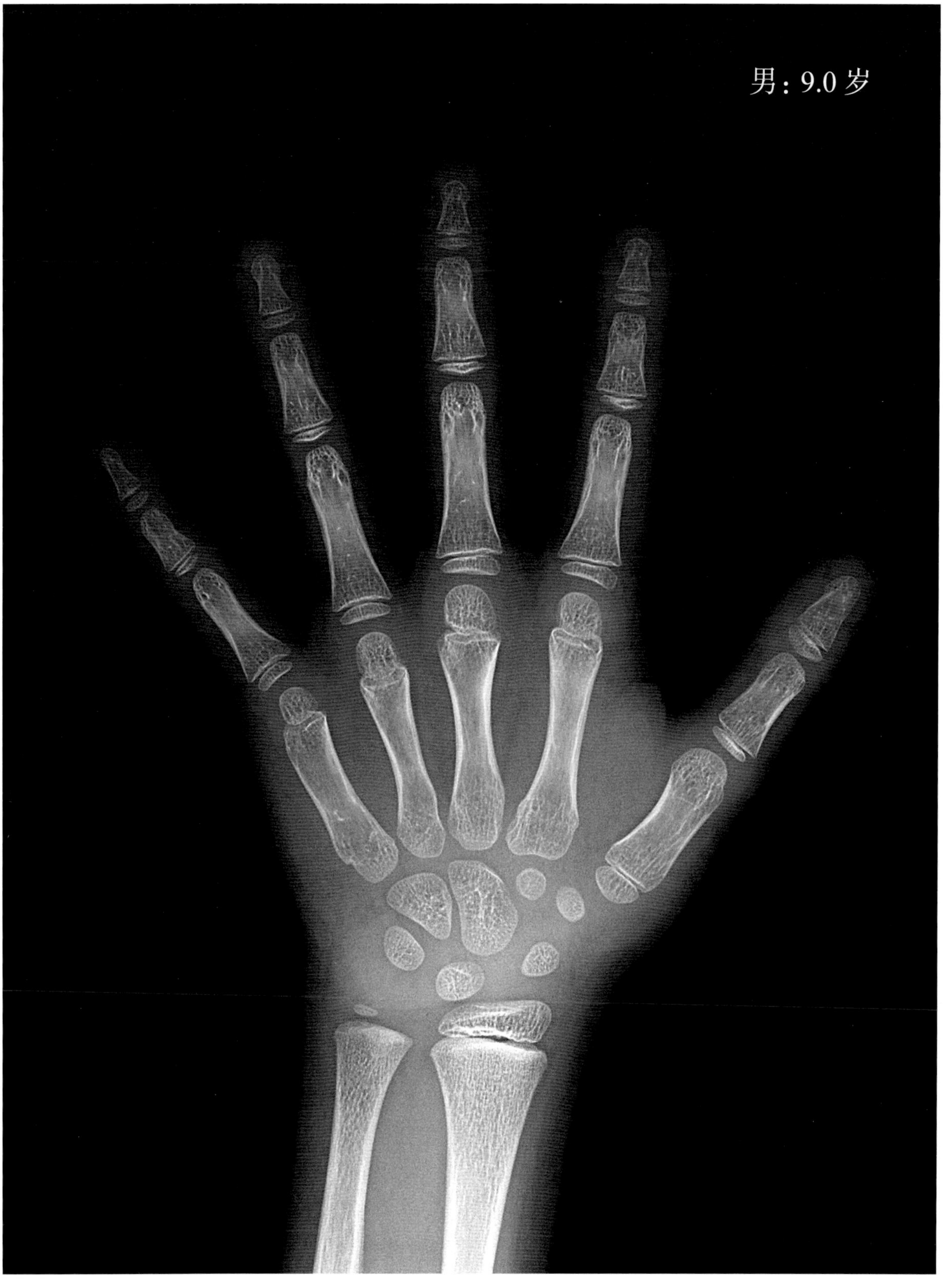


男：9.0 岁
CHN 法各骨发育分期：5、444、444、44、444、65

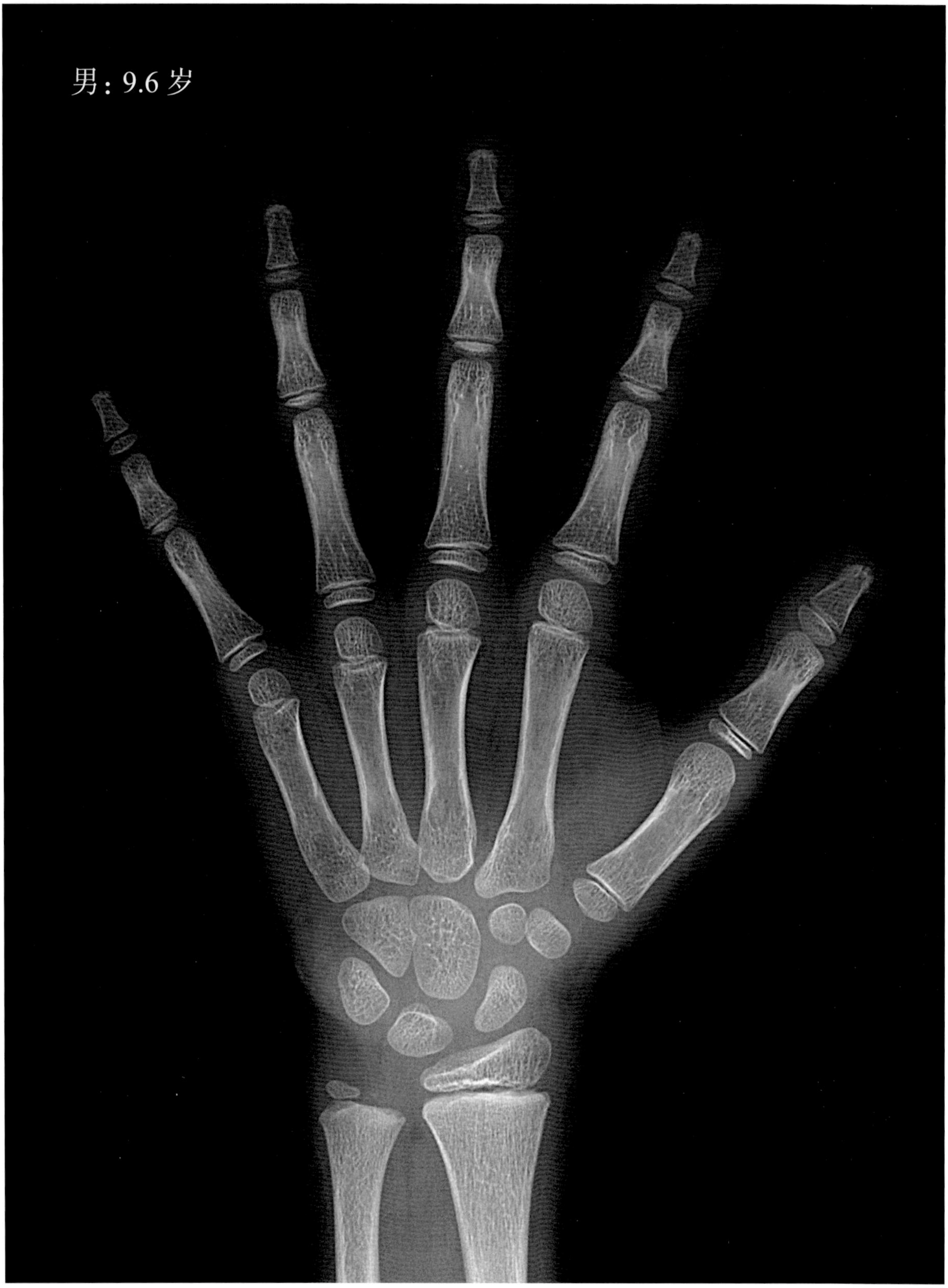


男：9.6 岁
CHN 法各骨发育分期：5、443、444、44、554、65

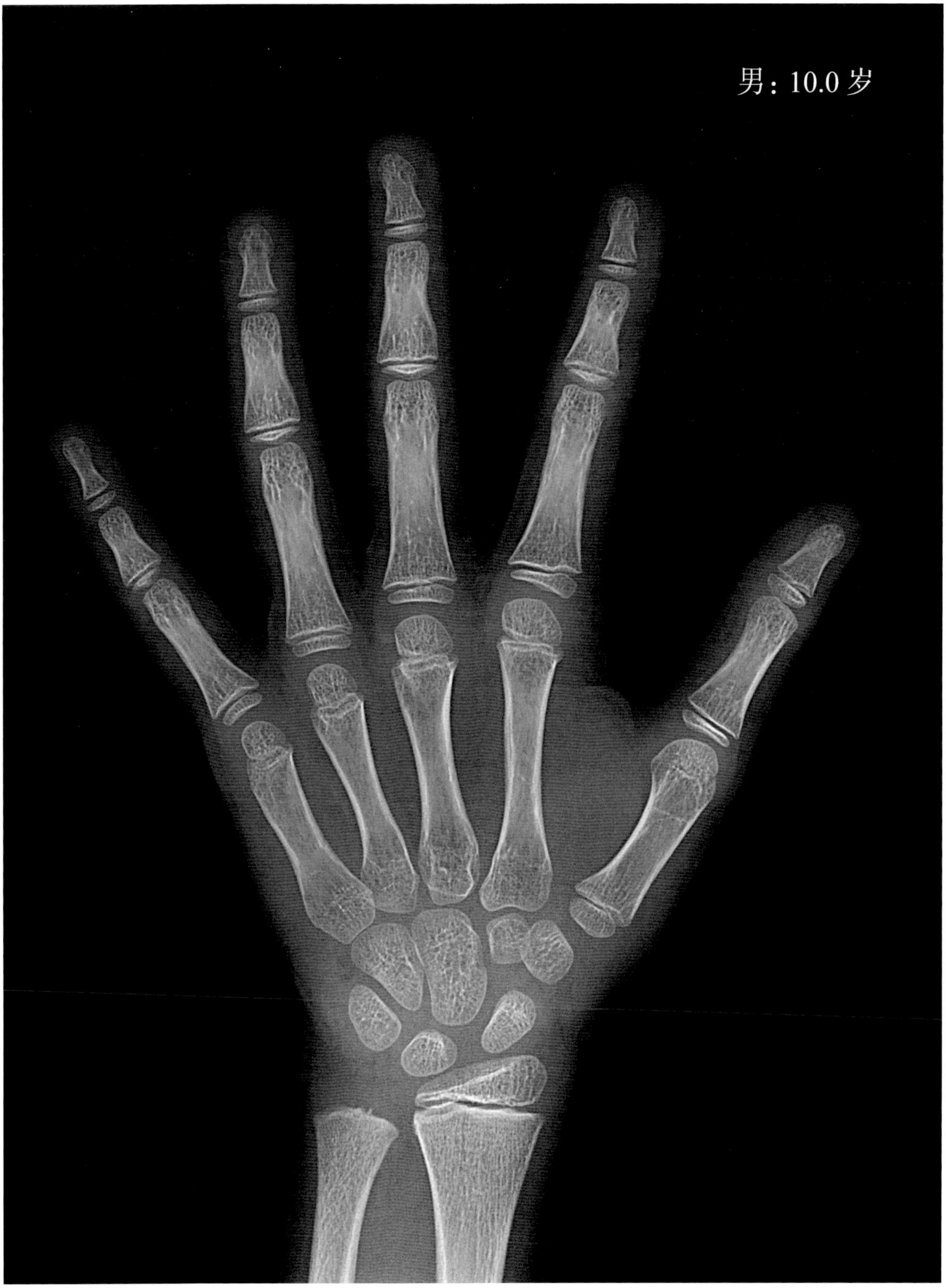


男：10.0 岁
CHN 法各骨发育分期：5、444、444、44、555、65

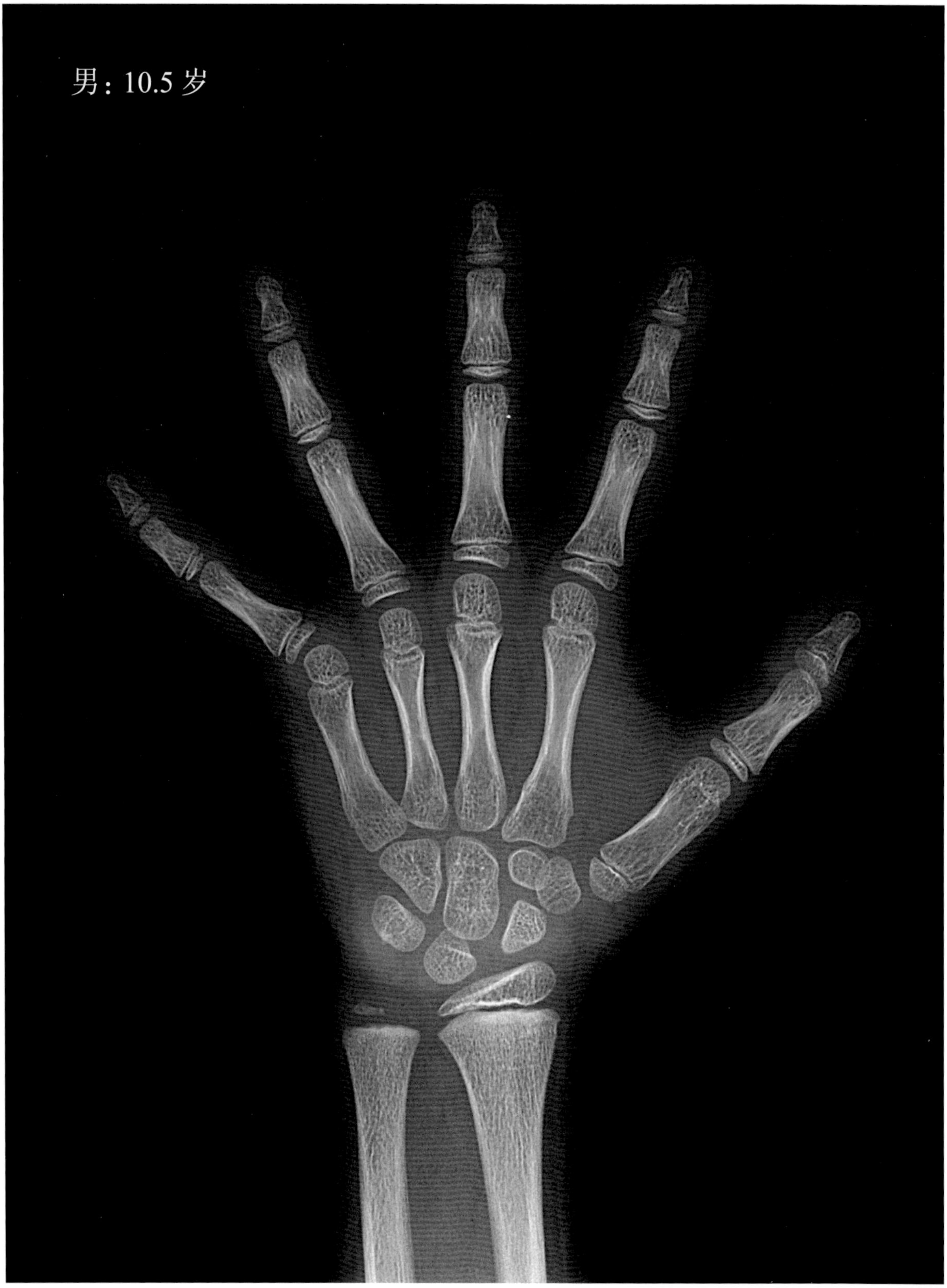


男：10.5 岁
CHN 法各骨发育分期：5、444、454、44、555、65

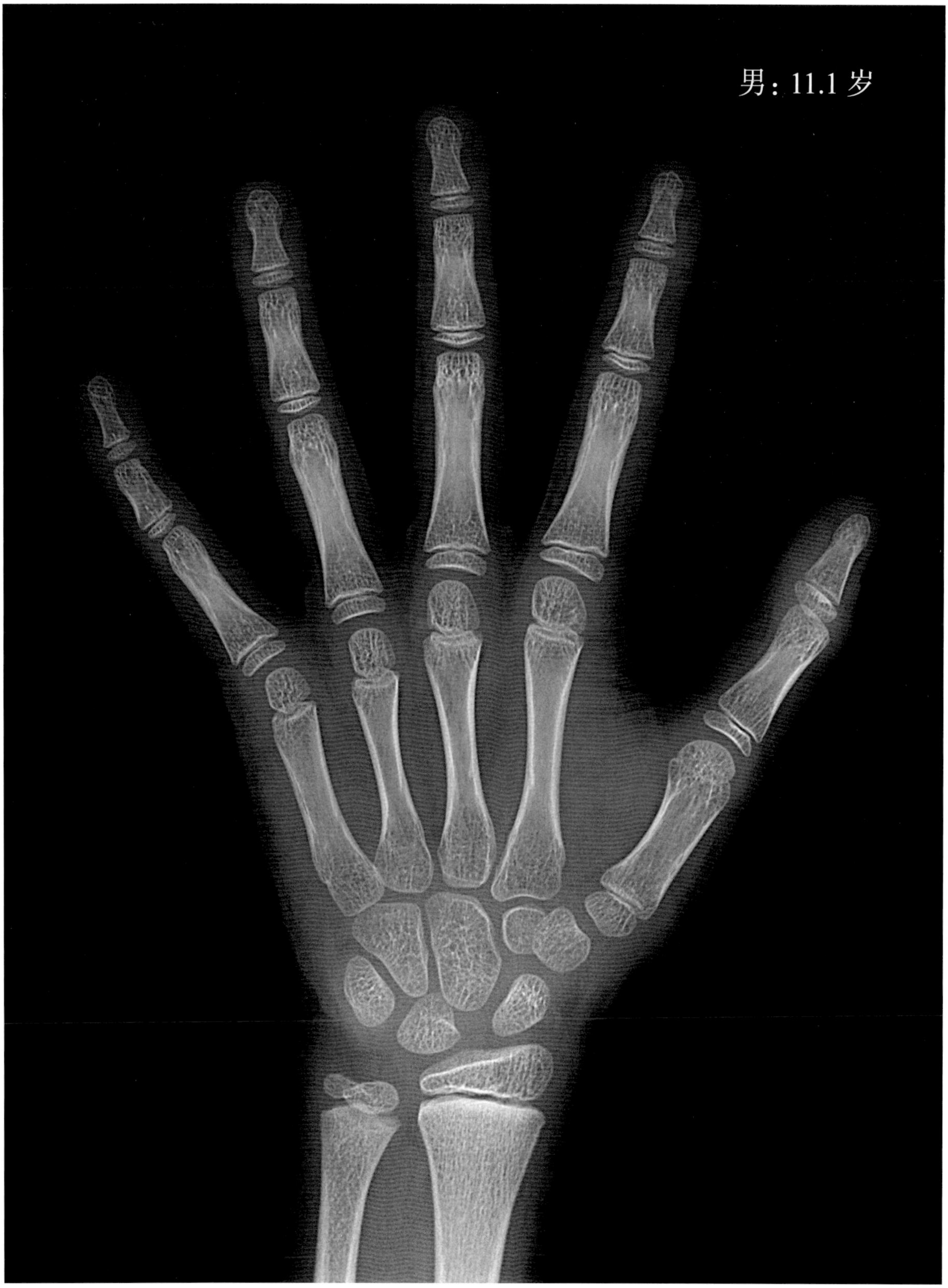


男：11.1 岁
CHN 法各骨发育分期：5、444、544、44、555、75

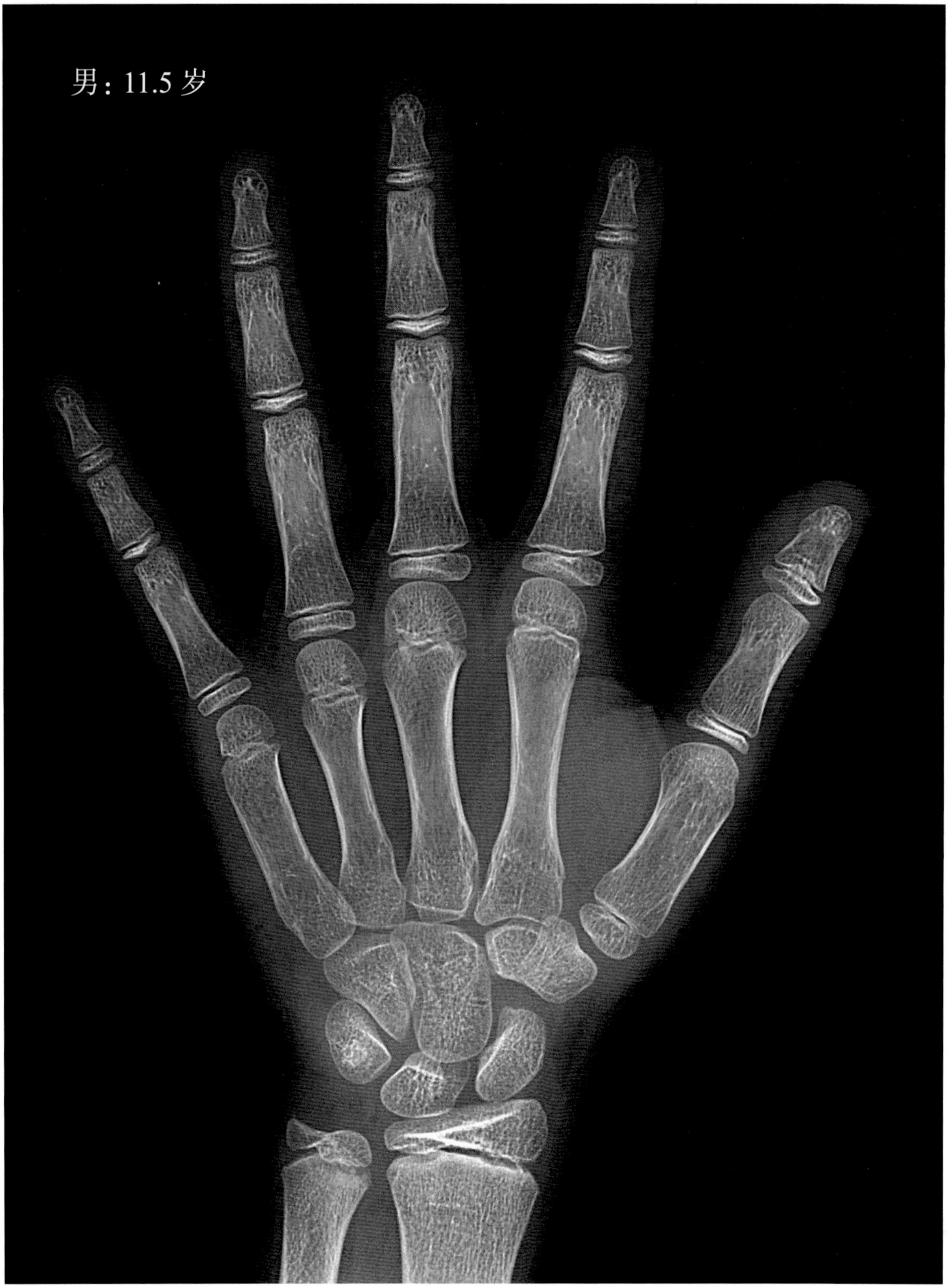


男：11.5 岁
CHN 法各骨发育分期：5、444、555、55、555、66

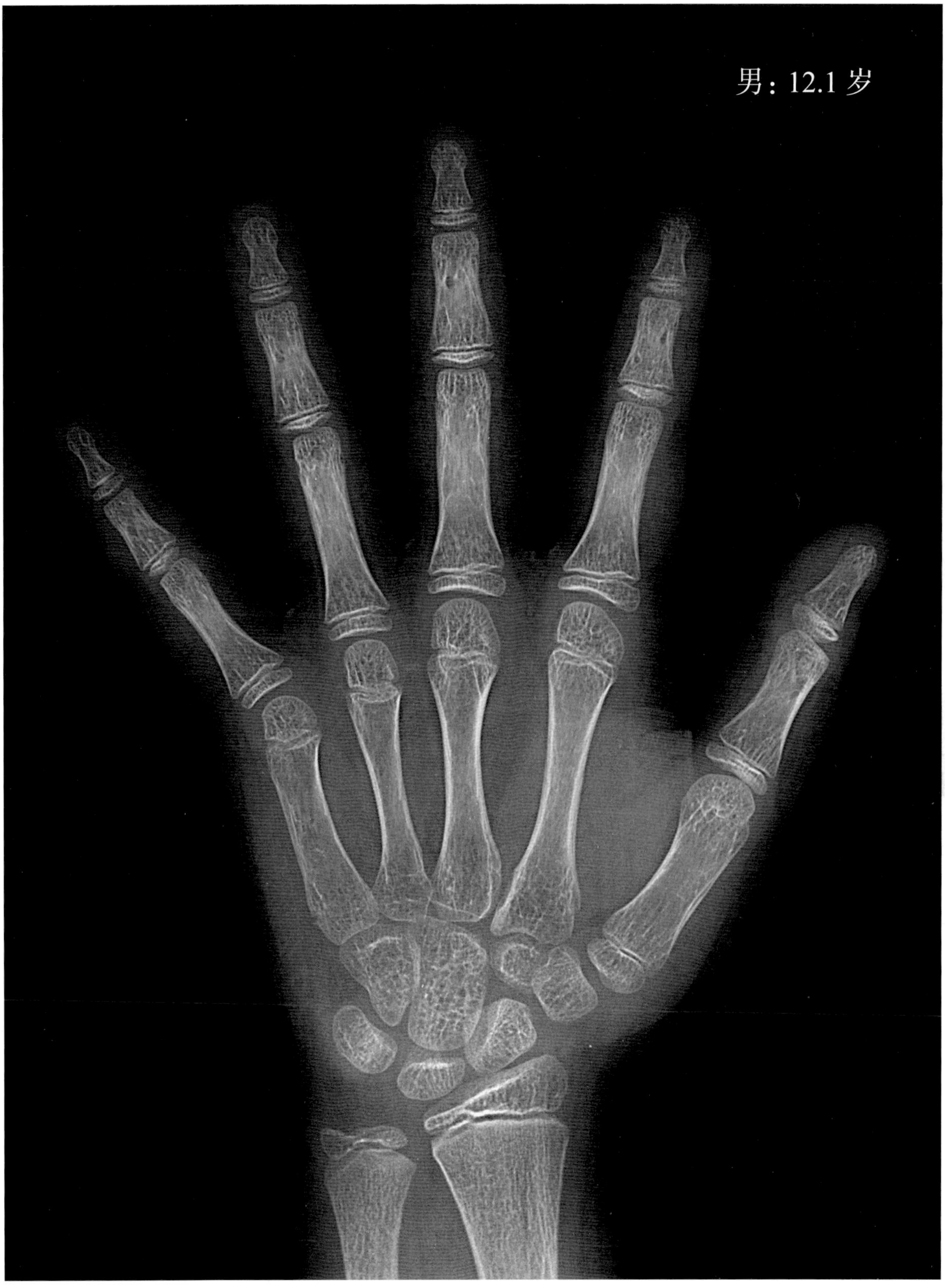


男：12.1 岁
CHN 法各骨发育分期：5、554、554、54、555、76

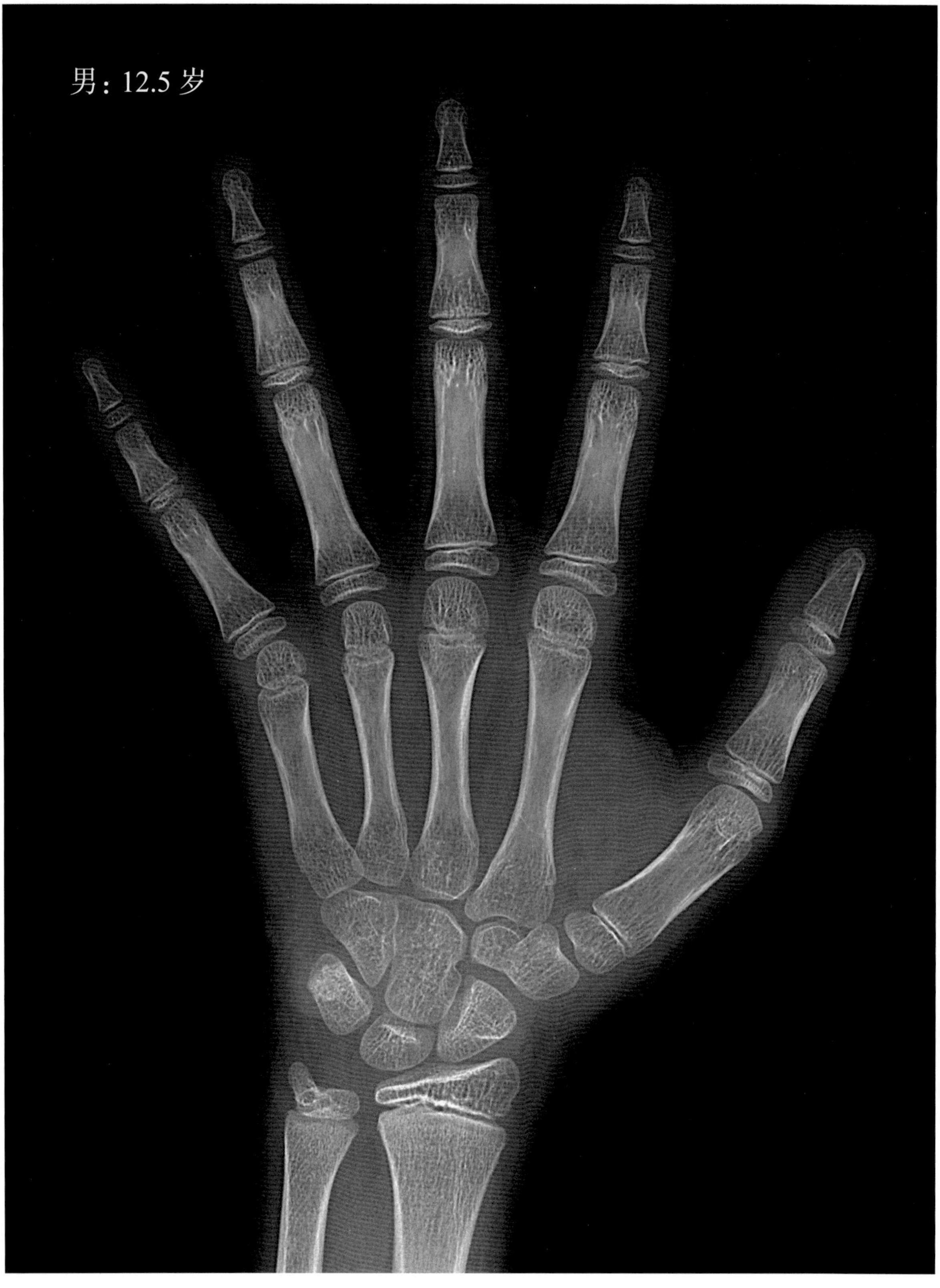


男：12.5 岁
CHN 法各骨发育分期：6、555、555、55、554、76

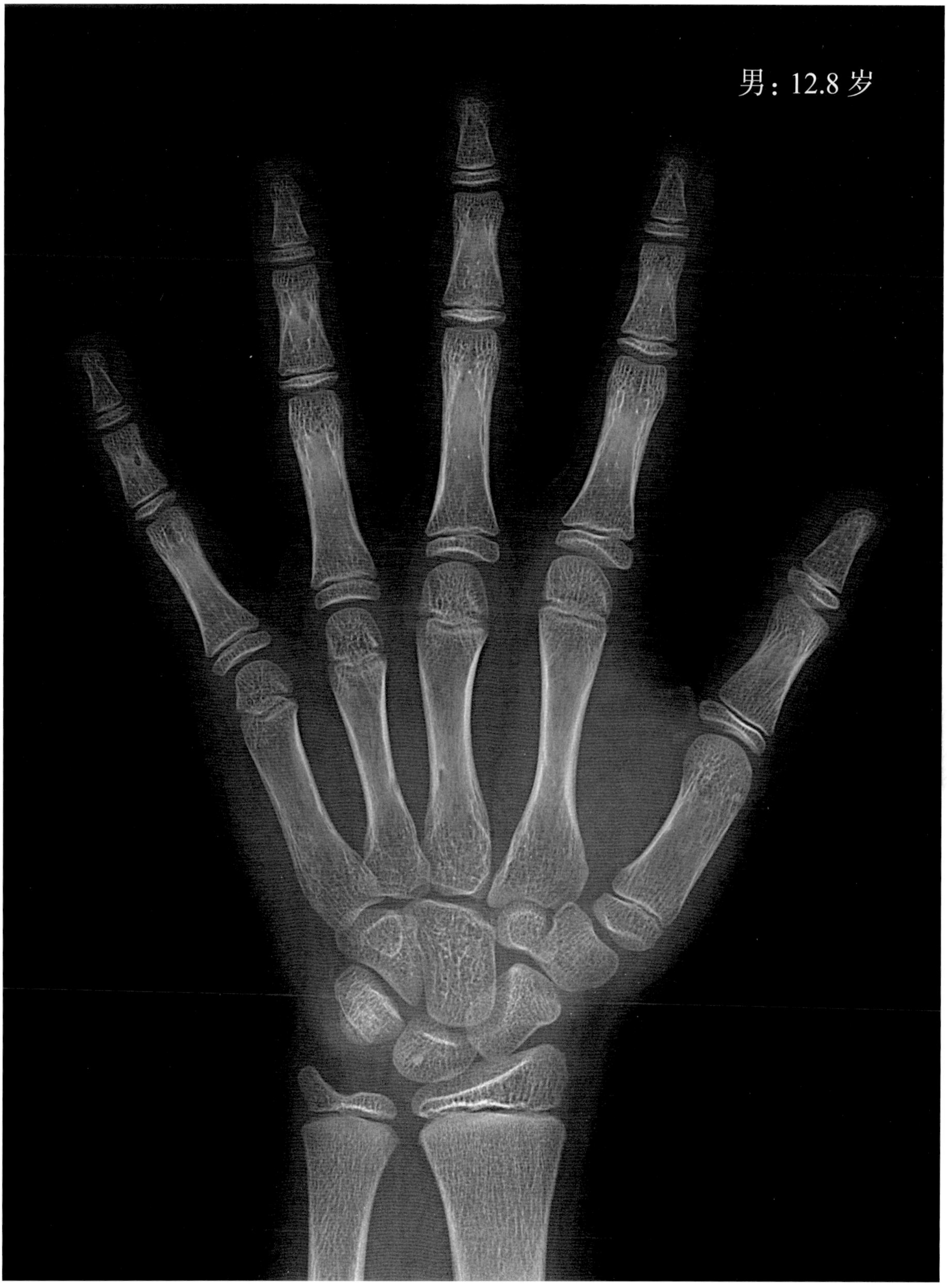


男：12.8 岁
CHN 法各骨发育分期：5、556、555、55、555、78

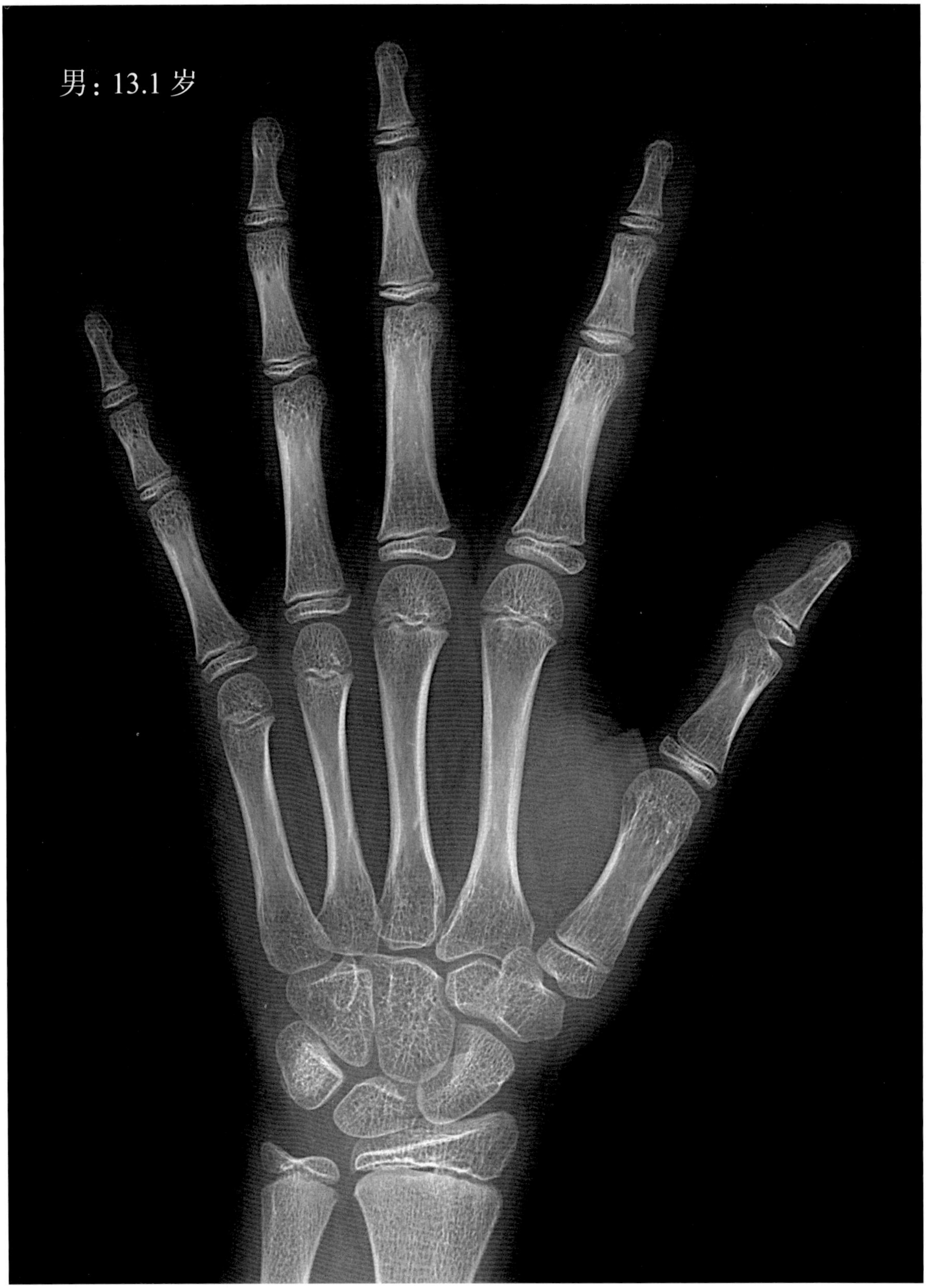


男：13.1 岁
CHN 法各骨发育分期：7、656、655、55、555、78

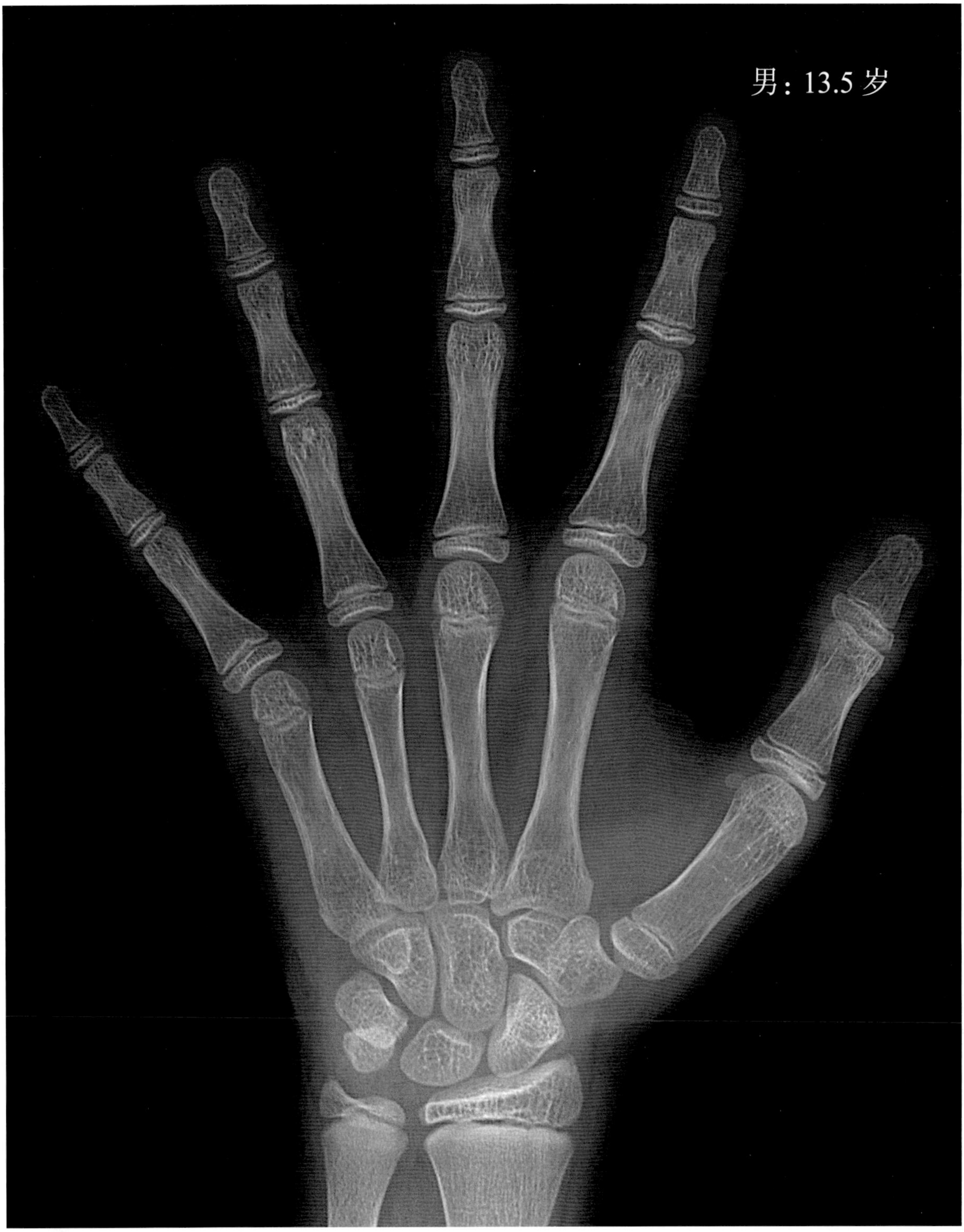


男：13.5 岁
CHN 法各骨发育分期：7、656、655、65、666、78

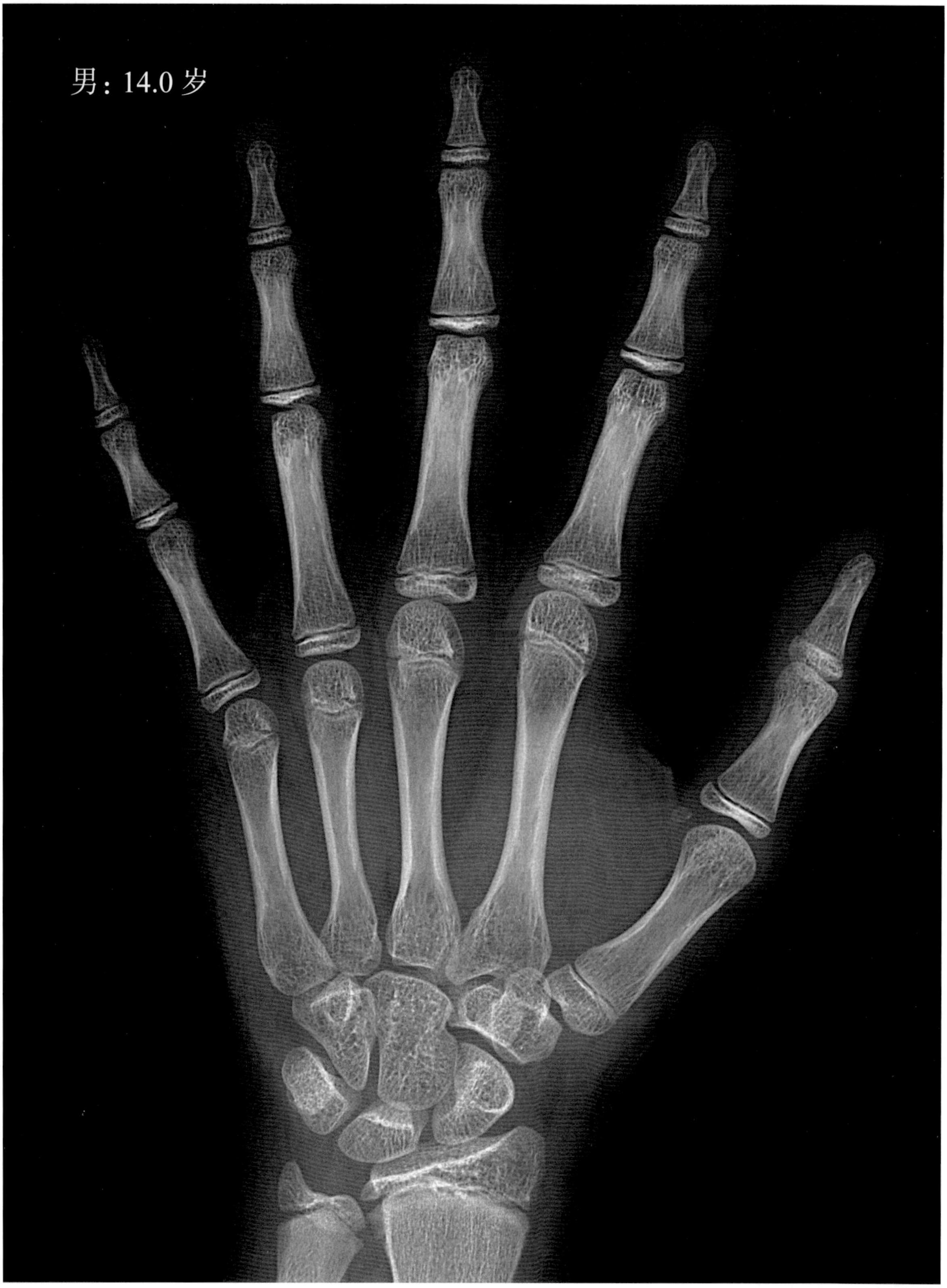


男：14.0 岁
CHN 法各骨发育分期：7、666、666、66、666、78

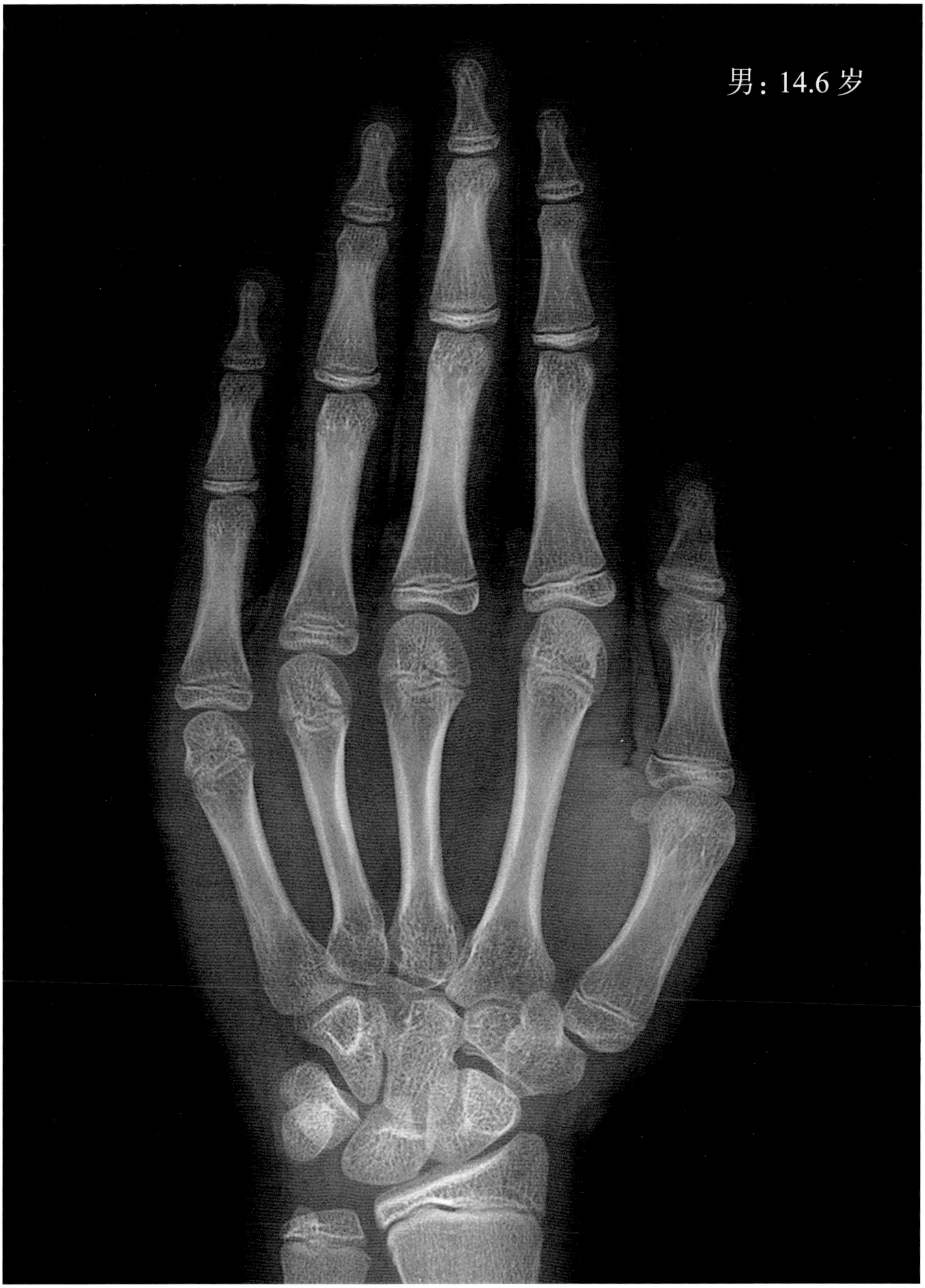


男：14.6 岁
CHN 法各骨发育分期：7、666、666、66、767、78

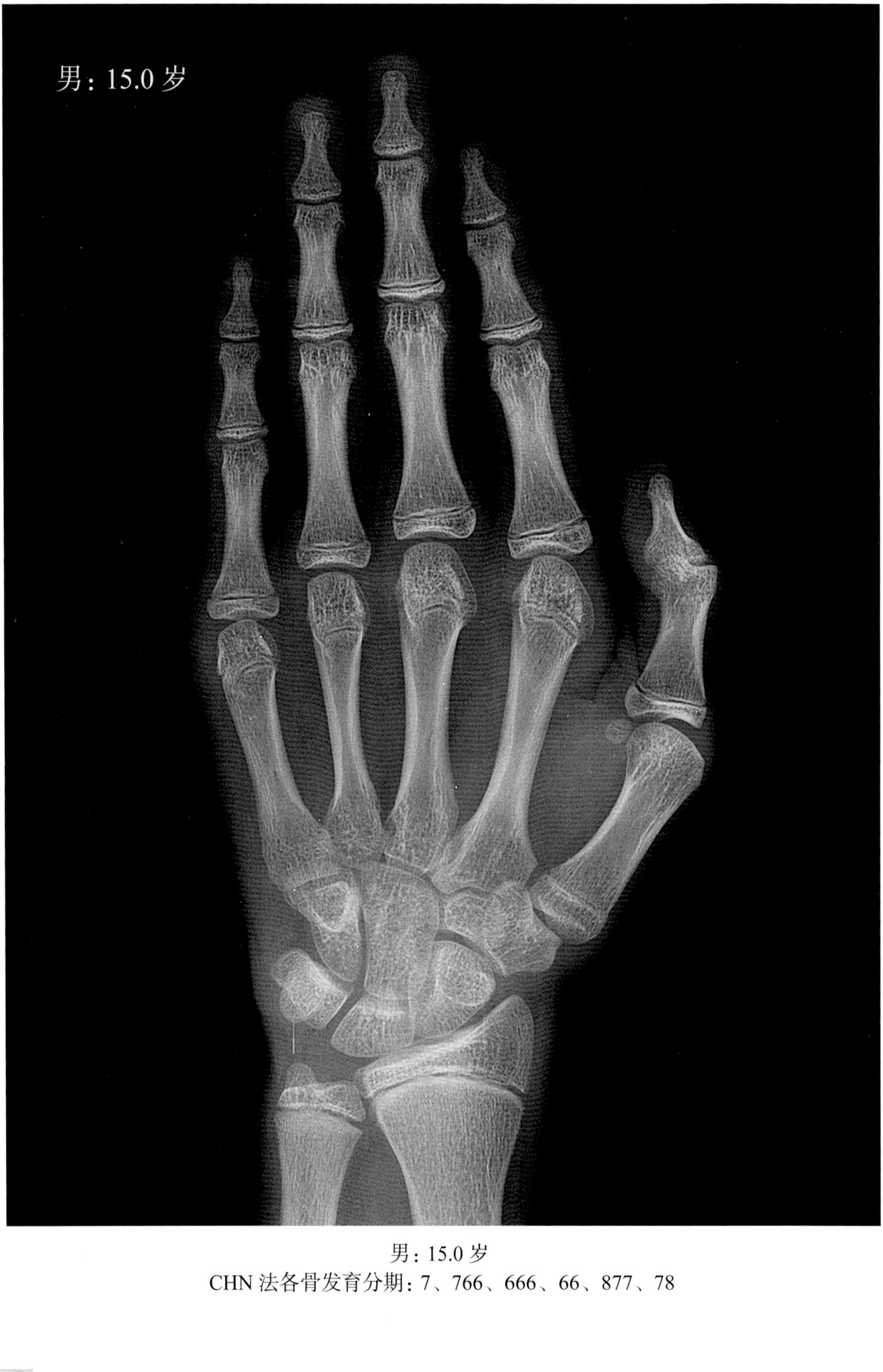


男：15.0 岁
CHN 法各骨发育分期：7、766、666、66、877、78

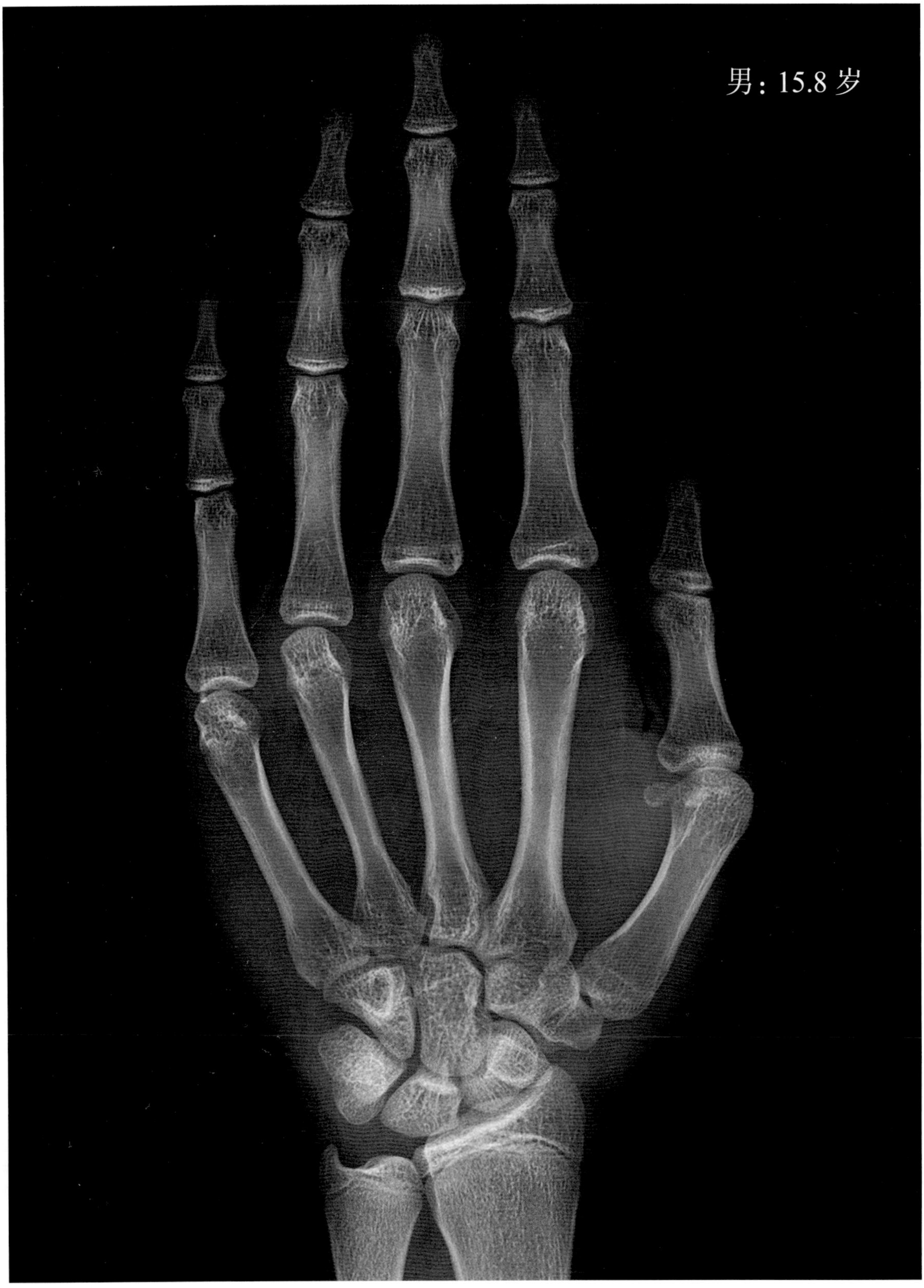


男：15.8 岁
CHN 法各骨发育分期：8、777、777、88、888、78

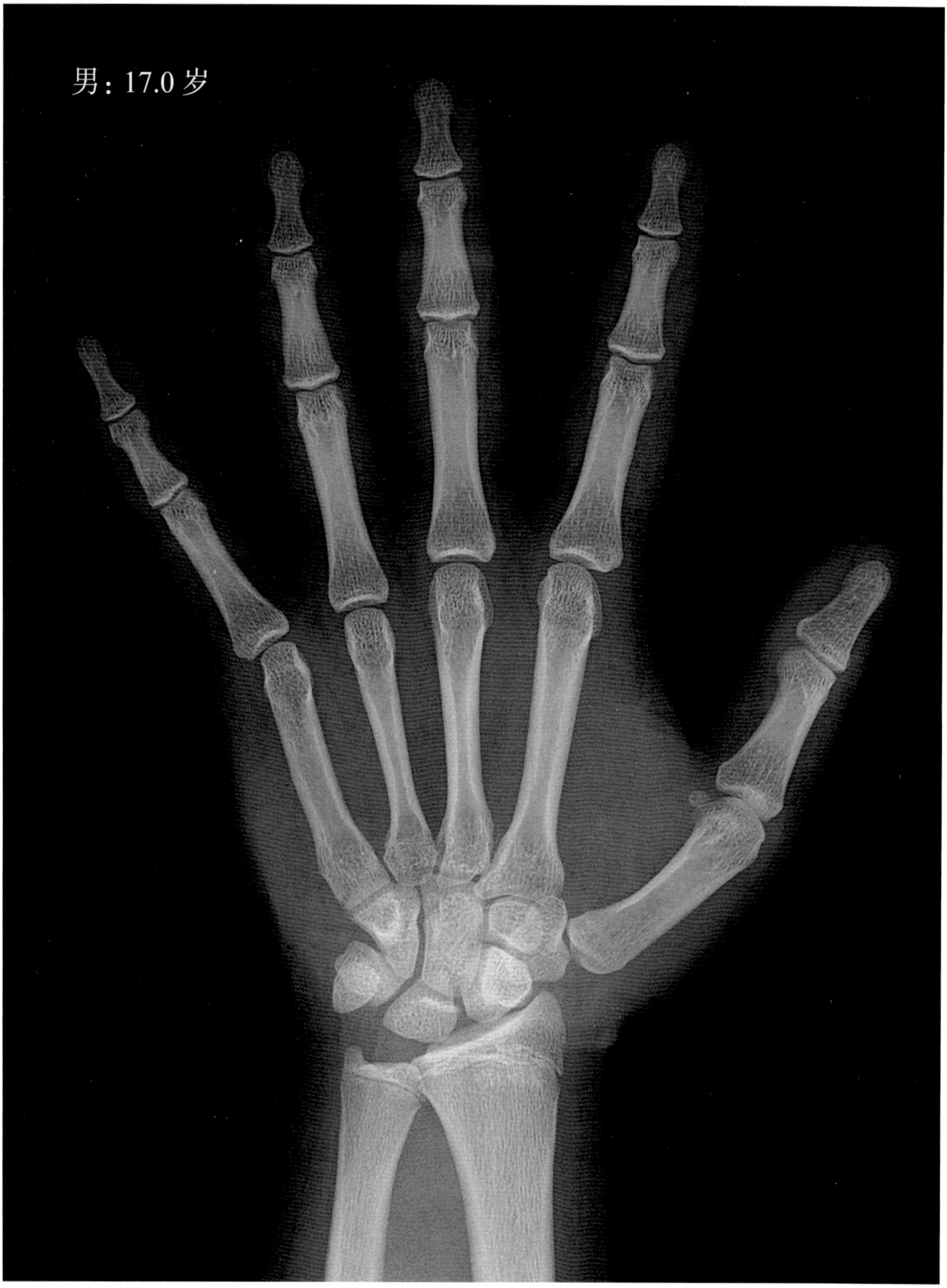


男：17.0 岁
CHN 法各骨发育分期：8、888、888、88、888、78

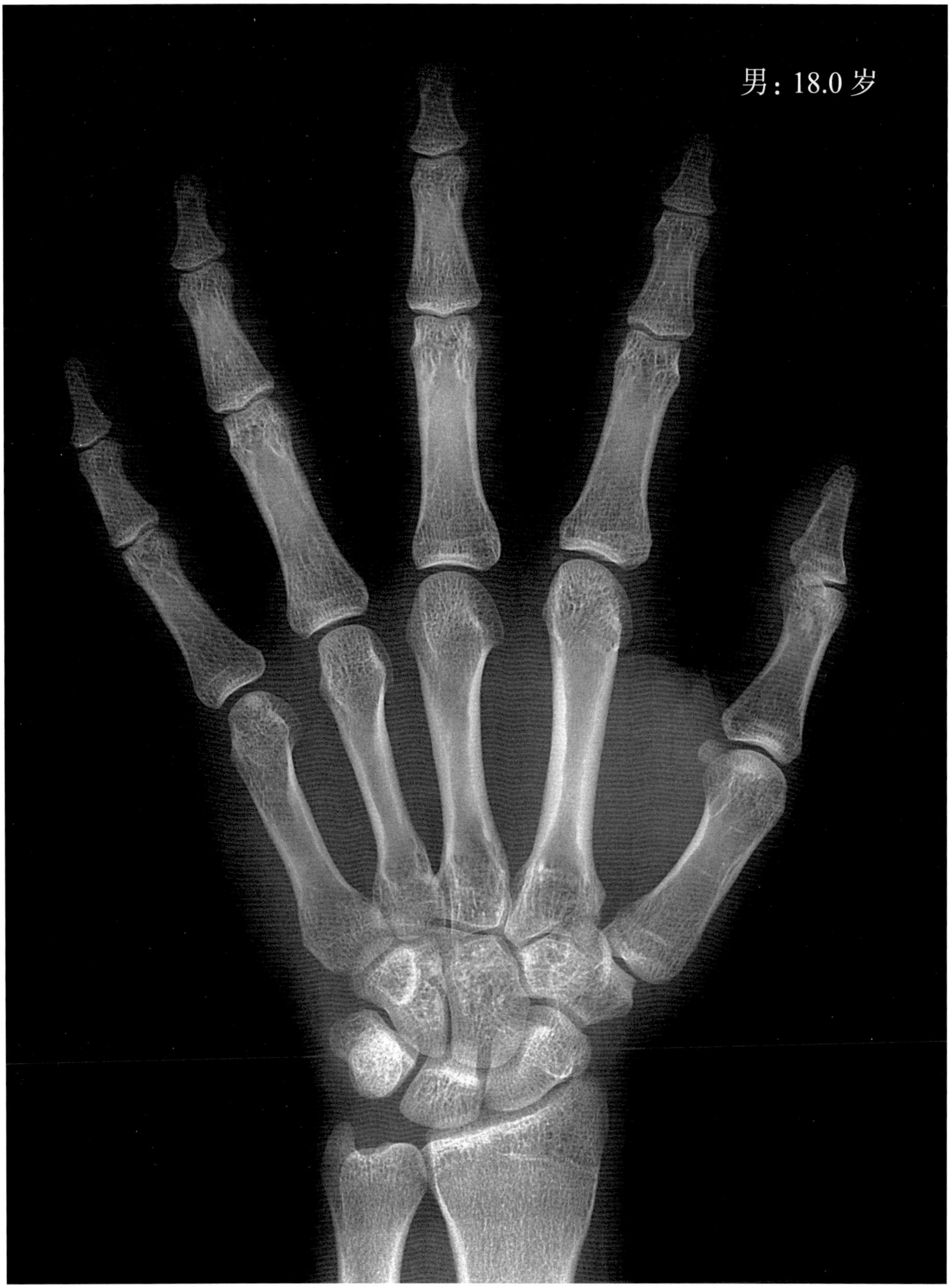


男：18.0 岁
CHN 法各骨发育分期：9、888、888、88、888、78

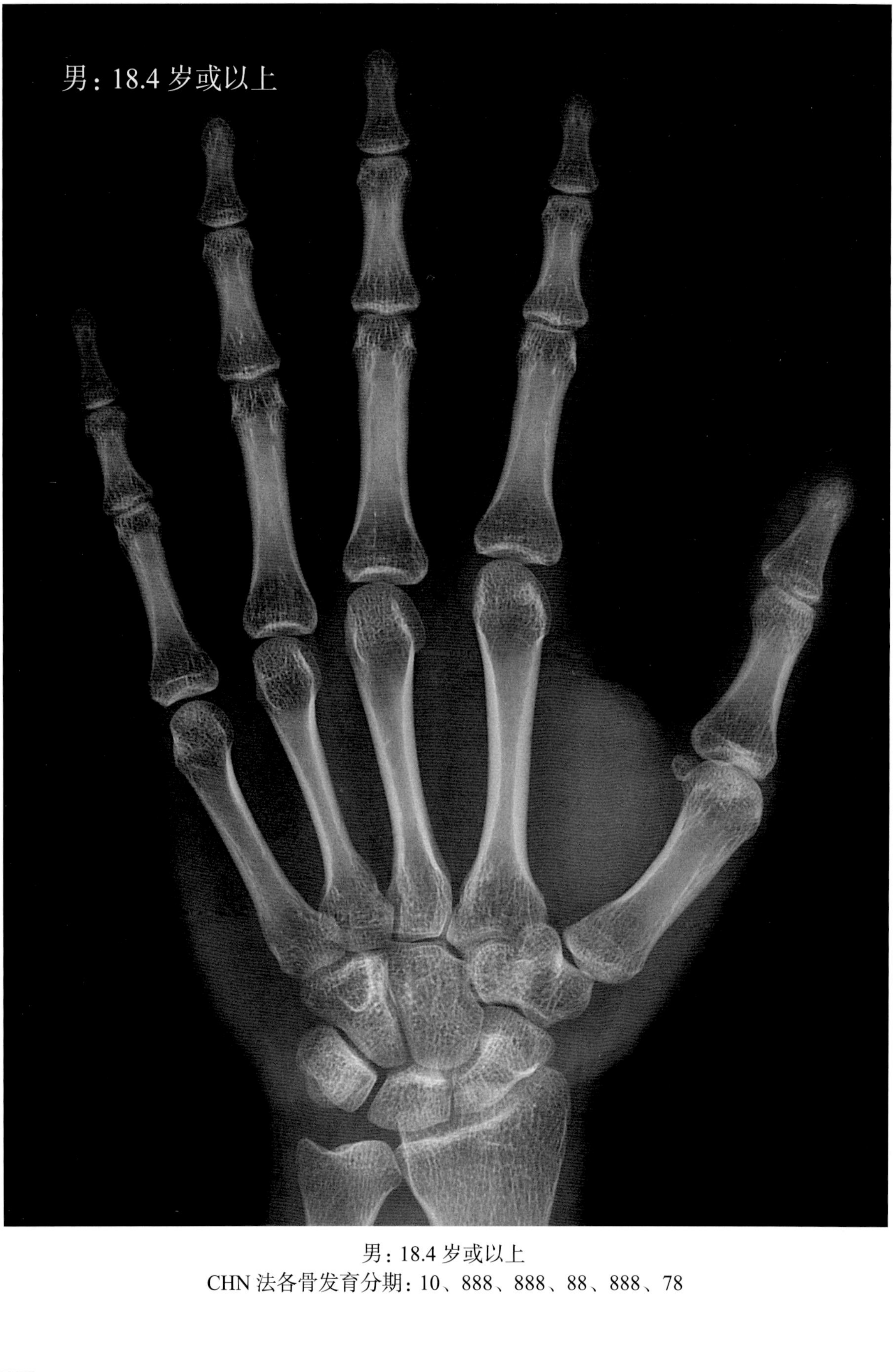


男：18.4 岁或以上
CHN 法各骨发育分期：10、888、888、88、888、78

# 附录：专家鉴定意见（原文）

## 一、重要意义

1．儿童少年生长发育过程有一定规律，骨龄则是国内外专家一致公认的能够精确反映这些规律和人体成熟度的重要指标，国内外对骨发育做过大量研究，也有不少人在一定范围内研究建立过评价标准。但是，这些研究多属地区性的，方法也不尽一致，应用上有很大局限性。国外标准基于对白种人研究，与我国青少年发育规律不尽相同，无法照搬使用。特别是近一二十年来，我国人民生活条件改变很大，儿童青少年的生长发育出现长期加速现象，迫切需要早日更新和建立适合中国实际的评价标准和方法，以准确及时反映这些变化。从这个角度看，本 CHN 法的研究建立正是时候，它必将对我国的临床医学、人类学、生物学、体育科学等领域产生深远影响。

2．CHN 法全面反映了当前城市汉族儿童的手腕骨发育状况，具有中国特色，这可以从代表性强，覆盖面大，实验样本和检验样本的合理选择中反映出来。作者对国内外先进经验并收并蓄，同时建立标准骨龄图谱和记分标准，适合不同层次不同研究目的需要。从 X 线片反映的骨指征变化趋势看，证实与欧美白人有相当大的区别，所以说本标准的制订使我国学者也从此有了自己使用的标准。

3．参与评审的专家着重提到，CHN 法将使我国在发育标准的研制方面在国际舞台上享有一席之地，对其他发育研究的影响是深远的。

## 二、研究特色

1．比较一致的意见是：课题设计科学，组织比较严密、抽样合理、样本大而恰当。统计分析细致深入，为骨龄标准提供大量的充分依据，而且结论恰如其分，实事求是，这种学风可取。

2．部分专家着重提到检验样本，有 8416 人，由此鉴定所确立的标准的准确性和可靠性，提高了本研究的信度和效度，这是以往国内外少有的。

3．大多数专家指出，样本分布合理，使本标准基本符合中国国情，作为中国标准可以说名副其实。作者对东、西、南、北各地儿童的骨发育趋势作了比较分析，取得可贵数据，在国内属首创。

4．多数专家指出，对 TW2 骨发育等级标准的部分修改是一个进步。废除了人为的各骨权重，采用“分类特征评分计算法”与“迭代法”确立各骨权重和各骨发育等级得分的方法在同类研究方面是一大突破。

## 三、三点参考意见和三点希望

综合专家意见，提出以下三点参考意见。

1. 有两名专家提出样本定点较少，如果能扩大 2～4 个更好，但他们也指出，在现有条件下，这一定点原则是合理的，有大型体质调研素材可作依据。

2. 两名专家提出，部分年龄组（参看表 2）样本过少，部分省如陕西省有此现象，而一般规律提示西北儿童小年龄时发育速度是在一定程度上有落后倾向的，这对于衡量小年龄组的发育趋势和标准制订会有一定影响。当然从全国范围看影响不是全局的。

3. 一名专家对尺骨去掉后是否会影响青春期后期骨龄评价的准确性有疑问，希望今后做深入探讨。

专家们的希望综合归纳如下：

1. 绝大多数专家建议当务之急是把这一成果转化到实践中去，尤其推广到基层，使它在儿少卫生、体育人才及其他专业人才选拔、儿童保健、人类学和民族学研究中真正发挥出效益。

2. 绝大多数专家建议，尽快把作者建立的评分和图谱标准编印成册，适时召开推广培训班，做好推广工作，所印制之标准质量要高一些，文字叙述要精炼，准确无误，还应做好反馈，尤其多征求第一线使用者的意见。总之，这项工作要坚持做下去。

3. 专家对该科研的上级主管单位——国家体委科教司对这项重要而有意义的工作中的全面支持和强有力的领导表示钦佩，认为是对儿童，对提高我国的人口素质做了件实事、好事。鉴于本研究在运动人才选拔方面的特殊实用价值，又是体委领导的项目，建议向国家体委有关部门审报科研成果。

1990 年 11 月 14 日<br>执笔：叶恭绍（学部委员，儿少卫生学）、<br>陈明达（学生体质研究）、<br>季成叶（儿少卫生学）

# 鉴定委员名单

| 鉴定委员 | 姓　名 | 工作单位 | 专业职称 / 职务 |
| --- | --- | --- | --- |
| 主任委员 | 叶恭绍 | 北京医科大学 | 儿少卫生教授 |
| 副主任委员 | 陈明达 | 国家体委科研所 | 体质研究研究员 |
| 委员 | 张国栋 | 上海医科大学 | 儿少卫生教授 |
| 委员 | 张璇 | 首都儿科研究所 | 生长发育教授 |
| 委员 | 沈安 | 北京医科大学 | 卫生统计教授 |
| 委员 | 陈家琪 | 天津体育学院 | 运动生理教授 |
| 委员 | 何文杰 | 河北省科学院 | 统计学 / 图论研究员 |
| 委员 | 曾凡辉 | 上海体科所 | 运动医学副研究员 |
| 委员 | 沈海琴 | 北京体育学院 | 运动解剖副研究员 |
| 委员 | 季成叶 | 北京医科大学 | 儿少卫生副教授 |
| 委员 | 何志义 | 国家技术监督局 | 工程师 |
| 委员 | 肖惠 | 国家标准化研究所 | 人体功效学工程师 |
| 委员 | 田文惠 | 国家体委 | 群众体育司副处长 |

ISBN 978-7-5679-1066-9

9 787567 910669 >

定价：168.00元